普通高等教育中医药类创新课程"十四五"精品教材

全国高等中医药院校教材

中成药学

（第2版）

供中药学·中医学·针灸推拿学·中西医临床医学·护理·康复·营养等专业用

主编

陈子珺　董志颖

副主编

陈少丽　武明东　程雅君　季旭明　何昱　姚广涛

主　审

陈德兴　都广礼

本书配套数字教学资源

微信扫描二维码，加入中成药学读者交流圈，获取配套学习资料、课后习题等板块内容，夯实基础知识

上海科学技术出版社

图书在版编目（CIP）数据

中成药学 / 陈子珺，董志颖主编. -- 2版. -- 上海：
上海科学技术出版社，2021.10
ISBN 978-7-5478-5515-7

Ⅰ.①中… Ⅱ.①陈… ②董… Ⅲ.①中成药—研究
Ⅳ.①R286

中国版本图书馆CIP数据核字(2021)第205407号

中成药学（第 2 版）
主编　陈子珺　董志颖

上海世纪出版（集团）有限公司
上海科学技术出版社　　出版、发行
（上海市闵行区号景路 159 弄 A 座 9F-10F）
邮政编码 201101　　　www.sstp.cn
浙江新华印刷技术有限公司印刷
开本 787×1092　1/16　印张 16
字数 360 千字
2009 年 7 月第 1 版
2021 年 10 月第 2 版　2021 年 10 月第 1 次印刷
ISBN 978-7-5478-5515-7/R·2401
定价：58.00 元

本书如有缺页、错装或坏损等严重质量问题，请向印刷厂联系调换

编委会名单

编写说明

中成药学是在中医药理论指导下，研究与阐述中成药的基本理论、组方原理、剂型工艺、功能主治、药理作用及其临床应用的一门学科。本教材是在 2009 年出版的《中成药学》（第一版）的基础上，为适应新时代中国高等教育建设发展的需要，全面落实党的领导，培养创新型人才，推动高等教育内涵式发展，服务国家发展战略而进行修订的。本教材以全国高等中医药院校本科教学大纲为基础，涵盖国家执业药师考试大纲的内容；注重教学内容的内在联系、发展规律及学科专业特有思维方式的培养，体现创新性和学科特色；反映学科教学和科研的最新进展，反映经济社会和科技发展对人才培养提出的新要求，全面准确阐述学科专业的基本理论、基础知识、基本方法和学术体系。适用于全国高等医药院校中药学、中医学、针灸推拿学、中西医临床医学、护理、康复、营养等专业的学生。

本教材分为总论和各论两部分。总论对中成药学相关基础知识作简明、系统的介绍。第一章中成药学的概念及发展简史、第二章中成药的命名与分类，介绍古今医家与中成药发展相关的学术思想。第三章中成药的组方原则与治法，介绍中成药的组方原则及中医治法对中成药临床应用的指导意义。第四章中成药的剂型与制备，介绍剂型与药效的关系以及临床常见中成药剂型的概念、特点及制备。第五章中成药的分类管理，介绍中成药处方药与非处方药的基本概念及特点，中药非处方药的遴选原则、临床分类和使用注意事项。第六章中成药的应用，介绍中成药合理应用的基本原则、用法和用量、用药禁忌，并重点介绍中成药的不良反应及应对措施。第七章影响中成药疗效的因素，介绍原药材质量、生产过程、剂型、生产及质量管理、临床应用与中成药疗效的关系。各论第八章至第十五章着重介绍现代临床常用中成药。选择 2020 年版《中华人民共和国药典》及《国家基本医疗保险、工伤保险和生育保险药品目录》中常用中成药，其中正方 168 首，每首中成药列有方源、药物组成、制备方法、剂型规格、用法用量、功能与主治、方解、临床应用、注意事项、不良反应及药理作用。其中"方解"是根据中成药君、臣、佐、使的组成原则阐释药物的组成意义和配伍原理。"临床应用"既包括中医主治的证候，又包括西医病症，病证结合合理应用中成药。"药理作用"主要对中成药现代药理作用的结果进行归纳和摘编，以供参考。"不良反应"为经国家药品不良反应监测中心发布信息的品种以及有相关不良反应文献报道的中成药品种专门列出，以加强药品不良反应警示。本教材各论中入选的临床常用中成药，正方 174 首，附方 184 首。其中内科：正方 97 首，附方 105 首；外科：正方 8 首，附方 14 首；妇科：正方 13 首，附方 12 首；儿科：正方 14 首，附方 13 首；骨科：正方 8 首,附方 6 首;五官科:正方 14 首,附方 19 首;皮肤科:正方 9 首,附方 5 首;抗肿瘤:正方 11 首,附方 10 首。

本教材由来自全国 12 所高等中医药院校及医院的专家组成编委会,共同承担编写工作。分工如下:总论部分第一章、第五章至第七章由上海中医药大学陈子珺、董志颖负责编写,第二、第三章由苏州大学程雅君负责编写,第四章由浙江中医药大学何昱负责编写。各论部分,内科用中成药由上海中医药大学陈少丽、复旦大学附属华山医院张元浩、广东食品药品职业学院曹露晔、山东中医药大学于华芸、上海中医药大学附属曙光医院武明东共同负责编写;皮肤科用中成药由上海中医药大学姚广涛负责编写;妇科用中成药由浙江中医药大学季旭明负责编写;外科用中成药由上海中医药大学附属光华医院程少丹负责编写;儿科用中成药由上海市中西医结合医院霍莉莉、上海交通大学医学院附属新华医院李莉霞共同负责编写;五官科用中成药由长春中医药大学魏岩负责编写;骨伤科用中成药由成都市中西医结合医院刘铭负责编写;抗肿瘤用中成药由浙江中医药大学季旭明、广西中医药大学第一附属医院王晋平共同负责编写。

本教材主审为上海中医药大学陈德兴教授和都广礼教授。基于第一版构建的知识框架体系,《中成药学》第二版根据中成药最新临床应用及实验研究进展,选择 2020 年版《中华人民共和国药典》及《国家基本医疗保险、工伤保险和生育保险药品目录》中常用中成药进行编写。在教材的编写过程中,陈德兴教授及都广礼教授给予了耐心细致专业的指导,在此深表感谢。另外,还得到了上海中医药大学基础医学院许家佗教授的帮助和支持,在此一并表示感谢。

《中成药学》第一版中成药的鉴定和质量标准控制、中成药新药的研究方法、中成药商品的图文标识与包装部分转移至与本教材配套的网络增值部分(见本书内封、封底二维码),同时在网络增值部分增加了各章节习题。

书中所载犀角、虎骨、豹骨,根据国发(1993)39 号、卫药发(1993)59 号文,属于禁用之列,均以代用品代替,书中所述犀角、虎骨、豹骨相关内容仅作为文献参考。

本教材主要供高等中医药院校相关专业学生使用,也可作为西学中、中药专业自考生、国家中医药专业技术人员职称资格考试及其他从事中成药生产、经营及管理工作者的参考书。因作者水平所限,编写中难免有欠妥之处,诚望各位读者及同仁提出宝贵意见,以便教材进一步完善。

《中成药学》编委会

2021 年 7 月

目　录

上篇　总论

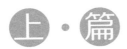

总论

第一章
中成药学的概念及发展简史

第一节　中成药学的概念

中成药是以中药材为原料,在中医药理论指导下,为了预防及治疗疾病的需要,按照规定的处方、生产工艺和质量标准制成一定剂型的中药制品,是经国家药品监督管理部门批准的商品化的一类中药制剂。因此,作为供临床应用的中成药,不但具备相应的药品名称、组成、性状、功能与主治、用法与用量、规格和特定的质量标准及检验方法,而且有使用禁忌与注意事项。

我国的中成药历史悠久,品种繁多,应用范围很广,其中不少是具有悠久历史、成效卓著的名优品种,如六味地黄丸、乌鸡白凤丸、安宫牛黄丸、六神丸、片仔癀、云南白药等,这些早已为人民群众所熟知习用。因为中成药具有验(效验)、便(方便)、廉(经济)等特点,所以是防治疾病、保健强身不可或缺的药物,在国内外享有较高的声誉。

中成药学是在中医药理论指导下,研究与阐述中成药的基本理论、组方原理、剂型工艺、功能主治、药理毒理及其临床应用的一门学科。中成药学的基本任务,是通过中成药学专门知识的学习,掌握中成药的组方原则、中成药与病证之间的治法关系、中成药与剂型的关系等基本知识;并掌握临床各科常用中成药,包括其药物组成、功能、主治、用法用量、临床应用、注意事项及鉴别使用等内容,培养临证合理安全应用中成药的能力;并学会运用现代科技知识和方法改进工艺、提高产品质量、研究和开发中药新剂型、新品种,提高中成药产品质量与临床疗效。

中成药作为祖国中医药学的重要组成部分之一,在我国具有悠久的历史,但中成药学作为一门独立学科的历程并不长,于20世纪80年代正式步入高等教育殿堂。长期以来,中成药学的内容扎根于中药学、方剂学、中药炮制学、中药药剂学等学科之中,并在临床医疗实践和中成药生产实践中得到继承和发展。

第二节　中成药学的发展简史

中成药起源于中药的临床应用。我们的先民为维护自身健康和生存繁衍,在获取食物和与疾病作斗争的过程中,发现食用某一类植物或一些动物、矿物可以治疗某种疾病,因而有"药食同源"或"医食同源"之说。他们进一步发现,通过简单的加工方法,如粉碎或煎汁可以达到某种治疗目的。这些防治疾病的经验用药,被传习、记载和推广应用,就是中药或中成药即中药制剂的最早萌芽阶段。

历代中医药家在逐步积累、不断改进、不断总结临床用药经验的基础上,依靠一定的加工炮制方法,根据病情的需要制备成随时可以应用的中药制剂(丸、散、膏、丹、酒等)。这种具有固定剂型的中药制剂的特点是组成药物相对固定,适应证较为明确,具备一定质量规格,可以批量生产供应,而且贮存、携带、使用方便。由于可以随时取用,多沿用成方制备而成,不需临用前的加工,故后世有"熟药""成药"之称。

一、先秦时期(公元前 221 年以前)

中药制剂的剂型,应用最早最多的是汤剂和酒剂,此后又增加了丸剂、散剂、膏剂等。丸、散、膏、丹现已成为中药制剂的主要传统剂型,并成为中药制剂传统剂型的代名词。据文献可知,中药制剂早在周代或周代之前便已产生。

随着生产力的提高,远在夏代,古人就已掌握了制陶、铸铜技术。在出土文物中,夏代烹调用的陶釜、陶罐等器具已较精致,商代铜铸的饮食器皿则更为精巧。这些器具对调剂药物及汤剂的产生,提供了物质条件。晋代皇甫谧《针灸甲乙经·序》:"伊尹以亚圣之才,撰用神农本草,以为汤液。"此即汤剂之始。其后《汉书·艺文志》有"汤液经方三十二卷",《黄帝内经》有"上古之人作汤液醪醴"的记载。

从有关考古出土的文物来看,在我国龙山文化遗址出土的陶器中,已发现公元前 21 世纪的尊、小壶等专门用于酿酒和饮酒的器具。酒出现以后,逐渐被用之于医药,甲骨文卜辞中有酒名为"鬯"。据汉代班固解释:"鬯者,以百草之香郁金合而酿之,成为鬯。"鬯就是一种芳香的药酒,可能也是最早的一种中药酿制的酒剂。酒剂首见于医药书籍,当属马王堆出土的《五十二病方》。

1973 年湖南长沙马王堆 3 号汉墓出土了帛书《五十二病方》是战国时期的作品,也是我国现存最古老的一部医学方书,同时又是最早记载多种中药制剂的著作。全书记载治疗方剂 280 余首,药物 240 多种,大多数是外科、皮肤科方药,其次是内科、儿科及妇科方药,以内服及外用方药为主。此书记载的方剂虽仅明确提及丸剂,但实际上已根据疾病的情况及患者的体质,分别使用了丸、饼、曲、酒、油膏、药浆、汤、膏、丹、灸、熨、熏、胶等多种剂型,其中用到酒的药方不下于 35 首,至少有 5 首可认为是酒剂配方,用以治疗蛇伤、疽、疥瘙等疾病。

《黄帝内经》大约成书于 2 000 年前的秦汉时期,其中大部分是战国时期的产物。其博大精深的阐述,不仅涉及医学,而且亦反映了当时天文学、地理学、哲学、人类学、社会学、军事学、数学、生态学等领域的科学成就。在其收载的 13 首成方中,就有 9 种成药制剂,除了汤剂,还分别采用了丸剂、散剂、膏剂、丹剂、酒剂等剂型。《黄帝内经》中提出的"君臣佐使"处方组成配伍原则,是对处方用药规律的高度概括,至今仍是复方中成药带有普遍意义的处方指南。无论从理论上还是从实际应用上,《黄帝内经》都为中成药的发展奠定了重要基础。

二、两汉时期(公元前 206—220)

东汉末年,著名医学家张仲景(150—219)勤求古训,博采众方,结合自己丰富的临床经验著成《伤寒杂病论》。该书的问世,对中成药的发展做出了突出贡献。

张仲景对中成药的发展贡献之一,是把中成药的临床应用融入辨证论治体系。其所撰《伤寒杂病论》,被称为"方书之祖",经后人整理编辑为《伤寒论》和《金匮要略》两部书,两书共载方 323 首,可谓集两汉方剂之大成。其中成药方达 60 余首,所用剂型有丸剂、散剂、酒剂、洗剂、浴剂、熏剂、滴耳剂、灌鼻剂、软膏剂、肛门栓剂、阴道栓剂等 10 余种,说明当时中成药的发展已初具规模。这些成药与其他方剂一样,只要审证确切,用法得当,便有桴鼓之效。它们在中医临床上一直沿用至今。

　　张仲景对中成药的发展贡献之二,是系统地总结我国汉之前各种药剂制备上的成就。内服制剂有丸剂(理中丸等)、散剂(文蛤散等)、煎膏剂(大乌头煎方等)、酒剂(红蓝花酒等)、饮剂(芦根汁饮方等)。外用制剂则有肛门栓剂(蜜煎导方)、阴道栓剂(蛇床子散)、灌肠剂(猪胆汁方)、熏烟剂(雄黄熏方)、熏洗剂(苦参汤)、滴耳剂(捣薤汁灌耳方)、滴鼻剂(救卒死方)等。仅散剂就有吹鼻散剂(皂荚吹鼻方)、内服散剂(赤小豆当归散)、外用散剂(头风摩散方)、舌下散剂(桂屑着舌下方)等不同的给药途径。稽考我国现存医药文献,能系统地总结我国古代各种药剂制备成就的,当以张仲景为先。

　　张仲景对中成药的发展贡献之三,是重视制剂制备过程中药物的修治炮制。在中药各种制剂的制备中,药材的选择洗剉与炮制等加工处理,为迄今中药制药过程中不可分割的操作工艺,张仲景对此也极为重视。他对和合汤药时修治草石虫兽诸药,曾说:"凡草木有根茎枝叶,皮毛花实,诸石有软革更消,诸虫有毛羽甲角、头尾骨足之属,有须烧炼炮炙,生熟有定……又或须皮去肉,或去皮须肉,或须根去茎、又须花须实,依方拣采,治削务令洁净。"(《金匮玉函经·证治总例》)故而在其方中所用药品虽然不多,然非常重视药材的处理。在处方调制以前,一般多将药咬咀或剉如麻豆大,更有另行注明制法如切(生姜、知母)、劈(大枣、百合)、破(附子、枳实)、碎(代赭石、滑石)、研(雄黄)、捣(栝楼实)、洗(吴茱萸、半夏)、浸(赤小豆)、去皮(猪苓、桂枝)、去心(牡丹皮、天冬)、去毛(石韦)、去节(麻黄)、去皮尖(巴豆、杏仁)、去足(䗪虫)等不同处理要求;还有许多需经炮、炙、烧、炼等特殊炮制操作,如《金匮要略》鳖甲煎丸要求:鳖甲炙,乌扇(射干)炮,鼠妇、葶苈、蜣螂等熬,石韦去毛,牡丹去心,蜂窠、阿胶炙等。可见中药的修治炮制诸法,在张仲景著作中多已具备。而有关中药所独具的炮炙方法见于最早之医籍,亦当首推张氏。

　　张仲景对中成药的发展贡献之四,是丰富了丸、散剂的制备方法和临床应用途径。如丸剂之制备中不仅有炼蜜为丸(理中丸、麻仁丸、薯蓣丸、肾气丸),还有枣肉和丸(竹皮大丸)、姜汁泛丸(干姜人参半夏丸),尤其是鳖甲煎取胶汁制炼成丸(鳖甲煎丸)的制备,首次记载以动物胶汁、炼蜜和淀粉作丸剂赋形剂。因此,《伤寒杂病论》奠定了中药丸剂制备的基础。在散剂的制备上,不但有内服、外用、吹鼻、舌下吸收等不同给药途径,其可贵处是制备操作中的不同方式,如"异捣,下筛为散,更入臼中治之"(牡蛎泽泻散);或瓜蒂散、半夏散等之"各别捣筛,为散已,合治之"。十枣汤以"(芫花、甘遂、大戟)上三味,等分,各别捣为散",以水煮大枣,"纳药末,平旦服"。

　　《神农本草经》总结了西汉以前治病用药的成果,《神农本草经·序录》对中成药剂型的具体运用中强调指出:"药性有宜丸者,宜散者,宜水煎者,宜酒渍者,宜膏煎者,亦有一物兼宜者,亦有不可入汤酒者,并随药性,不可违越。"

　　东汉魏伯阳的炼丹专著《周易参同契》成书于公元2世纪,是我国现存最古老的关于炼丹理论的著作。该书记载了汞具有挥发性,能够和硫化合;铅丹(四氧化三铅)能够被炭还原成铅;还记载了促使某些物质发生化学变化的配方比例;并对炼丹家的经验进行了概括和总结。虽然该书对物质化学特性的认识仍较原始,但是作为最早的炼丹理论著作,其制药化学之祖的历史地位是不可取代的。该书的炼丹原理,也开创了中医外用制剂中丹剂之先河,对推动中药丹剂的应用和发展有较大影响。

三、魏晋南北朝(220—618)

葛洪是晋代著名的医药学家与博物学家。传世的《肘后备急方》是将其所著,现已遗佚《玉函方》中可供急救医疗并实用有效的单验方及简要灸法撷要而成。最初名《肘后救卒方》,书仅3卷,后经陶弘景增补录方101首,改名《(补阙)肘后百一方》。此后又经金代杨用道摘取《证类本草》中的单方作为附方,名《附广肘后方》,即现存的《肘后备急方》。全书共73篇(现缺3篇),计收载药方1060首,所收载之剂型有铅硬膏、蜡丸、锭剂、条剂、灸剂、熨剂、饼剂等。所选方药大多简便有效,引用了不少古代常用的成药制剂,或附有制法,且首先使用"成药"这一术语。作为"备急",在抢救突然昏迷患者的措施里,除了记述行之有效的简易急救法外,还介绍了将干菖蒲捣碎制成如枣核大的药丸,置于患者舌下以急救昏迷,开舌下急救用药之先河。在制法上亦有许多宝贵经验,如羊肝丸,采用动物脏器羊肝配伍黄连治疗目疾;又如取青蒿"以水二升渍,绞取汁,尽服之"治疗疟疾,这一珍贵记录,为现代青蒿素的分离研究,提供了重要思路。葛洪还著有《抱朴子内篇》专论丹剂,记载了不少炼丹炼汞的方法,记录了硫化汞制水银反应方法。他的实践扩大了矿物药的使用范围,为推动制药化学的发展,起到了重要作用。

《刘涓子鬼遗方》为晋末刘涓子撰,南齐龚庆宣整理,是现存最早的外科专书。该书载内服、外用方药140多首,其中外用成药所占比例较大,用治痈疽的外用软膏、膏药已广泛应用;收载了许多"薄贴",即软膏("薄")与硬膏("贴")。

陶弘景在所著《本草经集注》中收载药物730种,所收成药剂型有酒剂、丸剂、散剂、膏剂等,其制药常规,在"含药分料治法"项中,曾指出药物产地及采治之法和疗效有密切关系,并考证了药物度量衡。这些用药经验的总结和药剂制造常规的拟定,对于配制药剂时保证质量和提高疗效有一定作用。

四、唐朝时期(618—907)

唐代的孙思邈、王焘对中成药的发展,也起到一定作用。孙思邈所著的《备急千金要方》和《千金翼方》,从基础理论到临床各科,理、法、方、药齐备。《备急千金要方》收方达5300首,《千金翼方》收方达2000首。其中不乏著名的中成药。如治心肾不交所致视物昏花的磁朱丸,治丹石毒发的紫雪,治肾精不足、惊悸不安的孔子大圣枕中丹等,至今沿用不衰。涉及的剂型有丸剂、散剂、膏剂、丹剂、灸剂、栓剂、浴剂、烟熏剂等十几种,可见孙氏很重视各种剂型的制备,制法介绍也都具体详尽。孙氏在前人基础上,结合自己的实践,总结出了完整的制药规范,所记方法多样,内容丰富,值得珍视,对后世药剂学的发展起了很大的促进作用。在药物学上,他认识到药物的质量、疗效与产地、采集时节密切相关,重视地道药材以及药物的种植采集、炮制和贮藏。孙思邈在行医济世的同时,深究药性,提炼丹药,明确提出化学制药思想,并将金丹术从一个抽象的目标引向制药的实用领域。

王焘编纂的《外台秘要》,全书共40卷1104门,载方6900余首,涵盖了临床医学各科知识及药物方剂的内容。其中汇集了大量现已亡佚的医药学文献,并有诸多民间验方,可谓集唐以前方药文献之大成。在以病统药的方药分类法、中药制剂的剂型方面也留下了丰富的资料。每门下都附有处方、制备方法等,吸收和总结了前人用药的宝贵经验;记载的煎煮方法、服药反应和服药禁忌又体现了其用药知识的严谨性、实用性。除了常用的丸、膏、丹剂型用得较多以外,还有进口药材制剂,如用苏合香为原料制备的吃力伽丸。全书以病为纲、随证施方、临证化裁、灵活多变等思想,给后人遣方用药以启迪。

五、宋代时期(960—1279)

宋代医药进一步分工为官办和民间药坊,除官办的和剂药局外,民间药商亦很活跃,大大推进了制剂和成药的发展。医药书籍的编撰为当时宋朝廷所关注与重视,由政府主持编写了《太平圣惠方》《太平惠民和剂局方》《圣济总录》等书,促进了医药学的传播,也推动宋代中成药事业的发展。

《太平圣惠方》(刊于 992 年)由北宋翰林医官院王怀隐等奉敕编纂,历时 10 年,搜集宋以前的方书,仿照《外台秘要》的体例,辑成 100 卷,分 1 670 门,收方 16 834 首。书中各科兼备,内容广博,是宋朝廷组织编纂的第一部大型方书。该书对后世的方剂和中成药的影响也很大,后世所用的方剂、药物的选择和配伍,以及中成药的选方、制备等,不少都出自此书。

《太平惠民和剂局方》初刊于宋元丰年间(1078—1085)。宋太医局编,最初为宋代官府太医局所属药局熟药所的成药配方底册,故又称为《太医局方》。至宋大观年间(1107—1110),鉴于原书"药味脱漏,铢两过差,制作多不依经,祖袭间有伪妄",遂由裴宗元、陈师文、陈承等人对原书进行重新校订、编撰,内容有所增加,共 5 卷,收载医方 297 首,成为和剂局制剂的规范。以后又曾多次修订、增补,内容日益丰富,每次调整都增加了不少药方。南宋绍兴年间,药局改称为"太平惠民局"。本书经许洪校订,改名为《太平惠民和剂局方》,简称《和剂局方》或《局方》,颁行全国。

《太平惠民和剂局方》是我国历史上第一部由政府药事机构编制及颁发的成药典,在中成药的发展史上具有重要意义。首先该书影响深远,流传较广,是我国医药史上第一部关于中成药的专书,也是世界上最早的国家药局的成药处方集。全书共 10 卷,附指南总论 3 卷,分诸风、伤寒、一切痛、痰饮、诸虚、痼冷、积热、泻痢、眼目疾、咽喉口齿、杂病等 14 门,载方 788 首。该书所载的方剂包括丸剂、汤剂、煎剂、饮剂、散剂、粉剂、膏剂、饼剂、锭剂、砂熨剂等;但多以丸、散剂居多,有便于保存以备随时取用的长处。该书影响极大,广受欢迎,甚至有"医门传之以为业,病者持之以立命,世人习之以成俗"的评价。

其次,《太平惠民和剂局方》具有药典的基本特征和功能,是一部划时代的药学著作。书中药方的来源甚广,不仅有历代的有效名方,还有当时各地名医药家献来复经太医局验证有效的经验方,一般来说都是行之有效、用之能验的。如逍遥散、参苓白术散、藿香正气散、二陈汤、牛黄清心丸、至宝丹、参苏丸、槐角丸、十全大补丸、紫雪丹、小活络丹、平胃散等中成药中的佼佼者。宋政府通过本书颁行全国,作为生产成药的法定标准,从成药的制造到出售均以其为准绳,这样就统一了中成药操作规程,在当时是保证药品质量的有效方法,也使药品管理有章可循,有法可依。"自宋迄今,官府守之以为法"。不仅在宋代有权威性,而且一直到金元时期,仍然是官方进行药事管理必须遵守的范本。

此外,该书记载的中成药的炮制加工和制备方法已趋于成熟。书中成药在每方之后,除详列主治病症和药物、用量外,还对药物之炮炙和成药药剂的制备、服法、禁忌等也有较详细的论述和规定,为我国最早的国家制药规范,在推广成药方面具有重要意义。书中的制剂检验制度,可以说是中国药品检验的起源。从本书可见,宋代药品的炮制加工和药剂制备,已在继承前人经验的基础上渐趋完善和初步成熟,《和剂局方》中炮炙方法较雷敩的《炮炙论》更为丰富,从《和剂局方》起,将中药饮片的炮炙方法列为法定制药规范。直至现在,还有很多饮片的炮制仍是以《和剂局方》为依据的。

但长期的实践也证明,该书也确实收录了一些对疗效的记述过于夸张,药味组成较庞杂的成药,加之用药偏于温燥,若后学者不详辨疾病之证候,一味生搬硬套,则流弊难免,元代朱震亨曾撰文予以批评。

《圣济总录》成书于政和年间(1111—1118)。北宋末年,宋徽宗赵佶诏令征集当时民间及医家所献大量医方,又将内府所藏的秘方合在一起,由圣济殿御医整理编纂而成。全书 200 卷,共 66 门,包括内、外、妇、儿、五官、针灸、养生、杂治等,每门之中又分若干病证,凡病因病机、方药、炮制、服法、禁忌等均有说明。全书共收载药方约 2 万首,全面地反映了北宋时期医学发展的水平、学术思想和成就。《圣济总录》在编排上已较《太平圣惠方》有明显进步,疾病的归类也比较合理。其所录药方中,丸、散、膏、丹、酒剂等明显增加,充分反映了宋代重视成药的特点。于伤科之后有膏药专编,丹、酒两类亦分列专篇介绍,为推动膏剂、丹剂、酒剂的进一步发展起到承前启后的作用。

受政府重视医学的影响,宋代医家编撰方书风气盛行,或整理家藏及个人秘方,或搜集民间验方,私人所撰的记载有成药的方书著作不断涌现,如严用和的《济生方》,陈元择的《三因极一病证方论》,杨士瀛的《仁斋直指方论》,许叔微的《普济本事方》,杨载的《杨氏家藏方》,朱佐的《类编朱氏集验医方》,王璆的《是斋百一选方》等,其中有些著作在中成药发展史上占有重要地位。

《小儿药证直诀》成书于 1119 年,钱乙撰,阎孝忠编集。载方 114 首,因为小儿服用汤剂不方便,故成药占 80%~85%,如健脾和胃的七味白术散、五味异功散,凉肝息风的泻青丸、抱龙丸等。钱乙还将《金匮要略》中的肾气丸去桂枝、附子改为地黄丸,即今六味地黄丸,后衍化了许多丸剂处方,如七味都气丸、八仙长寿丸、杞菊地黄丸等。

《济生方》成书于宋宝祐元年(1253 年),严用和撰,原书共 10 卷,有论治 70 篇,方约 400 首;咸淳三年(1267 年)又写成《济生方续方》,收前书未备之医论 24 篇,方 90 首。两书后均散佚,现版本为辑复本,名《重订严氏济生方》。严氏广采古人可用之方,兼收已验之效方,以杂病各门为纲,下列总论、病源、病机,再附主方,每方详述主证、组方、炮制、服法等,条分缕析,方论结合。书中所载的归脾丸、橘核丸等均为著名的中成药。严氏还善于化裁古方,如仲景的肾气丸,经严氏加减后,扩大了原方适应范围,加川牛膝、车前子,即加味肾气丸(又名济生肾气丸),治疗虚(肾虚)实(水湿)夹杂证;加五味子、鹿茸,名十补丸,治肾脏虚弱,面色黧黑,足冷足肿,肢体羸瘦。严氏创制新方,用药平正稳妥,讲究刚柔相济,兼顾全面,故很受后世医家推崇。

《普济本事方》约刊行于宋绍兴二年(1132 年),许叔微撰,为其生平历验有效之方、医案和理论心得的汇集之作。全书 10 卷,分为 23 门。每门分列数证,证下系方若干,每方均简述主证、病因、病机、用药、炮制及服法,或载有关医论、病案、灸治、煨治法等内容。该书所收载的许多成药方为后世医家吸取或借鉴,如治疗中风的豨莶丸、治疗破伤风的玉真散等。

《妇人大全良方》成书于宋嘉熙元年(1237 年),陈自明撰。本书 24 卷,原分 8 门,见 260 余论,收方 1 118 首,是我国第一部完善的妇产科专著。所传缩泉丸、四生丸等成药,方药简洁,疗效确切,一直沿用至今。

六、金元时期(1115—1368)

金元时期,医学界思想活跃,学术争鸣气氛热烈,医学流派崛起,名医辈出,推进了中成药事业的发展。其中金元四大家刘完素、李杲、张从正、朱震亨等著名的医学流派,创造性地研究中医药学,批评当时医药学界拘泥《局方》,滥用古方成药,忽视辨证论治的流弊,宣称"古方不能尽治今病",分别创制了不少各具流派特色的中成药,促进了中成药的发展及其辨证论治的应用。

刘完素(约 1110—1200),字守真,河间人,故后世又称其为刘河间。主要著作有《黄帝素问宣明论方》《素问玄机原病式》《素问病机气宜保命集》《伤寒直格》《伤寒标本心法类萃》《三消论》等,以"火热"立论,主张寒凉清热泻火,开明清时期"温热学派"之先河。创制了双解表里的防风通圣散,清暑利湿的六一散、鸡苏散、益元散,新增了至宝丹、栀子金花丸、舟车丸、当归龙荟丸等著名成药。

李杲(1180—1251),字明之,晚号东垣老人,宋金时真定人。李杲著有《脾胃论》《内外伤辨惑论》《兰室秘藏》《活法机要》《医学发明》等书,重视脾胃功能,提出"内伤脾胃,百病由生"的观点,形成了独具一格的脾胃内伤学说。创制益气升阳之补中益气汤(今补中益气丸),清利通淋之通关丸(今滋肾丸),镇心安神之朱砂安神丸,普济消毒饮(今普济回春丸)、中满分消丸、生脉散、清暑益气汤(今清暑益气丸)、枳实导滞丸、润肠丸等品种。李氏还将其师张洁古的枳术丸加味衍化成橘皮枳术丸、半夏枳术丸、香砂枳术丸等,均为后世常用的健脾消食药。

张从正(1151—1231),字子和,号戴人,私淑刘完素,对于汗、吐、下三法的运用有独到的见解,著有《儒门事亲》,创行气导滞之木香槟榔丸,攻逐水饮之三圣散、导水丸、禹功散,形成了攻邪治病的独特风格。"《内经》一书,唯以血气流通为贵",认为通过攻邪,可以调畅气机,疏达气血,"使上下无碍,气血宣通,并无壅滞",从而达到恢复健康的目的。

朱震亨(1281—1358),字彦修,著《格致余论》《局方发挥》《本草衍义遗》《外科精要发挥》《丹溪心法》等书,倡导"阳常有余,阴常不足"之说,在《局方发挥》中批评了宋代《和剂局方》忽视辨证及滥用温热香燥药物的倾向,反对不问病由用药的医疗风气,创阴虚说,提倡相火论、郁病说和气血痰郁辨证,临证善用滋阴降火的方药,创制了滋阴降火的大补阴丸,清肝和胃的左金丸、和胃理气消食的保和丸、越鞠丸、虎潜丸、二妙丸及八宝眼药等中成药,均各具特色。

元代《御药院方》刻于至元四年(1267 年),是我国第一部皇家的御用药方集,为现存最早的宫廷处方集,收集和保存了大量宫廷秘验良方。该书共 20 卷,收载宫廷秘方计 1 071 首。书中所载不少为成药方,如用治癫痫的龙脑安神丸,治肝肾亏虚、精血不足的延生护宝丹,滋补益寿的灵衣丸、固真丸、万寿地黄丸,美容方如玉容散、七白膏、皇后洗面药,以及集治病和保健于一体的特殊剂型药枕和药袋等,可窥元代宫廷中成药应用之一斑。

七、明代时期(1368—1644)

明代中药成方制剂有较大发展,记载成药的中医药著作也颇多。明初《普济方》刊于永乐四年(1406 年),由朱橚主持,滕硕、刘醇等编著。今存本 426 卷,凡 1 960 论,2 175 类,778 法,载方达 61 739 首,是我国古代采撷繁富、编次详析的方书巨著。书中许多方剂是成药制剂,尤其外用膏药、丹药及药酒三类制剂,均列成类篇介绍。如在外科、骨伤科内,介绍了丰富的来源于历代骨伤科,包括元代骨伤科的膏药外治法的"折伤膏药"。

明代医家创制了众多的外科专用中成药,使前朝和明代的成药与经验世代相传。尤以陈实功《外科正宗》(成书于 1617 年)为著,全书共 12 卷 157 篇,载方 400 余首,其中成药过半,如消风散、玉真散、透脓散、如意金黄散、蟾酥丸、枯痔散、提毒散、脏连丸、立马回疗丹、生肌玉红膏等。对外治法有所发展,如治口疮咽痛的冰硼散,用于外敷疮肿的如意金黄散等。首创用枯痔散治疗痔疮,至今仍有沿用。其创制的和荣散坚丸及阿魏化坚膏等被用于治疗颈部恶性肿瘤。

　　明代以薛己、张介宾、赵献可等为代表的温补学派的形成,创制了众多的补益类成药,开创了补益类中成药应用的新领域。

　　张介宾(1563—1640),著《景岳全书》64 卷。其中"新方八阵"载有自拟新方 186 首,"古方八阵"选辑前人古方 1 516 首,皆依补、和、攻、散、寒、热、固、因的八阵排列。张介宾制方擅长温补,所制左归丸、右归丸等成药,颇具法度,疗效可靠,对后世补益类中成药应用影响较大。

　　《医方考》(刊于 1584 年),吴崑著,书凡 6 卷,分 72 门,选辑内、外、妇、儿、五官各科证治常用方剂 700 余首,除去重复者及单味药外,实有 564 方,书中对方剂的命名、组成药物、功效、适应证、方义、加减应用、禁忌等记述颇详。由于吴氏临床经验丰富,故《医方考》还包括了一些吴氏的自制经验方,如书中的"六味地黄加知母黄柏方",即现今的知柏地黄丸。其他如通补任、督二脉的龟鹿二仙胶,清化热痰的清气化痰丸皆来自本书,现为临床所常用。

　　明代中成药除上述名方外,还有如《扶寿精方》二至丸、《韩氏医通》交泰丸、《证治准绳》柏子养心丸、小儿健脾丸、小儿羌活丸、连翘败毒丸、水陆二仙丹等。《济世良方》的参茸卫生丸,《圣济总录纂要》的人参鹿茸丸,《万病回春》的明目地黄丸,《古今医鉴》的二母宁嗽丸、启脾丸和混元丹,《寿世保元》的铁笛丸、艾附暖宫丸、乌鸡丸(今乌鸡白凤丸)、五福化毒丹,《证治准绳》的调经丸等,均为中成药中的精品。

八、清朝时期(1644—1911)

　　清代,由于多种方论专著的涌现,对中成药辨证应用和发展起到积极的推动作用。如汪氏《医方集解》选录"诸书所共取,人世所常用"的中正平和之剂,列正方 300 余首,其中有关成药的方论约占四成。又如吴谦等《医宗金鉴·删补名医方论》有方论 138 篇,其中有关成药的方论 61 篇。除记录原方方名主治、组成及用法外,每方均引述历代名家对该方的论述。在清代约 300 年期间继续创制和发展临床各科的中成药,尤其在温病治疗类中成药方面取得重大突破。

　　治疗时感温病的中成药在清以前已有所记载了,如《局方》至宝丹、藿香正气散、牛黄清心丸、益元散、紫雪丹等。明末吴有性著《瘟疫论》(1642 年),后经清代叶桂、吴鞠通、王孟英等研究开创了温病学派,创制了许多治疗时感温病的有效方药。由于剂型的限制,中成药未能充分体现温病治疗用药上的成就,但也不乏重要中成药的问世,特别是吴鞠通《温病条辨》中的方药,效验俱佳,多为后世中成药所习用,如《温病条辨》的银翘散(今银翘解毒丸)、桑菊饮(今桑菊感冒片),在万氏牛黄清心丸的基础上加味而成安宫牛黄丸等。其他的治疗热病疗效卓著的中成药还有甘露消毒丹与神犀丸(《温热经纬》)、行军散(《霍乱论》)、黄连上清丸(《万病回春》)、急救痧气丸(今痧药水丸,《济世养生集》)、牛黄上清丸(《医学入门》)、万氏牛黄清心丸(《痘疹世医心法》)、紫金锭(又名玉枢丹、太乙紫金丹,《片玉心书》)等。

　　临床各科的中成药也有所创制和发展。清代外科新制的中成药尚有《医宗金鉴》的必效散、一捻金、三黄宝蜡丸、白降丹、红升丹等,《疡医大全》的内消瘰疬丸,《良方集腋》七厘散、一粒珠,《清内廷配本》赛金化毒散,《张氏医通》珍珠散,王维德《外科全生集》的醒消丸、犀黄丸、梅花点舌丹、嵊峒丸、小金丹等,均是这一时期的佳作。

此外,外用膏药制作技术至清代已得广泛应用,如《外科正宗》的太乙膏、阳和解凝膏、冲和膏、回阳玉龙膏、润肌膏,以及《医宗金鉴》黄连膏、清凉膏、独胜膏等。清吴师机著《理瀹骈文》,对膏药外治法,穴位贴敷法的经验和理论多有发挥。主张用膏药外治法通治内外诸病,声称与内服药有殊途同归之妙,对后世成药类膏药制作颇有启迪。

清代创制的重要的妇科类中成药有:傅青主生化汤(今丸剂),《校注妇人良方》保胎丸、定坤丹,《清内廷法制丸散膏丹各药配本》北麋茸安坤赞育丸,《济阴纲目》止带丸,《医学入门》固精丸,《仙拈集》胎产金丹等。

清代创制的五官科中成药有《医宗金鉴》碧云散、颠倒散、滴耳油,《寿世保元》铁笛丸、红棉散,《外科正宗》金锁匙(散)、冰硼散,《万病回春》明目上清丸,《丹溪心法附余》八宝眼药,《兰台轨范》清音丸,《不知医必要》青果膏,《绛囊撮要》珠黄散,《金匮翼》锡类散(烂喉痧方),《痧症全书》珠黄消痧散等。其他重要中成药尚有:《普济方》小儿回春丹、小儿金丹片,《医学心悟》止嗽散,《清内廷法制丸散膏丹各药配本》再造丸、万应锭、避瘟丹、御制平安丹等。

九、近现代时期(1911年至今)

清朝末期,西学东渐,由于西方的科学、文化,包括西方医药传入中国,冲击和动摇了中医学的统治地位,中医中药一度遭受歧视和排挤,中成药的生产仅散在于私营药店的作坊之中,如北京同仁堂、苏州雷允上、杭州胡庆余堂、重庆桐君阁,上海著名的国药店有衍泽堂、童涵春以及外地来沪开设分店如胡庆余堂、雷允上药店、蔡同德药店等。

中华人民共和国成立之后(1949年至今),政府高度重视中医药事业的发展,制定了一系列方针政策推动了中医药的继承和发展。全国各地相继建立了中成药科研、生产、经营的专门机构,中成药古籍整理、科学研究、中成药学教材建设等诸方面取得了众多成就,有关中成药的研究著作多有问世,使传统的中成药学理论得以继承。如郑显庭编著《丸散膏丹集成》(1957年),收载历代中成药1782种。冉小峰、胡长鸿主编的《全国中成药处方集》(1962年),收载各类中成药2700种。中医研究院中药研究所等合编《中药制剂手册》(1965年),共收录各类中成药验方555首。曹春林主编《中药制剂汇编》(1983年),收载包括传统剂型、现代剂型的中成药计3873种。冷方南主编《中国基本中成药》(一部、二部)(1988年、1991年)共收载中成药1500种。中国药材公司、国家医药管理局中成药情报中心站编《全国中成药产品目录》(第一册)(1985年)根据中成药剂型发展的现状,收载了全国529家厂家生产的4300多品种、43种剂型的中成药。从《中华人民共和国药典》(以下简称《中国药典》)收载中药成方制剂的情况,也足以反映近半个世纪以来中成药焕发出的勃然生机:1963年版《中国药典》一部,首次收载中药成方制剂197种;1977年版《中国药典》收载中药成方制剂270种;1985年新版《中国药典》收载中药成方207种;1990年版《中国药典》收载成方制剂275种;1995年版《中国药典》收载成方制剂398种;2000年版《中国药典》共收载成方制剂458种;2005年版《中国药典》共收载成方制剂595种;2010年版《中国药典》共收载成方制剂1069种;2015年版《中国药典》共收载成方制剂1493种;2020年版《中国药典》共收载成方制剂1606种。《中华人民共和国药典临床用药须知》(中药卷)是《中国药典》配套丛书,2005年国家药典委员会编制了首部《中华人民共和国药典临床用药须知》(中药卷)2005年版,共收载2005年版《中国药典》一部、《国家医疗保险药品目录》《国家基本药物目录》的中成药制剂 1 460 余种。根据中医辨证施治的理论,对收载的中成药标准项下的功能与主治进行了科学规范,为准确理解中成药的功能主治及合理用药提供了保证,促进中成药在新时期的健康发展。

　　随着《中华人民共和国药品管理法》《新药审批办法》《药品不良反应监测管理办法》《中药品种保护条例》《药品生产质量管理规范》(GMP)、《药品非临床研究质量管理规范》(GLP)、《药品临床试验管理规范》(GCP)、《执业药师资格制度暂行规定》等法规、条例的颁布、修订和实施,中成药的研制、生产、经营及临床应用等逐步走向规范化和法制化。近年来,国家陆续出台了《中医药发展“十三五”规划》《中医药发展战略规划纲要(2016—2030)》《中国的中医药》白皮书、《“健康中国 2030”规划纲要》《中华人民共和国中医药法》,发展中医药已经明确列为国家战略,中医药产业将成为国民经济重要支柱之一。面对新的机遇和挑战,中成药事业必将进一步提高和发展,中成药的独特优势将会进一步得到发挥,对人类健康做出更大的贡献。

第二章
中成药的命名与分类

第一节 中成药的命名

　　本章讨论的中成药的命名系指中成药的中文名称的命名。中成药的命名不但与中医辨证论治、理法方药的理论紧密相连,更直接根源于我国悠久的传统文化。

　　目前中成药的命名方式基本沿袭了传统方剂的命名法,即每种由中药材、中药饮片及中药提取物制成的中成药命名,都由体现方药特征与表示剂型的两部分内容组合而成。由于中成药的历史悠久,方药的特征又多种多样,复杂繁多,制方命名人则往往从各自的角度出发,因而中成药的命名方式也是多元的。有的中成药以组成中的药物名称、药物功效、主治病证来命名,有的中成药则用成药的方源、处方的医家、药物的味数、药量的比例,甚至用成药的外观、颜色来命名,还有不少中成药的名称蕴藏着深厚的中国传统文化的内涵。学习和了解古今有关中成药命名的规律,有助于正确理解和使用中成药。

一、体现中成药处方组成并结合剂型的命名

(一) 单味药制剂的命名

　　一般采用中药材、中药饮片或中药提取物加剂型命名,如丹参口服液、三七片、益母草膏、板蓝根颗粒。某一类组分或单一成分的单味制剂的命名,以成分加剂型命名,如灯盏花素注射液、雷公藤多苷片、紫芝多糖片等。现代单味药制剂有用中药拉丁名谐音或其缩写命名的,如康莱特注射液。

(二) 复方制剂的命名

　　根据制剂处方组成的不同情况,常见的复方制剂的命名有下列命名方式。

　　1. 以成药处方中主要药物的名称命名　　两味或两味以上的药物组成的中成药,用组成中的主药,即成药处方中君药的名称命名,如苏合香丸、天麻丸、乌梅丸、橘核丸等,其中苏合香、天麻、乌梅、橘核等都是成药中的君药;又如大黄䗪虫丸、参苓白术丸、木香槟榔丸等,其中大黄、䗪虫,人参、茯苓、白术,木香、槟榔分别都是成药方中的主要药物。因君药是方中起主要治疗作用的药物,此类命名明确成药的君药,有助于使用者了解该成药的主要功效。

　　2. 以成药中全部药物组成的名称命名　　如黛蛤散(由青黛、蛤壳组成),良附丸(由高良姜、香附组成),茵栀黄注射液(由茵陈、栀子、黄芩苷组成)。这类中成药一般药味简少,故多采用以组成该成药处方的全部药物的名称或药物名称的缩写来命名。此类命名对成药的组成药物一目了然,也有助于使用者通过药名了解该成药的主要功效。

二、体现中成药处方组成药物味数并结合剂型的命名

　　1. 以成药组成药物的味数命名　　如二冬膏、三妙丸、四神丸、五仁丸、六神丸、七宝丹、八正

合剂、十香丸等均以药味数命名。这种命名可以反映组成该中成药的具体药味数目。

2. 以药味数与成药的功效联用的命名　如三才封髓丹、五子衍宗丸、七宝美髯丹、八宝光明散、十全大补丸等均以药味数与成药的功效命名方式联合使用。

3. 以药味数与君药联用的命名　如五苓散、六味地黄丸、六味木香散、九味羌活丸、十二乌鸡白凤丸等,则以药味数与君药命名方式联合使用。

三、体现中成药功效并结合剂型的命名

1. 以成药的功效命名　中成药药名可以体现药物的基本功效,如治疗声音嘶哑的清音片、杀灭肠道寄生虫的化虫丸;又如清热解毒颗粒、养血安神糖浆、补中益气丸、大补阴丸、清气化痰丸、归脾丸、止嗽定喘丸等。也有对成药功效采用修饰夸张的方法加以命名,如健步虎潜丸、金锁固精丸、玉屏风散、逍遥丸等。以上命名法皆可帮助使用者从药名判断该成药的基本功效。

2. 以成药的功效结合君药联用的命名　有些成药则采用成药的功效与方中主要药物叠加联用的方式命名,如以朱砂为主药,功效镇心安神、清热养血的朱砂安神丸;以当归为主药,功效滋阴养血的当归养血膏。诸如此类的命名还有龙胆泻肝丸、人参健脾丸、艾附暖宫丸、牛黄解毒片、藿香正气丸、贝母止嗽散、柴胡舒肝丸、蛤蚧定喘丸等。此种命名法可从药名了解该成药的君药与功效。

四、体现中成药主治并结合剂型的命名

1. 以成药主治的中医病证命名　如风湿骨痛酒、瘀血痹颗粒、痛经片、白带丸、喉症丸、牙疳散、耳聋丸。此类以主治的中医病证命名的成药,往往又以特定的患者群或病证的科属命名,尤其是用于妇科、儿科等的中成药。如妇女痛经丸、妇科白带膏、小儿感冒茶、小儿肺热咳喘颗粒、小儿泻痢片、儿童咳液等。

2. 以成药主治的西医病名命名　如黄疸肝炎丸、精制冠心片、糖尿乐胶囊、肾炎四味片、骨刺消痛液、白癜风胶囊、耳炎液、鼻窦炎口服液、口腔溃疡散、抗骨增生胶囊等。这类命名多出现在现代研制的中成药。需要注意的是,这种以西医病名命名的方式淡化了中医的辨证论治,使用该类成药需注意结合辨证。

五、体现中成药服用剂量、服用方法并结合剂型的命名

1. 以服用剂量命名　如牙痛一粒丸、七厘散、九分散、十滴水等,"一粒""七厘""九分""十滴"系分别指一次的服用剂量,采用服用剂量命名的中成药品种不多,此类成药往往含毒剧药物,服用剂量一般较小。以此法命名的中成药,可提醒使用者注意用量,以免超量服用而中毒。

2. 以成药组分的剂量比例命名　如六一散中的"六一"是依据组分由六份滑石、一份甘草的比例而言,类似的命名还有九一丹等。此种命名法易于了解成药的组成用药的剂量比例,而便于使用。

3. 以服用方法命名　如珠黄吹喉散(本品外用,吹于咽喉患处)、梅花点舌丸(本品治口舌生疮、咽喉肿痛时,将药用醋化开,敷于患处)、川芎茶调散(本品原系散剂,用清茶调服)、牛黄噙化丸(本品含化、咽下)等。此类命名多出现于有特殊服用方法的中成药,提示使用者异于常规的服用方法,应是该类中成药取效的保障。

六、体现中成药的方源并结合剂型的命名

1. 以成药的始载医著文献命名　如金匮肾气丸、济生肾气丸、局方至宝丹分别出自《金匮要略》《济生方》《太平惠民和剂局方》，此种命名可反映该成药的方源出处。

2. 以成药的发明创造人命名　如冯了性风湿跌打药酒、史国公药酒、马应龙麝香痔疮膏、白敬宇眼药、王氏保赤丸、季德胜蛇药、万氏牛黄清心丸等，为纪念成药的发明人，而以其姓名命名。但也有假托古人命名的，如神农药酒、华佗再造丸、孔圣枕中丹等。

3. 以成药的产地命名和以生产厂家或地区命名　如云南白药、山东阿胶膏、镇江膏药、沈阳红药、同仁乌鸡白凤口服液、少林风湿跌打膏、江中草珊瑚含片、桂林西瓜霜、都梁丸等。以成药的生产厂家或地区命名，多在于宣传产品的品牌。

七、以成药的外观性状色泽并结合剂型的命名

1. 以成药的外观颜色命名　如紫雪（形如霜雪，而色紫）、碧玉散、如意金黄散、红棉散、绿袍散、桃花散、红丸药等。此种命名着重阐述成药的外观色泽，便于使用者鉴别。

2. 以成药的外观附着材料命名　如狗皮膏，是用狗皮作膏药的裱褙材料，故名。

八、以中医药术语或寓意古文化哲理并结合剂型的命名

1. 以中医药术语的命名　如因心肾不交而导致失眠、心悸不安，治用交泰丸；又如戊己丸，戊已是天干的第五、第六位数，配合五行则属土，戊为胃土、己为脾土，该药使木不克土而命名"戊己丸"。另外泻白丸、导赤丹、左归丸、右归丸、左金丸、两仪膏、定坤丸等，皆以中医药术语而命名。

2. 寓意古文化哲理的命名　如逍遥丸的"逍遥"一词是庄子的哲学用语，指一种个人行为精神绝对自由的清静无为的境界，今多指自在的行为或心情；逍遥丸寓意治肝气郁滞、胁胀烦闷等，服之有逍遥之感。再如由党参、白术、茯苓、炙甘草四药组成的四君子丸，寓意君子致中和，其组方用药理念与儒家的君子之德相吻合。其他如天一散、坎离砂等，各寓意有其特定的古文化哲理含义。

综上所述，虽然中成药的命名方法众多，但基本沿袭了传统方剂的命名法，即每一个中成药都由表示成药特征与表示剂型的两部分名称组合而成。由于表示成药特征的内容复杂多样，这种多元的命名方式，对标准化、规范化的现代整理研究，以及国际医学间的学术交流等带来诸多不便。随着中成药的不断发展，原来的命名方法已经不能适应现代中成药的命名要求。2017年11月国家食品药品监督管理总局组织制定了《中成药通用名称命名技术指导原则》，明确提出中成药命名要坚持科学简明、避免重名，规范命名、避免夸大疗效，体现传统文化特色的原则，既体现对中成药命名所具有的传统文化特色的尊重，又使得中成药命名更加的科学规范。

第二节　中成药的分类

随着中成药的大量涌现，临床应用中成药经验的逐步积累，只有对众多中成药进行必要的分门别类，才便于学习、应用和研究。中成药分类的方法是根据人们对于中成药认识的逐渐深

化而不断产生与发展的,中成药多源于中医方剂,故中成药的分类方法在一定程度上也袭用或反映了方剂传统的分类法。历代方剂的归纳分类,有以病证分类,有以病因分类,有以脏腑分类,有以功用(治法)分类,也有用数种方法综合分类的。鉴于中成药的命名是由方药和制剂两部分组成,因此关于中成药的分类,除了袭用方剂的各种分类法以外,还可以从制剂的角度来进行分类。目前中成药的分类主要有以下几种。

一、按临床科属病证分类

病证分类法即是按病证来类属中成药,是一种传统而实用的分类方法,也是最古老的一种分类法,该分类法首见成书于战国晚期的《五十二病方》,全书 283 首医方,分别归类于 52 病证,故以《五十二病方》命名。古代很多医籍,如唐代《外台秘要》、宋代《太平圣惠方》、明代《普济方》等都用病证类属对方剂或成药进行分类。

我国第一部由政府颁发的成药典,宋代的中药制剂规范《太平惠民和剂局方》,就用此分类法归属成药制剂,全书共载方 788 首,分诸风、伤寒、一切痛、痰饮、诸虚、痼冷、积热、泻痢、眼目疾、咽喉口齿、杂病、疮肿伤折、妇人诸疾、小儿诸疾等 14 门。

中成药按病证的分类方法常与科属相结合,即以科属为纲,病证为目,进行分类介绍。如《国家新药新制剂总览(中药卷)》(化学工业出版社)为便于临床应用,将 1 581 个中成药分列内科、外科、妇科、儿科等 8 科,每科之下又按病证分类,共计 90 多个病证。《中国非处方药用药手册·中成药篇》(化学工业出版社)、《中国非处方药选用指南》(上海中医药大学出版社)对中成药分类均按科、病证设列。

亦有科下面按功用分剂的,如《中国基本中成药》之第一部,共收载成药 700 种,按内科、妇科、儿科、外科、五官科,分为 5 类,"类"之下又按功能分为"剂",如内科类之下又分解表剂、清热剂、祛风剂、祛湿剂、消导剂、泻下剂等 17 剂。

科属病证分类法的特点是便于临床按病索方,便于临床查阅,具有临床用药手册的性质。但中医病名与西医病名的不一致性,削弱了科属病证分类法的实用性;中医异病同治与同病异治的用药特色,使中成药存在一药多病(证)的现象,导致归类重复,分类太多等问题的产生。

二、按功用(治法)分类

中成药的功用与治法关系较为密切,历史上按基本治法来归类方剂或中成药者,可追溯至宋代赵佶《圣济经》"十剂"(宣、通、补、泄、轻、重、涩、滑、燥、湿剂),明代张介宾的"八阵"(补、和、攻、散、寒、热、固、因阵)和清代程钟龄的《医学心悟》的"八法"(汗、吐、下、和、温、清、补、消法)。清代汪昂《医方集解》中也采用了以功用(治法)分类为主的分类法,分为"补养、发表、涌吐、攻里、表里、和解、理气、理血、祛风、祛寒、清暑、利湿、润燥、泻火、除痰、消导、收涩、杀虫、明目、痈疡、经产及急救良方"22 剂。

郑显庭编辑的《丸散膏丹集成》一书,按功用(治法)将丸散膏丹类的中成药分为补养类、发散类、固涩类、和解类、消导类等 21 类,且与呕吐类、泄泻类、肿胀类等 41 类并立;"俾知一方有一定之功用,开卷了然";为便利检索,在编后除设有笔画顺序索引外,又特立简述一般市售丸散膏丹效用,按临床药效分为 28 类,从中医传统功用及现代临床药效两方面对中成药进行归类。

近代中成药学教科书多将中成药按功用分为解表类、泻下类、清热类、理气类、理血类、补益类、固涩类、开窍类等，此种分类由于与治法关系密切，理法方药清晰，宜于临床辨证选用，又避免了科属病证分类法由于一药多病（证）导致归类重复的问题，故宜于教材中采用。

三、按剂型分类

中成药按剂型分类系将制剂相似、制备工艺相仿的中成药归并于一类，重在说明成药产品的制剂规格，有利于制剂生产，适合制药单位应用，也便于库房贮藏保管和养护人员使用。多用于生产、经营部门，便于生产营销单位介绍产品目录时所采用，如《全国中成药产品集》。此种按剂型分类的方法，也是药剂学常用的分类法，中国中医研究院中药研究所主编的《中药成药制剂手册》，除总论介绍各个剂型的基本操作方法之外，各论中将 574 种中药成药，按丸剂、散剂、膏剂、丹剂、胶剂、酒剂、露剂、茶剂、锭剂、其他共 10 类剂型次序排列。按剂型分类法虽可供医疗单位或医务人员临床参考，但由于分类的功用不明，科属病证主治不清，故临床较少使用。

四、按笔画分类

按笔画分类即按中成药名称首字的笔画多少的顺序排列，此种分类便于检索查阅。按笔画分类的中成药著作具有工具书性质，大型的中成药手册、词典类工具书多采用此种分类法，如《中华人民共和国药典》《新编中成药手册》（中国医药科技出版社）等均采用此种按笔画顺序排列的分类法。以检索查阅为目的分类法当数按笔画分类为便。《中成药实用手册》（人民卫生出版社）自二版始改变了一版以病门分类的方法，而代之以中成药品种名的笔画顺序排列的分类法，取其简便易行。即使不是按笔画分类，大多与中成药相关的医药书籍于书后也多附有中成药的笔画检索，以备查用。

五、综合分类

综合分类法是上述两种或多种分类方法的综合运用，多采用纲、目结合的形式排列，如以内、外、妇、儿、五官科为纲，或以丸、散、膏、丹等药物剂型为纲（大类），纲下列具体病证，或兼以药物功用为目（小类），系统论述中成药的大型工具书多采用此分类法。

1. 剂型与传统科门类系统相结合的分类法　苏州市卫生局编《中药成方配本》载成方 363 种，设丸部、散部、膏部、丹部、药酒部、胶部、花露部、膏药部、其他部共 9 类。各个"部"下面再列传统的"科"。例如，丸部下列内科、伤外科、女科、儿科、眼科等科目的中成药。

《全国中成药产品集》（1989 年版）共载中成药 5 223 种，在总结前人经验的基础上，根据中成药剂型发展的现状，首先按 35 类 43 种剂型分类，例如，按蜜丸、水丸、浓缩丸、微丸、糊丸、蜡丸、滴丸、胶丸、胶囊剂、片剂、散剂、煎膏剂、膏药剂、橡胶硬膏剂、胶剂、浸膏剂（包括流浸膏）、软膏剂（包括油膏和乳膏）、油剂、丹剂、酒剂、酊水剂（包括酊剂、水剂）、糕糖剂（包括糕剂、糖剂）、安瓿糖浆剂、口服液、露剂、注射剂、合剂、冲剂、茶剂、曲剂、气雾剂、栓剂、旋剂、灸熨剂、其他（包括袋泡剂、煎剂、浸剂、盐制品、饮料等）顺序排列。

在每一类剂型中分为内、外、妇、儿、五官和其他 6 科，每科又按主治病症为依据，依中医病名分门分类，如内科有风痰门、补益门、气滞积聚门、时感瘟疫门、暑湿门、燥火门、血症门、脾胃门、泻痢门等 10 门；外科有疮疡门、外伤门；妇科有经带门、胎前门、产后门；儿科有惊风门、疳积门、儿科其他门；五官科有眼目门、咽喉口齿门、耳鼻门，加上其他门共 22 门类。本分类法划分比较系统,具有剂型明确,分科及主治病症清楚,查阅方便等优点,但由于有些中成药可以兼治多种病症,若每门必录,则过分庞杂,有门类重复的不足之处。

2. 科与功用分类结合分类 《中华人民共和国药典临床用药须知(中药卷)》2005 年版共收载 1 420 余种中成药品,本书采用了科属与功用结合的分类法,即将中成药先以内、外、皮、妇、儿、眼、耳、鼻、喉、口腔、骨伤各科进行分类,再将内科类成药按解表、泻下、清热、温里、补益等功用进行分类排序,而外、妇、儿、骨伤等科按具体病证进行分类,这样分类可以做到按科类方,以用列药,脉络清晰,便于寻索,利于应用。

上述诸种中成药分类法各具优缺点,至于具体应采用哪一种分类方法比较适宜,主要取决于分类的目的和要求。例如,中成药按科属病证或按功用(治法)分类,有利于临床查阅,便于学习和研究中成药的功能和用途;中成药按剂型分类,便于中成药生产、经营部门生产中成药时参考之用;而按中成药名称的笔画分类,则适于以检索查阅为目的工具书所采用。

第三章
中成药的组方原则与治法

第一节　中成药的组方原则

中成药的组方不是简单的药物堆砌，而是在辨证论治思想指导下，依据病情，确立治法，选择适当的药物，按照一定的结构配伍而成。一个典型的中成药结构包括"君、臣、佐、使"四个部分。"君臣佐使"的概念最早见于《黄帝内经》，《素问·至真要大论篇》曰："主病之谓君，佐君之谓臣，应臣之谓使。"通过借喻中国古代国家体制中君、臣、佐、使的等级设置，以说明药物在组方中的主次地位与从属关系。

君药：即针对主病或主证起到主要治疗作用的药物。

臣药：有两种含义。一是辅助君药加强治疗主病或主证作用的药物；二是针对主要的兼病或兼证起治疗作用的药物。

佐药：有三种含义。一是佐助药，即配合君、臣药以加强治疗作用，或直接治疗次要兼证的药物；二是佐制药，即用以消除或减弱君、臣药的毒性，或能制约君、臣药峻烈之性的药物；三是反佐药，指病重邪甚，或拒药不受时，与君药药性相反而在治疗中起到相成作用的药物。

使药：有两种含义。一是引经药，即能引方中诸药到达病所的药物；二是调和药，即可以调和方中诸药作用的药物。

如上所述，中成药处方中药物的君、臣、佐、使，主要以药物在处方中所起的作用为依据来确定。但由于临床病情繁简不一，药物功效多寡不等，因此处方中并不是每一味药物仅任一职，君、臣、佐、使都需具备。一般来说，每首处方，君药是必不可少的，而臣、佐、使则不必齐备。还有些药味繁多的中成药处方，很难分清君、臣、佐、使，这时可按其药物的作用分出主次部分即可。

第二节　中成药与治法

治法是在辨清证候，审明病因、病机之后，有针对性地采取的治疗方法。治法是指导遣药组方的原则，中成药是体现和完成治法的重要手段。我们现在常用的治法是"八法"，即清代医家程钟龄根据历代医家对治法的认识归类总结而成。所谓八法就是汗、吐、下、和、温、清、补、消的八种治疗方法。程钟龄在《医学心悟·医门八法》曰："论病之源，从内伤外感四字括之。论病之情，则以寒、热、虚、实、表、里、阴、阳八字统之。而论治病之方，则又以汗、和、下、消、吐、清、温、补八法尽之。"常用八法的内容简要介绍如下。

1. 汗法　是通过开阖腠理、调理营卫、宣发肺气等达到祛除病邪目的的方法，用于表证、水肿、疮疡、麻疹初起等病证。病情有寒热，邪气有兼挟，体质有强弱，故汗法又有辛温、辛凉和扶正解表等方法。如风寒表证可用辛温解表的九味羌活颗粒；风热表证可用辛凉解表的银翘解毒片；气虚外感风寒可用益气解表的参苏丸。

2. 吐法　是由催吐的方法，使病邪和有毒物质从口中吐出，用于痰涎壅盛、食积停滞在胃及误食毒物者。如出自《伤寒论》的方剂瓜蒂散涌吐痰涎、宿食，可用于痰涎宿食，壅滞胸脘证。

3. 下法　是通过泻下、荡涤、攻逐等而达到祛除病邪目的的方法，用于体内有宿食、燥屎、瘀血、积聚、水停、痰结、虫证等。根据病因，病情缓急不同分别选寒下、温下、润下、逐水等方法。如胃火炽盛所致的便秘，可用清热泻火、通便止痛的大黄清胃丸；胃肠燥热、津液亏耗所致的便秘，可用润肠通便、消痞除满的麻仁丸。

4. 和法　是通过和解或调和而达到祛除病邪目的的方法，用于邪在半表半里，肝脾不和、肠胃不和等证。如伤寒少阳证，可用小柴胡片和解少阳；肝郁血虚脾弱证，可用逍遥丸疏肝健脾、养血调经。

5. 温法　是通过温里散寒而达到治疗里寒证的方法。如脾胃虚寒证，可用温中健脾的附子理中丸；阳气衰微，阴寒内盛证，可用温中祛寒，回阳救逆的四逆汤。

6. 清法　是通过清热、泻火、解毒、凉血等以消除火热之邪的方法，用于治疗里热证。如火热内盛证，可用清热解毒的牛黄解毒片；三焦热盛证，可用清热解毒、泻火通便的三黄片。

7. 补法　是通过补益人体阴阳气血而达到扶正愈疾目的的方法，用于阴阳气血虚弱证。如脾胃气虚证，可用益气健脾的四君子丸；血虚证，可用养血调经的四物合剂；气血两虚证，可用补气益血的八珍丸；肾阴亏虚证，可用滋补肾阴六味地黄丸；肾阳不足证，可用温补肾阳的桂附地黄丸；肾阴、肾阳两虚证，可用温肾益精，补气养血的龟鹿二仙膏。

8. 消法　是通过理气、活血、祛湿、化痰、消食、利水、驱虫等方法，用于治疗气、血、痰、食、水、虫等积聚而成的有形之结。如食积停滞，可用消食导滞和胃的保和丸；瘀阻胞宫证，可用活血、化瘀、消癥的桂枝茯苓丸。

第四章
中成药的剂型与制备

一、药物剂型的重要性

剂型是为适应诊断、治疗或预防疾病的需要而制备的不同给药形式,也是临床使用的最终形式。药物必须以一定的剂型给予人体才能发挥疗效。一种药物可以制备多种剂型,但剂型和给药途径不同可能产生不同的疗效。所以,应根据药物的性质、不同的治疗目的,选择合理的剂型和给药方式。

1. 剂型决定或影响着药物的疗效　多数药物改变剂型后,作用的性质不变;但有些药物剂型改变,也会改变其作用性质。如生脉散益气复脉,养阴生津;其颗粒剂、口服液、胶囊剂用于气阴两亏,心悸气短,脉微自汗;而生脉注射液益气养阴,复脉固脱,肌内注射,或用5%葡萄糖注射液稀释后静脉滴注使用,用于气阴两虚所致的脱证,心悸,胸痹,休克,心肌梗死,病毒性心肌炎症见心悸气短,四肢厥冷,面白汗出,脉微细者。

2. 剂型可以改变药物作用的速度和程度　如注射剂、吸入气雾剂等起效快,药物利用程度高,常用于急救;丸剂、缓控释制剂、植入剂等作用缓慢,属于长效制剂。

3. 剂型可以改变药物的毒副作用　缓控释制剂能保持血药浓度平稳,避免血药浓度的峰谷现象,从而降低药物的毒副作用。

4. 某些剂型或给药系统可以达到靶向作用　如脂质体、微球、微囊等给药系统进入血液循环系统后,被网状内皮系统的巨噬细胞所吞噬,从而使药物浓集于肝、脾等器官,起到肝、脾的被动靶向作用,提高了治疗效率,同时也可以降低对正常组织细胞的毒性。

二、常见药物剂型及其特点

药物的剂型对药物的释放和吸收有很大的影响。药物在通过生物膜吸收前必须从制剂中释放溶出,药物因剂型不同而具有不同的释放性能,从而影响到体内药物的吸收和药效。另外,剂型不同,给药部位和给药途径不同,同样也可以影响到体内药物的吸收和药效。因此,药物的剂型不同可以导致药物的起效时间、作用强度、作用部位、持续时间及副作用等方面的差异(图4-1)。

(一)注射剂型

注射剂主要有溶液型注射液、混悬型注射剂、乳剂型注射剂以及注射用粉针,有多种给药途径。静脉注射没有吸收过程,因此显效最快。而肌内和皮下注射需要经组织吸收而进入体循环,所以显效稍慢。通常注射给药较口服给药吸收快。注射药物的吸收为被动转运方式,亲脂性药物可以直接通过毛细血管内皮吸收,非脂溶性药物主要通过毛细血管壁上的微孔而进入毛细血管。各种注射剂中药物释放速度一般按以下次序排列:水溶液>水混悬液>O/W乳剂>W/O乳剂>油混悬液。

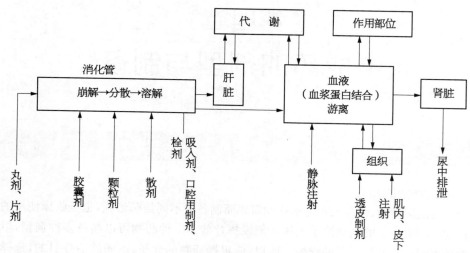

图 4-1　药物不同剂型的体内过程

注射剂具有起效迅速的特点,但通过在注射液中加入某些高分子物质可增加黏度,延缓药物的吸收,使注射剂具有长效作用。

（二）口服液体剂型

1. 溶液剂　口服溶液型中的药物一般吸收快而完全。与水能混溶的,非水溶液中的药物的吸收比固体制剂快。油溶液口服后,药物需要从油相转移到胃肠液,再经黏膜吸收。故药物从油相向水相的分配过程常成为吸收的限速过程。

2. 混悬剂　一般口服混悬剂的生物利用度仅次于水溶液剂,而比固体制剂的吸收好。混悬液中的药物粒子溶解后才能吸收。影响混悬液中药物生物利用度的因素有药物粒子的大小、晶型、附加剂、分散介质的种类和黏度,以及组分间的相互作用等。

混悬液中的药物一般是难溶于水的固体粒子,溶解度太低时,其吸收速度将受到溶出速度的限制。为了增加药物的溶出速度,可采用微粉化原料（粒径<10 μm）。

3. 乳剂　口服乳剂有较高的生物利用度。可能是因为:① 分散度好,分散相表面积大,有利于药物的释放和吸收。② 乳剂中的乳化剂有表面活性作用,可促进药物的吸收。③ 油脂经消化生成亚油酸和油酸,可以抑制胃肠道的蠕动,延长了药物在肠道中的停留时间。④ 油脂食后可促进胆汁的分泌,有助于药物的溶解与吸收。⑤ 乳剂中的油脂性药物可通过淋巴系统吸收转运。

（三）口服固体剂型

固体剂型口服后,须在胃肠道中经崩解、溶出,才能经胃肠道黏膜吸收进入人体循环。这一过程决定药物在体内吸收的速度和程度。

1. 散剂　散剂的比表面积大,口服后不经崩解过程,较其他固体制剂生物利用度高。散剂的溶出速度、粒子大小、成分间的相互作用,以及贮存中的变化等可影响药物吸收的速度和程度。

2. 胶囊剂　胶囊中的药物颗粒或粉末未经冲压或熔化,口服后囊壳崩解后,药物可迅速分散于胃肠液中,故药物的释放和溶出快,吸收也较好。

3. 片剂　片剂经过压片,减少了药物的表面积,因此片剂表面直接溶解于体液的量很少。

药物从片剂中释放需经崩解、分散成为微细颗粒,溶解后方能被机体吸收,故某些药物,特别是难溶性药物的片剂,虽崩解时限符合药典规定,但其生物利用度有可能很差。

4. 丸剂　丸剂的种类很多,主要有蜜丸、水蜜丸、水丸、糊丸、蜡丸、浓缩丸等。中药丸剂的溶散和释药过程比较复杂。影响中药丸剂疗效的剂型因素主要有赋形剂的种类、药料的组成和制备工艺等。

中药丸剂成型不经压制,主要靠赋形剂的润湿和黏合作用经塑制或泛制成型。丸剂吸收前也需经过溶散或崩解、释放等阶段。溶散、崩解和释放常常是丸剂中药物吸收的限速过程。

（四）其他剂型和给药途径制剂

除了固体和液体剂型外,还有半固体剂型、气体剂型。除注射、口服途径给药外,还有黏膜给药、透皮给药、呼吸道吸入等多种给药途径。不同的剂型和给药途径都有其不同的疗效特点。

第二节　中成药的常见剂型与制备

一、药物剂型的分类

药物的剂型种类繁多,为了便于学习、研究和应用,需要对剂型进行分类。剂型分类方法常有以下几种。

（一）按物态分类

将剂型分作固体、半固体、液体和气体等类型。固体剂型如散剂、颗粒剂、片剂、丸剂、胶囊、胶剂等;半固体制剂如内服煎膏剂、外用软膏剂、硬膏剂、糊剂等;液体制剂如合剂、糖浆剂、酒剂、酊剂和注射剂等;气体剂型如气雾剂、气压剂、烟剂等。相同物态制剂的制备特点有类似之处,如液体制剂制备时多需溶解,固体制剂多需粉碎、混合,半固体制剂多需要熔化或研匀等。因此,这种分类方法在制备、贮藏、运输上具有一定的指导意义。

（二）按分散系统分类

此法按剂型内在的分散特性分类,这样便于应用物理化学的原理说明各类制剂的特点及制成均匀稳定的制品的一般规律。其分类方法如下:① 真溶液类剂型:如溶液剂、糖浆剂、醑剂、甘油剂等。② 胶体溶液类型:如溶胶剂等。③ 乳浊液类型:如乳剂、部分搽剂等。④ 混悬液类剂型:如洗剂、混悬剂等。⑤ 气体分散体剂型:如气雾剂等。⑥ 固体分散体剂型:如散剂、丸剂、片剂等。这种分类方法最大的缺点是不能反映用药部位与方法对剂型的要求。甚至一种剂型由于基质与制法的不同而必须分为几个分散系统,如注射剂中有溶液型、混悬型、乳浊型及粉针等分类,则无法保持剂型的完整性。

（三）按给药途径和方法分类

此法系将用于同一种给药途径和方法的剂型列为一类,分类如下。

1. 经胃肠道给药的剂型　有溶液剂、糖浆剂、乳剂、混悬剂、散剂、颗粒剂、片剂、丸剂、胶囊剂等、以直肠给药的有灌肠剂、栓剂等。

2. 非胃肠给药的剂型　① 注射给药:有注射剂,包括静脉注射、皮下注射、肌内注射及穴位注射等几种剂型。② 呼吸道给药:有吸入剂、气雾剂等。后者系将药物(溶液)分装于特殊的容器中,使其喷洒成极微细雾状粒子,由呼吸道吸入而作用患部的一种剂型。③ 皮肤给药:

有外用溶液剂、外用混悬制剂、外用乳浊液型药剂以及软膏剂、糊剂、贴剂等。④ 黏膜给药：有滴眼剂、滴鼻剂、含漱剂、舌下片剂、栓剂、膜剂等。

这种分类法与临床使用紧密结合，能够反映给药途径与方法对于剂型制备的特殊要求，但同一种制剂，由于给药途径或方法的不同可能多次出现，如生理氯化钠的溶液，可以在注射剂、滴眼剂、漱口剂、灌肠剂等许多剂型中出现。

（四）按制法分类

根据制备方法可以将药物剂型分为浸出制剂（包括酊剂、流浸膏与浸膏剂等）、无菌制剂等。这种分类方法很少使用。

上述分类方法，各有一定的优点与不足。所以根据医疗、生产实践、科研和教学等方面长期沿用的习惯，常常采用以剂型为基础的综合分类法，即在保持剂型完整的基础上，尽可能结合分散系统分类法、给药途径和分类方法以及制法分类法的特点。

二、常见制剂的概念、特点与制备

（一）散剂

1. 概念　散剂是指一种或多种药物混合而制成的粉末状制剂，可分为口服散剂和外用散剂。

2. 特点　散剂具有制法简单、易于分散、奏效快、剂量可随意增减、运输携带方便等特点。但由于药物粉碎后比表面积加大，故其臭味、刺激性、吸湿性及化学活性也相应增加，使部分药物易起变化，挥发性成分易散失。所以一些腐蚀性强及易吸潮变质的药物，不宜制成散剂。

3. 制备　散剂制备的一般过程如下。

药材粉碎→过筛→混合→分剂量→质量检查→包装

（1）药材的粉碎与过筛：粉碎主要用于增加药物的比表面积，促进药物的溶解和吸收，提高药物的生物利用度；过筛使粉碎的药物达到分级的目的。此外，多种药物过筛还有混合的作用。

（2）药材的混合：散剂要求混合均匀、色泽一致，故混合操作是制备散剂的关键工序。常用的混合方法有打底套色法和等量递增法。

（3）散剂的分剂量：分剂量是将混合均匀的散剂按照所需剂量分成相等重量份数的过程或操作。此操作是决定所含药物成分剂量准确的最后一个步骤。常用的方法有目测法，重量法和容量法。大量生产时有散剂自动包装机，散剂定量分包机等，均系利用容量法分剂量的原理设计的。

（4）包装与贮存：散剂的比表面积一般原料大，故其吸湿性和风化性也比较显著。散剂吸湿后常发生很多变化，所以防湿是保证散剂质量的一种重要措施。选用适宜的包装材料与贮存条件可延缓散剂的吸湿。包装材料透湿性的大小可用透湿系数进行比较，透湿系数小者，防湿性能好。散剂在贮存过程中，除应注意防湿以外，还应注意避免温度、微生物以及紫外光照射等对散剂质量的影响。应选择干燥，避光，空气流通的库房，分类保管，并定期检查。

（二）颗粒剂

1. 概念　颗粒剂是指药材的提取物与适宜的辅料或药材细粉制成的干燥颗粒状制剂，主要供口服应用。

2. 特点 中药颗粒剂是在中药汤剂的基础上发展起来的固体剂型,既可保持汤剂吸收快、作用迅速的特点,又可以克服汤剂煎煮不便、服用量大、易霉变等缺点。因此,颗粒剂因其质量较小、服用、携带、贮存、运输均较方便而成为临床广泛应用的剂型。

3. 分类 根据颗粒剂在水中的溶解性能,可以将其分为水溶性颗粒剂、酒溶性颗粒剂、混悬性颗粒剂和泡腾性颗粒剂等。水溶性颗粒剂加水后应能完全溶解呈澄清溶液,无焦屑等杂质。酒溶性颗粒剂所含有效成分及所加辅料应能溶于白酒,通常可加糖或其他可溶性矫味剂;应用时加入一定量的饮用白酒即溶解成为澄清的药酒,可替代药酒服用。混悬性颗粒剂是将处方中部分药材提取制成稠膏,其余药材粉碎成极细粉加入制成的颗粒剂,用水冲后不能全部溶解,而成混悬性液体;粉料药物通常兼有赋形剂作用。泡腾性颗粒剂是利用有机酸与弱碱遇水作用产生二氧化碳气体,使药液产生气泡呈泡腾状态的颗粒剂,由于酸与碱中和反应产生的二氧化碳,使颗粒迅速崩解,具有速溶性。同时,二氧化碳溶于水后呈酸性,能刺激味蕾,因而可以达到矫味的作用,若再配以芳香剂和甜味剂等,可以得到碳酸饮料的风味。另外,还有制成块状的颗粒剂。

4. 制备 颗粒剂制备的一般工艺流程为:

原材料的提取→提取液的精制→制颗粒→干燥→整粒→包装

(1) 原材料的提取:因中药的有效成分不同,不同类型颗粒剂对溶解性的要求也不同,可采用不同的溶剂和方法进行提取。水溶性颗粒剂一般多采用煎煮法提取有效成分,也可采用渗漉法、浸渍法及回流等提取方法。含挥发油的药材则宜采用双提法。

(2) 提取液的精制:颗粒剂生产中提取液的纯化常采用乙醇沉淀法,即将水煎液浓缩至一定浓度时,除特别规定外,加入等量乙醇,充分混合均匀,静置冷藏 12 h 以后,滤过,滤液回收乙醇后,再继续浓缩至稠膏,或继续干燥成干浸膏备用。

(3) 辅料:水溶性颗粒剂目前最常用的辅料为糖粉和糊精。糖粉系蔗糖结晶的细粉,是可溶性颗粒剂的优良赋形剂,并具用矫味及黏合的作用。一般经低温(60℃)干燥,粉碎过80~100 目筛,备用。糖粉易吸湿结块,应注意密封保存。糊精系淀粉的水解产物,宜选用可溶性糊精。

(4) 制颗粒:制颗粒是颗粒剂制备过程中关键的工艺技术,它直接影响到颗粒剂的质量。目前生产中常用的有挤出制粒、湿法混合制粒和流化喷雾制粒等方法。

(5) 干燥:湿颗粒制成后,久置易结块变形,故湿粒应及时干燥。干燥温度一般以60~80℃为宜。干燥时温度应逐渐上升,否则颗粒的表面干燥过快,易结成一层硬壳而影响内部水分的蒸发。颗粒的干燥程度应适宜,含水量一般控制在2%以内。生产中常用的干燥设备有沸腾干燥床,烘箱,烘房等。

(6) 整粒:湿粒干燥后,可能会有部分结块,粘连。因此,干颗粒冷却后须再过筛。一般过 12~14 目筛除去粗大颗粒(磨碎再过),然后再过 60 目筛除去细粉,使颗粒均匀。筛下的细粉可重新制粒,或并入下次同一批号药粉中,均匀制粒。

(7) 包装:整粒后的干燥颗粒应及时密封包装。因颗粒剂中含有较多的浸膏和糖粉,极易吸湿软化,以致结块霉变,故应选用不易透气、透湿的包装材料,如复合铝塑袋、铝箔或不透气的塑料瓶等,并应干燥贮存。

酒溶性颗粒剂制备时原料药的提取,一般采用渗漉法、浸渍法或回流法等方法,以60%左右的乙醇为溶剂,提取液回收乙醇后,浓缩至稠膏状,备用。制粒、干燥、整粒、包装等工艺同水溶性颗粒。

混悬性颗粒剂制备时常将含热敏性、挥发性活性成分或淀粉较多的药材及贵重细料药等粉碎成细粉,并过 6 号筛备用。一般性药材则以水为溶剂,煎煮提取、浓缩至稠膏备用;将稠膏与药材细粉及糖粉适量混匀,制成软材,然后再过筛(12~14 目)制颗粒,60℃以下干燥,干颗粒再通过筛整粒,分装即得。

常用于泡腾性颗粒剂制备的泡腾崩解剂,有机酸主要有枸橼酸、酒石酸等,弱碱有碳酸氢钠、碳酸钠等。其制法为:将处方药料按水溶性颗粒剂提取、精制,得稠膏或干浸膏粉,分成两份,一份中加入有机酸及其他适量辅料制成酸性颗粒,干燥备用;另一份中加入弱酸及其他适量辅料制成碱性颗粒,干燥备用。再将两种颗粒混合均匀,整粒,包装即得。应注意控制干燥颗粒水分,以免服用前酸碱发生反应。

块状颗粒剂的制法有模压法和机压法两种。两法均系将中药提取物或药材粉与糖粉或其他辅料充分混匀,制成颗粒。模压法用磨具将颗粒压制成块,干燥即得。而机压法为干颗粒中加水溶性润滑剂后,采用压力较大的花篮式单冲压块机冲压成块制得。

（三）片剂

1. 概念　片剂是指药材提取物、药材提取物加药材细粉或药材细粉与适宜辅料混匀压制而成的片状制剂,有圆形、椭圆形或其他形状。中药片剂已成为品种多、产量大、用途广、服用和贮存方便、质量稳定的主要中药剂型。

2. 特点　剂量准确,因片内药物均匀、含量差异小;质量稳定,服用、携带、贮藏等较方便;生产机械化、自动化程度高,产量大,成本低;品种丰富,能满足医疗、预防用药的多种不同需求。但片剂也有不少缺点:儿童和昏迷患者等服用困难;某些中药片剂易引湿受潮;含挥发性成分的片剂,贮存日久其成分含量会下降;处方和制备工艺设计不当或贮藏不当会影响片剂的崩解、吸收和疗效发挥。

3. 分类　中药片剂按照其原料特征可分为提纯片、全粉末片、全浸膏片、半浸膏片。按照用途、用法的不同还可以将片剂分为口服片剂(包括普通片、包衣片、多层片、咀嚼片、溶液片、泡腾片、分散片等)、口腔用片剂(包括口含片、舌下片等)和其他途径使用的片剂(如阴道片、植入片等)。近年出现了一种新型制剂口崩片(口腔崩解片),服用时可不需用水辅助吞咽,在口腔中迅速崩解成细颗粒,仅几个吞咽动作即可完成服药过程,在食管中无滞留现象,给幼儿、老年人、某些精神疾病患者及卧床不起体位难以变动的患者服用片剂提供了极大的方便,而且较普通固体口服制剂吸收快、生物利用度高。

4. 制备　片剂的制备方法主要有湿法制颗粒压片法、干法制颗粒压片法和粉末直接压片法。

（1）湿法制颗粒压片法:湿法制颗粒压片是在原、辅料中加入液体黏合剂,再制粒压片的方法,适用于药物不能直接压片,且遇湿、热不起变化的片剂制备。

湿法制颗粒压片法一般生产流程如下。

原料处理 $\xrightarrow{\text{辅料}}$ 混合 $\xrightarrow{\text{润湿剂或黏合剂}}$ 制软材 $\longrightarrow$ 制颗粒 $\longrightarrow$ 干燥 $\longrightarrow$ 整粒 $\xrightarrow{\text{润滑剂或崩解剂}}$ 压片 $\longrightarrow$（包衣）$\longrightarrow$ 检查 $\longrightarrow$ 包装

1）原料处理:按处方选用合格的药材,并进行炮制、粉碎和干燥等处理,制成净药材。为减少服用量以便于压片,需将净药材进行提取、分离纯化,以保留有效成分并缩小体积。

2)制软材:将药材(或提取物)细粉混匀,加适量的黏合剂或润湿剂制成适宜的软材。

3)制湿颗粒:片剂绝大多数都需要先制成颗粒后才能进行压片,主要目的是增加其流动性和可压性。制湿颗粒的方法有挤压制粒、高速搅拌制粒、流化床制粒和转动制粒等。

4)干燥:湿粒应及时干燥,干燥温度一般为60~80℃。

5)整粒与混合:颗粒在干燥过程中有部分互相黏结成团块状,也有部分从颗粒机上落下时就呈条状。使干燥后的颗粒分散成为大小均匀的颗粒的过程为"整粒",一般用过筛的方法整粒。整粒后,还需向颗粒中加入润滑剂、崩解剂等,然后混合均匀。中药中的挥发油等物质往往喷洒在干颗粒中,密封存放数小时后室温干燥。

6)压片:根据含药量计算片重,用压片机压片。

(2)干颗粒法制片:干颗粒法制片是指不用润湿剂或液态黏合剂而制成颗粒进行压片的方法。干法制粒的优点在于物料不需经过湿和热的过程,可以缩短工时、减少生产设备,尤其对湿、热敏感的药物来说,更可保证产品质量。干颗粒法制片主要包括滚压法和重压法两种。

1)滚压法:将药物和辅料混合均匀后,通过滚压机将其压成适宜硬度的薄片,再将薄片碾碎成颗粒,加润滑剂压片。滚压法能大面积而缓慢地加料,粉层厚薄易于控制,薄片的硬度较均匀,而且加压缓慢,粉末间空气可从容逸出,故压成的片剂没有松片现象。但由于滚筒间的摩擦可产生较多的热,常使温度上升;有时制的颗粒过硬,片剂不易崩解。

2)重压法:又称大片法,系将药物与辅料混合均匀后,用较大压力的压片机(冲模直径一般为20~25 mm,专供压大片用)压成大片,然后经摇摆式制粒机碎成适宜大小的颗粒压片。重压法设备操作简单,但大片不易制好,大片击碎时的细粉多,需反复重压、击碎,耗费时间多,原料亦有损耗,生产效率低,且需有巨大压力的压片机。故目前应用较少。

(3)粉末直接压片法:粉末直接压片法是指将药物的粉末与适宜的辅料混合后,不经过制颗粒而直接压片的方法。粉末直接压片法工艺简单,省去了制粒、干燥等工序,尤其适用于对湿热不稳定的药物。

压片前将粉末制成颗粒的主要目的是增大流动性、改善可压性、减少片重差异等,药物粉末如能解决上述问题,就可以用粉末直接压片。近年来,由于一些性能优良的新型药用辅料的应用,促进了粉末直接压片工艺的进一步发展。

(4)片剂的包衣

1)包衣的概念和目的:片剂的包衣是指在素片(片芯)表面包上适宜材料的衣层。包衣可以达到如下目的:增强药物的稳定性(避光、防潮等);掩盖药物的不良气味、增加顺应性;改善制剂外观;改变药物释放的位置、速度(如胃溶、肠溶、缓控释)等。

2)包衣片的分类:根据包衣层材料的性质可以将包衣片分为糖衣片、薄膜衣片和肠溶衣片等。糖衣是用蔗糖为主要材料的包衣,薄膜衣则以高分子聚合物为主要包衣材料。由于包糖衣有操作复杂费时、辅料消耗多、成本高等缺点,现已逐步被薄膜包衣所代替。

3)包衣的方法:包衣方法有滚转包衣、流化床包衣和压制包衣等方法。其中,滚转包衣法最为常用。

(四)胶囊剂

1.概念 胶囊剂是指将药物装于空心硬质胶囊中或密封于弹性软质胶囊中而制成的固体制剂。

2.特点　掩盖药物的不良臭味;提高药物的生物利用度;提高药物稳定性;可延缓药物的释放和实现定位释药;液体药物的固体剂型化。

3.分类　胶囊剂可分为硬胶囊剂和软胶囊剂。此外,还有根据特殊用途命名的肠溶胶囊剂等。硬胶囊剂系将药物及适当的辅料(也可不加辅料)制成均匀的粉末或颗粒,填装于空心硬胶囊中制成。软胶囊剂系将液体药物(或药材提取物)或固体药物溶于或混悬于适当液体辅料中,然后用适宜方法封闭于软胶囊中而制成的一种圆形或椭圆形制剂。适用于含有挥发性成分的中药。

4.制备

(1)硬胶囊剂的制备:硬胶囊剂的制备一般分空胶囊的制备和填充物料的制备、填充、封口等工艺过程。

1)空胶囊的制备:空胶囊的主要原料为明胶,是由骨、皮水解而制得的。因水解的方法不同,可分为 A 型和 B 型两种。由酸水解制得的明胶称为 A 型明胶,等电点酸碱值(pH)为7～9;由碱水解制得的明胶称为 B 型明胶,等电点 pH 4.7～5.2。除了明胶以外,为改善空心胶囊性质,还应当加入适当的辅料,主要有增塑剂(增加韧性与可塑性)、增稠剂(减少流动性)、遮光剂(适用于光敏感性药物)、着色剂(为了美观和便于识别)、防腐剂(为了防止霉变)等。

空胶囊制备过程一般分为溶胶、蘸胶制胚、干燥、拔壳、切割、整理等六个工序,可由自动化生产线完成。

2)填充物料的制备、填充与封口:若纯药物粉碎至适宜粒度就能满足硬胶囊剂的填充要求,即可直接用纯药物填充。若有药物流动性差等方面的情况,则需加一定的稀释剂、润滑剂等辅料。填充药物有手工法和自动填充法。少量生产时,常用手工填充药物;大生产则采用自动填充机填充。

胶囊规格的选择一般多凭经验或试装来决定。空胶囊分普通胶囊和锁口胶囊(分单锁口和双锁口两种),目前多使用锁口式胶囊,密闭性好,可不必封口。

3)整理与包装:胶囊剂表面往往黏有少量药物,可用喷有少许液状石蜡的纱布轻搓使光亮,然后用铝塑包装机包装或装入适宜容器中。

(2)软胶囊的制备:软胶囊剂的制备常用滴制法和压制法。

1)滴制法:滴制法由具双层滴头的滴丸机完成。以明胶为主的软质囊材与药液,分别在双层滴头的外层与内层以不同的速度流出,使定量的胶液将定量的药物包裹后,滴入与胶液不相混溶的冷却液中,由于表面张力作用使成球形,并逐渐冷却凝固成软胶囊。滴制时,胶液及药液的温度、滴头的大小、滴制速度、冷却液的温度等因素均会影响软胶囊的质量。

2)压制法:压制法是将胶液制成厚薄均匀的胶片,再将药液置于两个胶片之间,用钢板模或旋转模压制而成软胶囊的方法。目前生产上主要采用旋转模压法。

(3)肠溶胶囊的制备:肠溶胶囊的制备可采用两种方法:

1)在胶囊壳上涂上一层肠溶材料达到肠溶效果。

2)将胶囊内容物包肠溶衣后装于空心胶囊中。

（五）丸剂

1.概念　丸剂是指药材细粉或药材提取物加适宜的黏合剂或其他辅料制成的球形或类球形制剂。

2.特点　丸剂是中药最古老的剂型之一,中药丸剂具有服用方便以及生产设备简单、方法简便等特点,特别适用于治疗慢性疾病和营养调理的药物。但是,也有服用量较大、小儿吞服困难、生物利用度低等缺点。

3. 分类　按制备方法不同,可将丸剂分为塑制丸、泛制丸和滴制丸等;按制备时使用的黏合剂及大小不同,又可分蜜丸、水丸、水蜜丸、糊丸、蜡丸、浓缩丸和微丸等类型。

4. 制备

(1)水丸:水丸是指药材细粉以水或水溶性液体(黄酒、醋、稀药汁、糖液)作黏合剂、用泛制法制成的丸剂。其工艺流程如下。

原料的准备→起模→泛制成型→盖面→干燥→选丸→包衣→打光→质量检查→包装

1)原料的准备:一般泛丸用药粉应过5~6号筛,起模用粉或盖面包衣用粉应过6~7号筛。

2)起模:是指制备丸粒基本母核的操作。模子亦称母子,是利用水的润湿作用诱导出药粉的黏性,使药粉之间相互黏着成细小的颗粒,并在此基础上层层增大而成的丸模。起模是泛制法制备丸剂的一个关键操作,也是泛丸成型的基础。要选择黏性适宜的药粉起模,如黏性过大,加水后易黏成团块;黏性过小或无黏性,药粉松散不易成型。起模的方法有粉末泛制起模法和湿粉制粒起模法。

3)成型:是指将已经筛选均匀的丸模,逐渐加大至接近成品的操作。

4)盖面:常用的盖面方法有干粉盖面、清水盖面、清浆盖面等。

5)干燥:干燥温度一般控制在80℃以下,含挥发性成分的药丸应控制在60℃以下。

6)选丸:为保证丸粒圆整,大小均匀,剂量准确,丸粒干燥后需要选丸。

(2)蜜丸:蜜丸是指药材细粉以炼制过的蜂蜜作为黏合剂制成的丸剂。蜂蜜是蜜丸的主要赋形剂,在使用前根据需要进行炼制。传统上制备蜜丸皆用塑制法,其工艺流程为:

物料准备→制丸块→制丸条→分粒→搓圆→干燥→整丸→质量检查→包装

1)物料的准备:根据处方中药材的性质,选择适宜的方法炮制、粉碎、过筛,得细粉或最细粉,备用。并按处方中药材性质,将蜂蜜加水稀释,滤过,炼制成适宜程度。

2)制丸块:将已混匀的药材细粉加入适量的炼蜜,充分混匀,制成软硬适宜、具有一定可塑性的丸块。制丸块是塑制法的关键工序,丸块的软硬程度及黏稠度,直接影响丸粒成型。优良的丸块应能随意塑形而不开裂,手搓捏而不粘手,不黏附器壁。

3)制丸条、分粒和搓圆:大生产中多采用机器制丸。

4)干燥:蜜丸成丸后应进行低温干燥。

(3)水蜜丸:水蜜丸是指药材细粉以蜂蜜和水为黏合剂制成的丸剂。水蜜丸的特点是:丸粒小,光滑圆整,易于吞服。以炼蜜用开水稀释后为黏合剂,同蜜丸相比,可节省蜂蜜,降低成本,并利于贮存。水蜜丸可采用塑制法和泛制法制备。

采用塑制法制备时,同样需要注意药粉的性质与蜜水的比例、用量。一般药材细粉黏性中等,每100g细粉用炼蜜40g左右,其加水量按炼蜜:水=1:2.5~3.0,将炼蜜加水,搅匀,煮沸,滤过,即可。采用泛制法制备时,应注意起模时必须用水,以免黏结;加大成型时为使水蜜丸的丸粒光滑圆整,蜜水加入的方式应按低浓度、高浓度、低浓度的顺序依次加入,即先用浓度低的蜜水加大丸粒,待逐步成型时,用浓度稍高的蜜水,已成型后,再改用浓度低的蜜水。否则,因蜜水浓度过高,造成黏结。由于水蜜丸中含水量高,成丸后应及时干燥,防止发霉变质。

(4)浓缩丸:浓缩丸是指药材或部分药材提取的清膏或浸膏,与处方中其余药材细粉或适宜的赋形剂制成的丸剂。根据所用黏合剂不同,分为浓缩水丸、浓缩蜜丸和浓缩水蜜丸。用泛制法和塑制法均能制备浓缩丸。

(5) 小丸:小丸是指直径为 0.5～3.5 mm 的各类球形或类球形的制剂。与其他口服制剂相比,小丸具有以下优点:外形美观,流动性好;含药量大;易制成缓释、控释制剂;释药稳定;溶出快、生物利用度较高等。

根据释药特点,小丸可分为速释小丸、缓释小丸和控释小丸。速释小丸在体内可快速崩解和溶出,缓释小丸以长效为目的。根据不同的治疗需要,还可制成不同释药速率的控释小丸。

制备小丸的方法很多。最早制备工艺是手工泛丸,制备时,在药匾中加入适量的冷开水(或处方中规定的润湿剂),用刷子刷匀,撒入适量药物,摇动和转动药匾使药粉均匀黏附在药匾上并被润湿,再将润湿的药粉由匾上轻轻刷下而成细小的颗粒,并在匾中反复滚动而成致密的小粒(母核),再加水使润湿,撒药粉使均匀黏附在母核上,滚实。如此反复,直至制得大小合适的小丸。该操作较烦琐,且成品中的主药含量,崩解度等较难控制,并易引起微生物污染,工艺条件难以有效控制。随着小丸的广泛运用,其制备技术也得到了很大促进及发展,各种制丸法不断产生,生产工艺从最早的手工制作发展到半机械化制备,目前已进入列全自动化制备阶段。常用的方法主要有以下几种。

1) 包衣锅法:此法是比较传统的制备方法。将药物与辅料粉末混合均匀,加入黏合剂制成软材,过筛制粒,于包衣锅中滚制成小球,包衣后即得所需小丸。

2) 沸腾床制粒包衣法:将药物与辅料置于流化床中,鼓入气流,使二者混合均匀,再喷入黏合剂,使之成为颗粒,当颗粒大小满足要求时停止喷雾,所得颗粒可直接在沸腾床内干燥,小丸的包衣过程也可同时进行,即制粒、干燥、包衣一步完成。其优点为:操作时间短、所得小丸大小均匀、圆整,粒度分布窄、无粘连、小丸衣层厚度均匀。

3) 离心造粒法:将母核输入到旋转的转子上,利用离心力与摩擦力形成母核的粒子流,再将药物与辅料的混合物及包衣液分别喷入其中,颗粒最后滚制成圆整型较好的小丸。

4) 挤出-滚圆法:挤出-滚圆法是指将药物、辅料粉末加入黏合剂混合均匀,通过挤出机将之挤成条柱状,再于滚圆机中将圆柱形物料切割,滚制成大小均匀、规整的球形,最后进行干燥、包衣。

5) 熔融法:融法是指通过熔融的黏合剂将药物、辅料粉末黏合在一起制成小丸,再将小丸包衣制得。此法尤适于对水、热不稳定的药物。

另外,还有在液相中高速搅拌含药颗粒制备小丸的方法,以及振动喷嘴装置法制备小丸等。

(6) 滴丸:滴丸是指药材提取物与基质用适宜方法混匀后,滴入不相混溶的冷凝液中,收缩冷凝制成的丸剂。滴丸主要供口服,亦可供外用和腔道使用,另有眼用滴丸。

相比于传统丸剂,滴丸具有以下特点:起效迅速,生物利用度高;生产设备简单,生产工序少,生产周期短,自动化程度高,生产效率高,成本相对较低;滴丸可以使液体药物固化;滴丸用药部位多,可口服、腔道用和外用,可起到长效作用;不足之处是滴丸载药量小,含药量相对较低,服药剂量大。

目前多采用滴制法制备滴丸。其制法为:将主药溶解、混悬或乳化在适宜的已熔融的基质中,保持恒定的温度(80～100℃),经过一定大小管径的滴头等滴入冷凝液中,凝固形成的丸粒徐徐沉于器底,或浮于冷凝液的表面,取出,拭去冷凝液,干燥,即成滴丸。

（六）栓剂

1. 概念　栓剂是指药材提取物或药粉与适宜基质制成的供腔道给药的固体剂型。

2. 特点　栓剂不仅可起到局部治疗作用，有些栓剂还可通过直肠吸收起全身治疗作用，并且直肠给药时药物不经肝肠循环，避免了药物的首过效应，同时也可避免药物对脏腑的毒副作用。其形状与大小因施用腔道不同而异。

3. 分类　通常所说的栓剂，一般是指肛门栓，此外，尚有阴道栓、尿道栓、耳用栓等。

4. 制备　栓剂的制法有三种，即热熔法、冷压法和搓捏法，可按基质的不同而选择。脂肪性基质可采用三种方法中的任何一种，而水溶性基质多采用热熔法。

（1）热熔法：此法应用最多，将计算量的基质在水浴上加热熔化（勿使温度过高），然后将药物粉末与等重已熔融的基质研磨混合均匀，然后将剩余已熔融的基质加入混匀，倾入涂有润滑剂的栓模中至稍有溢出模口为度，冷却，待完全凝固后，用刀削去溢出部分。开启模具，将栓剂推出，包装即得。

（2）冷压法：冷压法主要用于脂肪性基质制备栓剂。其方法是先将基质磨碎或锉末，再与主药混合均匀，装入压栓机中，在配有栓剂模型的圆筒内，通过水压机或手动螺旋活塞挤压成型。冷压法避免了加热对主药或基质稳定性的影响，但生产效率不高，成品往往夹带空气对基质和主药起氧化作用。现生产上很少采用此法。

（3）搓捏法：通常取药物的细粉置乳钵中加入约等量的基质锉末研匀后，缓缓加入剩余的基质制成均匀的可塑性软材，必要时可加适量的植物油或羊毛脂以用增加可塑性。再置磁板上，隔纸搓揉，轻轻加压转动滚成圆柱体。然后按需要量分割若干等份，搓捏而成适宜的形状。此法适用于小量临时制备。

（七）软膏剂

1. 概念　软膏剂是指药物或药材细粉、药材提取物与适宜的基质混合制成的半固体外用制剂。软膏剂常用的基质可分为油脂性基质、乳剂型基质和水溶性基质，其中乳剂型基质制成的软膏亦称乳膏剂。

2. 特点　软膏剂多用于慢性皮肤病，对皮肤、黏膜起保护、润滑和局部治疗作用，急性损伤的皮肤不能使用软膏剂。软膏剂中的药物通过透皮吸收，也可产生全身治疗作用。

3. 分类　按分散系统可分为溶液型、混悬型和乳剂型；按药物作用的深度，可分为局限在皮肤表面作用、透过表皮在皮肤内发挥作用以及穿透真皮而吸收入体循环，发挥全身作用的软膏剂。

4. 制备　软膏剂的制备方法有研和法、熔合法和乳化法，可根据药物和基质的性质、制备量及设备条件选用。

（1）研和法：基质为油脂性半固体，可与药物直接研匀。研和法适用于药物不宜加热者、药物具有难溶性或不溶性者及少量制备者。一般在常温下将药物细粉用等量基质研匀或用适宜液体研磨成细糊状，再递加其余基质研匀。少量制备时用软膏刀在陶瓷或玻璃软膏板上将药物与基质研匀，也可以在乳钵中研匀。大量生产可用电动研钵。

（2）熔融法：基质为油脂性且熔点不同，常温下不能混合均匀者；主药可溶于基质或药材需要用植物油加热浸提时可用熔融法。制备时将熔点高的固体基质先加热熔化，再加入熔点低的基质熔合，然后分次加入药物，不断搅拌，直至冷凝。大量制备时可用电动搅拌机混合，通过齿轮泵循环数次混匀。不溶性固体药物细粉加入熔化的基质，应搅拌至冷凝，防止药物沉淀。

（3）乳化法：基质为乳剂型时用乳化法。将处方中的油溶性组分一起加热至80℃左右，另将水溶性组分溶于水中，加热至80℃左右，两相混合，搅拌至乳化完全并冷凝。

软膏中药物加入的方法：

1）不溶性药物或不经提取的药材，须用适宜方法制成最细粉（过6号筛）。制备时取药粉先与少量基质或液体成分如液体石蜡、甘油、植物油等研匀成糊状，再与其余基质混匀；或将药物细粉在不断搅拌下加到熔融的基质中，继续搅拌至冷凝。

2）可溶于基质的药物，用基质组分溶解。油溶性药物，一般溶于油相或用少量有机溶剂溶解，再与油脂性基质混合。水溶性药物，一般先用少量水溶解，以羊毛脂吸收，再与油脂性基质混匀，或直接溶于水相，再与水溶性基质混合。

3）中药煎煮液、流浸膏等可先浓缩至糖浆状，再与基质混合。固体浸膏可加少量溶剂使之软化或研成糊状，再与基质混匀。

4）共熔组分应先共熔，再与基质混合，如樟脑、薄荷脑、麝香草酚等共熔成分并存时，可先研磨至共熔后，再与冷至40℃左右的基质混匀。

5）挥发性、易升华的药物、遇热易结块的树脂类药物，应使基质降温至40℃左右，再与药物混合均匀。

（八）黑膏药

1. 概念　黑膏药是指药材、食用植物油与红丹炼制成膏料，滩涂于裱褙材料上制成的供皮肤贴敷的外用制剂。

2. 特点　黑膏药一般为黑褐色的坚韧固体，应乌黑光亮，油润细腻，老嫩适度，滩涂均匀，无红斑，无飞边缺口，加温后能粘贴于皮肤上且不易移动。用前须烘热，软化后贴于皮肤上，发挥局部或全身治疗作用。

3. 制备　黑膏药的制备过程包括提取药料、炼油、下丹成膏、去火毒、滩涂等工序。

（九）橡胶膏剂

1. 概念　橡胶膏剂是指药材提取物、药物与橡胶等基质混匀后，涂布于布上的一种外用制剂。

2. 特点　橡胶膏剂黏着力强，无需预热可直接贴用；不污染衣物，携带方便；有保护伤口及防止皲裂等作用。

3. 分类　橡胶膏剂有两种类型：不含药的如橡皮膏（胶布），含药的如伤湿止痛膏。

4. 制备　橡胶膏剂的制备过程包括提取药料、制备胶浆、涂布膏料、回收溶剂、切割加衬和包装等步骤。

（十）巴布剂

1. 概念　巴布剂是指药材提取物、药物与适宜的亲水性基质混匀后，涂布于裱褙材料上制得的外用剂型。巴布剂与橡胶膏剂、膏药均属硬膏剂，应用相似。

2. 特点　载药量大，尤其适合中药浸膏；与皮肤生物相容性好，透气，耐汗，无致敏、刺激性；药物释放性能好，能提高皮肤的水化作用，有利于药物的透皮吸收；使用方便，不污染衣物；反复贴敷，仍能保持原有黏性。

3. 制备　巴布剂的制备工艺因主药的性质、基质原料类型的不同而有差异。不同基质类型及其不同规格，基质与药物的比例，配制程序等均影响巴布剂的成型。因此，应根据基质与

药物性质,选择合理的制备工艺。一般工艺流程为:

$$基质和药物\rightarrow膏料\rightarrow涂布\rightarrow压合防黏层\rightarrow巴布膏剂$$

一般先将高分子物质胶溶,按一定顺序加入黏合剂等其他附加剂,制成均匀基质后,再与药物混匀,涂布,压合防黏层,分割,包装,即得。

(十一) 透皮贴剂

1. 概念 透皮贴剂是指药材提取物或化学药物与适宜的高分子材料制成的可粘贴在皮肤上、药物经皮肤吸收产生全身或局部治疗作用的薄片状制剂。主要由背衬层、药物贮库层、黏胶层以及防黏层组成。常用基质有乙烯-醋酸乙烯共聚物、硅橡胶和聚乙二醇等。

2. 特点 透皮贴剂为一些需长时期用药的疾病和慢性病提供了简单有效的给药方法,与常规制剂比较具有以下优点:延长作用时间,减少用药次数,维持恒定的血药浓度,减少胃肠道副作用;避免口服给药发生的肝脏首过作用及胃肠灭活;减少个体差异,提高药物疗效;用药方便,患者可随时撤销或中断治疗。

贴剂虽有许多优点,但由于皮肤的屏障性能,在应用上有一定的局限性。大多数药物透过皮肤屏障的速度都很小,且不能达到有效的治疗浓度。因此,贴剂适合于药理作用强及剂量小、分子量低于 1 000、在水和油中有适宜溶解度的药物。对皮肤有刺激性、过敏性的药物不宜制成贴剂。

3. 分类 按照透皮贴剂的结构主要分为膜控释型、黏胶分散型、骨架扩散型、微储库型。

4. 制备 透皮贴剂的制备复杂,工艺要求高,不同类型贴剂的生产工艺各不相同。但制备共有的技术包括:膜材的加工采用挤出法、压延法,膜材的改性采用溶蚀法、拉伸法、核辐射法,膜材的复合与成型采用涂布和干燥以及复合法。

(十二) 中药合剂和口服液剂

1. 概念 中药合剂是指药材用水或其他溶剂,采用适宜的方法提取,经浓缩制成的内服液体制剂。单剂量包装者又称"口服液"。

2. 特点 中药合剂与口服液是在汤剂的基础上改进和发展起来的中药剂型。其特点是:能综合浸出药材中的多种有效成分,保证制剂的综合疗效;吸收快,奏效迅速;经浓缩工艺,服用量减少,且可加入矫味剂,口感好,易为患者接受;成品中多加入适宜的防腐剂,并经灭菌处理,密封包装,质量稳定;若单剂量包装,则携带、保存和服用更方便、准确。但中药合剂不能随证加减,制作过程中常用乙醇等精制处理,必要时成品中亦可含有适量的乙醇,故不能替代汤剂。

3. 制备 中药制剂的制备工艺源于汤剂,但又不完全与汤剂相同。一般制备工艺流程为:浸提→净化→浓缩→分装→灭菌→成品。

(1) 浸提:将药材洗净,适当加工成片、段或粗粉,生产中常用多功能提取罐制备,煎煮时间每次为 1～2 h,通常煎 2～3 次,过滤,合并滤液备用。

(2) 净化:为防止中药合剂和口服液贮存过程中产生大量沉淀,须进行澄清与滤过等工艺过程。

(3) 浓缩:提取液浓缩程度,以每日服用量在 30～60 ml 为宜。经过醇沉净化处理的合剂和口服液,应回收乙醇后再浓缩,每日服用量在 20～40 ml。汤剂处方制成中药合剂或口服液,其浓缩液的计算方法,原则上为汤剂一日量制成的合剂或口服液量在一日内用完。

（4）分装：合剂和口服液在分装前，药液中加入一定量的矫味剂、防腐剂等附加剂，搅匀后滤过，灌装于无菌洁净干燥的容器中，密封。

（5）灭菌：中药合剂和口服液一般采用沸煮灭菌法或流通蒸汽灭菌法或热压灭菌法。

（十三）糖浆剂

1. 概念　糖浆剂是指含有药物或芳香物质的浓蔗糖水溶液。中药糖浆剂一般含糖量应不低于45%（g/ml）。单纯的蔗糖的近饱和水溶液称为单糖浆，或简称为糖浆，其浓度为85%（g/ml）或64.7%（g/g），不含任何药物，除供制备含药糖浆外，一般供矫味及作为不溶性成分的助悬剂、片剂、丸剂等的黏合剂应用。

2. 特点　糖浆剂中的糖和芳香剂主要用于矫味，能掩盖某些药物的苦、咸等不适感受，改善口感，故糖浆剂深受儿童欢迎。

中药糖浆剂因含糖等营养成分，在制备和贮藏过程中极易被微生物污染，导致糖浆霉败变质。为防止霉败现象的发生，生产中除采取防止污染措施外，常加入适宜的防腐剂以阻止或延缓微生物的繁殖。糖浆剂应在洁净避菌的环境中配制，及时灌装于灭菌的洁净干燥容器中，并在25℃以下避光贮存。

3. 制备　中药糖浆剂的制备工艺流程为：

浸提→净化→浓缩→配制→滤过→分装→成品

中药糖浆剂的配制方法根据药物性状的不同，一般有三种：

（1）热溶法：将蔗糖水加入沸蒸馏水或中药浸提浓缩液中，加热使溶解，再加入可溶性药物，混合溶解后，滤过，从滤器上加适量的蒸馏水至规定容量即得。

此法可以滤除蔗糖中少量因加热而凝固的蛋白质，同时可杀灭微生物，使糖浆利于保存。但加热时间不宜太长（一般沸后数分钟），温度不宜超过100℃，否则转化糖的含量过高，制品的颜色容易变深。此法适用于单糖浆、不含挥发性成分的糖浆、受热较稳定的药物糖浆和有色糖浆的制备。

（2）冷溶法：在室温下将蔗糖溶解于蒸馏水或含药物的溶液中，待完全溶解后，滤过，即得。

此法的优点是制得的糖浆颜色较浅或呈无色，转化糖较少。此法也适用于单糖浆和不宜用热熔法制备的糖浆剂，如含挥发油或挥发性药物的糖浆。

（3）混合法：系将药物与单糖浆直接混合制得。制备时须根据药物状态和性质的差异采用不同的混合方式。

中药糖浆剂一般是从药材开始制备，经浸提、净化、浓缩至适宜浓度，采用上述适宜的配制方法，加入糖或单糖浆、防腐剂、矫味剂等混匀，加水至全量，静置24 h后，滤过，即得。

（十四）流浸膏与浸膏剂

1. 概念　流浸膏剂是指药材用适宜的溶剂提取有效成分，蒸去部分溶剂，调整浓度至规定标准的制剂。一般每1 ml相当于原药材1 g。浸膏剂是指药材用适宜的溶剂提取、浓缩调整浓度至规定标准的制剂，一般每1 g相当于原材料2～5 g。

2. 特点　与原药材相比，提高了有效成分的浓度，减少了用量，便于服用。

3. 分类　流浸膏剂大多以不同浓度的乙醇为溶剂，少数以水为溶剂。浸膏剂根据干燥程度不同分为稠浸膏与干浸膏。流浸膏剂和浸膏剂一般多用作配制或制备其他制剂的中间体。

4. 制备　流浸膏剂大多用渗漉法制备，浸膏剂常用煎煮法或渗漉法制备。

（十五）药酒与酊剂

1. 概念　药酒又名酒剂,是指药材用蒸馏酒浸提制得的澄清液体剂型。酊剂是指药品用规定浓度的乙醇浸出或溶解而制得的澄清液体剂型,亦可用流浸膏稀释制成。

2. 特点　酒甘辛大热,能散寒、通血脉、行药势,含微量酯类、醛类、酸类等成分,是一种较好的提取溶剂,可溶解药材中的多种成分,因此药酒适用于治疗风寒湿痹,但孕妇、心脏病及高血压患者、儿童不宜服用。酊剂以乙醇为溶剂,含药量较高,服用剂量小,易于保存。但因乙醇本身具有一定药理作用,故其应用受到一定限制。

3. 制备　药酒可用浸渍法、渗漉法或回流法等提取方法制备,所用蒸馏酒的浓度和用量、浸渍温度和时间、渗漉速度以及成品含醇量等,均因品种而定。

（1）冷浸法:将药材加工炮制后,置适宜容器中,加规定量白酒,密闭浸渍,每日搅拌1～2次,一周后,每周搅拌1次;共浸渍30日,取上清液,压榨药渣,榨出液与上清液合并,加适量糖或蜂蜜,搅拌溶解,密封,静置至少14日以上,滤清,灌装即得。

（2）热浸法:系将药材切碎或粉碎后,置于有盖容器中,加入处方规定量的白酒,用水浴或蒸汽加热,待酒微沸后,立即取下,倾入另一有盖容器中浸泡30日以上,每日搅拌1～2次,滤过,压榨药渣,榨出液与滤液合并,加入糖或炼蜜,搅拌溶解,静置数日,滤过,即得。

（3）渗漉法:以白酒为溶剂,用渗漉器渗漉后,收集渗漉液。若处方中需加糖或炼蜜矫味者,可加至渗漉完毕后的药液中,搅拌密闭,静置适当时间,滤过,即得。

（4）回流热浸法:以白酒为溶剂,回流热浸,连续操作多次,至白酒无色。合并回流液,加入蔗糖或炼蜜,搅拌溶解后,密闭静置一定时间,滤过,分装,即得。

（5）溶解法:将处方中药物直接加入规定浓度的乙醇溶解至需要量,即得。此法适用于化学药物及中药有效部位或提纯品酊剂的制备。

（6）稀释法:以药物的流浸膏或浸膏为原料,加入规定浓度的乙醇稀释至需要量,混合后,静置至澄清,取上清液,残渣滤过,合并上清液及滤液,即得。

（十六）注射剂

1. 概念　注射剂指药物制成的供注入体内的灭菌溶液、乳浊液和混悬液,以及供临用前配成溶液或混悬液的无菌粉末或浓缩液。

2. 特点　药效迅速,作用可靠;适用于不宜口服给药的药物和不能口服给药的患者;可使某些药物发挥定位、定向的局部作用。但是,中药注射剂也有给药不方便、注射时疼痛、质量要求高及制造过程比较复杂等缺点。近年来,中药注射剂得到了快速发展,但其临床不良反应问题也日益突出,得到越来越多的关注。

注射剂对质量有严格的要求:无菌;无热原;澄明度;注射剂的 pH 要求与血液接近,一般应控制在4～9;要求有一定的渗透压,特别是供静脉注射、脊椎腔注射的注射液,其渗透压应当与血浆渗透压相等或接近;另外在安全性、稳定性等方面都有严格而具体的规定。

3. 制备

（1）一般工艺流程:注射剂的生产过程包括原辅料的准备与处理、配制、灌封、灭菌、质量检查和包装等步骤。制备不同类型的注射剂,其具体操作方法和生产条件有一定区别,但一般工艺流程如下。

中药提取物＋注射用溶剂→配液→过滤→灌封→熔封→灭菌→质量检查→印字包装→成品

（2）分离提取：为得到比较纯净的中药提取物，需要对中药材进行提取、分离、精制，常采用水提醇沉、醇沉水提、蒸馏、萃取、酸碱沉淀、透析、大孔吸附树脂处理、超滤等多种方法相结合，以最大程度提取有效组分、除掉杂质。

（3）杂质去除：影响中药注射剂质量的重要因素之一是所含其中的鞣质，常用明胶沉淀、醇溶液调节 pH、聚酰胺吸附等方法去除。

（4）灭菌：中药注射剂常采用湿热灭菌等方法进行灭菌。

目前，中药注射剂的制备更加注重提取分离方法的改进，以中药有效单体成分或有效部位为原料，提高注射剂中有效成分的含量，同时广泛使用新技术来保证疗效和质量。

（十七）气雾剂

1. 概念　气雾剂是指药材提取物或药物细粉与适宜的抛射剂装在具有特制阀门系统的耐压严封容器中，使用时借助抛射剂产生的压力将药物从容器中喷出的剂型。

2. 特点　药物可直达吸收或作用部位，奏效迅速；药物严封于密闭容器，避免与外界接触，不易被微生物污染，提高了药物的稳定性；使用方便，用药剂量较准确；喷雾给药可减少局部涂药的疼痛与感染，同时避免了肠胃道给药的副作用。

但是，气雾剂的包装需耐压容器和阀门系统，制备需冷却和罐装的特殊机器设备，生产成本较高；而且作为抛射剂的氟氯烷烃类化合物的使用，对环境有一定的破坏作用。

3. 分类　可将气雾剂分为溶液型、混悬型和乳剂型。气雾剂可经呼吸道、腔道黏膜或皮肤等发挥局部或全身作用。

4. 制备　气雾剂的制备工艺流程如下。

容器、阀门系统的处理与装配→中药的提取、配制与分装→填充抛射剂→质量检查→包装→成品

（1）容器和阀门的处理与装配

1）玻璃瓶搪塑：将洗净烘干并预热的至 120～130℃的玻璃瓶浸入搪塑液中，使瓶颈以下黏附一层浆液，倒置，于 150～170℃烘干，备用。

2）阀门系统：橡胶制品、塑料及尼龙零件可用 95% 乙醇浸泡，干燥备用。将定量杯与橡胶垫圈套合，阀门杆装上弹簧，与橡胶垫圈及封帽等按阀门结构组合配装。

（2）药物的配制与分装：先选用适当的溶剂和方法提取中药有效成分和有效部位，并按照溶剂型、混悬型、乳剂型气雾剂的不同要求，选择适宜的附加剂。

1）溶剂型气雾剂：将中药提取物与附加剂溶解于溶剂中，必要时可加入适量潜溶剂。

2）混悬型气雾剂：将粉碎至 5 μm 或 10 μm 以下的药物微粒和附加剂在胶体磨中充分混匀研细，制成稳定的混悬液。

3）乳剂型气雾剂：按一般制备乳剂的方法制备。

（3）抛射剂的充填

1）压灌法：将已罐装药液轧紧封帽铝盖的气雾剂容器，抽去内部空气，然后以压缩空气为动力源充填抛射剂。压灌法设备简单，在室温下操作，抛射剂损耗较少。

2）冷灌法：先制备药液，再将冷却的药液灌入容器后随即加入已冷却的抛射剂；也可将药液灌入容器后随即加入已冷却的抛射剂；也可将药液和抛射剂同时灌入。灌入之后，立即装阀并轧紧。全部操作过程均在低温下进行。冷灌法需动用制冷设备及低温操作，抛射剂损耗较

多。含水产品不宜采用此法充填抛射剂。

（十八）气压剂

1. 概念

（1）喷雾剂是指不含抛射剂,借助手动泵的压力将内容物以雾状等形态喷出的制剂。抛射药液的动力是压缩在容器内的气体,但并未液化。当阀门打开时,压缩气体膨胀将药液压出。药液本身不汽化,压出的药液呈细滴或较大液滴。

（2）雾化剂是由雾化器及雾化吸入用溶液组成的药剂。常用的雾化装置以超声雾化专置为多,产生的雾滴较细,与病变部位接触后发挥疗效。

2. 特点　与气雾剂相比,喷雾剂具有以下特点：不含抛射剂,对大气无污染;气压剂采用 CO_2、N_2 等惰性气体为动力,增加了药物的相容性、稳定性,减少了副作用和稳定性;简化了处方与生产设备,降低了成本,提高了生产安全性。

3. 分类　气压剂按内容物组成分为溶液型、乳剂型、混悬型或凝胶型。按给药途径分为呼吸道吸入、皮肤或黏膜给药等。

4. 制备　气压剂的制备包括药材的提取、压缩气体的选择、附加剂的使用、容器与阀门系统的选择以及药液的配制与分装。

（十九）其他制剂

中药制剂的剂型丰富,还有丹药、膜剂、露剂、茶剂等,其制备方法可参考相关书籍和文献。

第五章
中成药的分类管理

药品实行处方药与非处方药分类管理已成为国际通用的药品管理模式。迄今为止,欧美发达国家和地区已经建立了比较成熟的处方药和非处方药的分类管理制度。为保障人民用药安全有效和使用方便,我国《处方药与非处方药分类管理办法(试行)》于 1999 年 6 月 1 日经国家药品监督管理局审议通过,同年 6 月 18 日公布,并自 2000 年 1 月 1 日起正式施行。对药品的审批、广告、分发标示物、销售等施行处方药与非处方药分类管理的办法。根据药品品种、规格、适应证、剂量和给药途径的不同,对药品分别按处方药与非处方药进行管理。

国家药品监督管理局负责处方药与非处方药分类管理方法的制定及负责非处方药目录的遴选、审批、发布和调整工作,各级药品监督管理部门负责辖区内处方药与非处方药分类管理的组织实施和监督管理。

第一节　处方药与非处方药的基本概念及特点

一、非处方药的基本概念与特点

非处方药(non-prescribed drugs)是指经国家药品监督管理局批准,不需要凭执业医师或执业助理医师处方,即可自行判断、购买和使用的药品,又称为柜台发售药品(over the counter drugs,简称 OTC)。这类药品具有安全、有效、价廉、使用方便的共性。有关药品的主要信息都记录在说明书或标签上,消费者可依据自我掌握的医药知识,按照标签上的说明就可以安全使用。

非处方药不需医师处方,消费者可自行在药店或商店购买;缓解轻度不适、治疗轻微的病症或慢性疾病疗效确切;有效成分稳定,无毒,无药物依赖性,不良反应小而少,安全性高且使用方便;质量稳定,有助于增进人民健康;说明书、标签简明易懂,可指导合理用药,药品包装规范化等。

非处方药具有法律属性,只有国家批准和公布的列入"非处方药目录"中的药品才是非处方药,我们国家的非处方药分为化学药和中成药两部分。

二、处方药的基本概念与特点

处方药(prescribed drugs,简称 Rx)是指为了保证用药安全,由国家卫生行政部门规定或审定的,必须凭执业医师或执业助理医师或其他有处方权的医疗专业人员处方才可调配、购买,并在医师、药师或其他医疗专业人员监督或指导下方可使用的药品。

处方药一般专用性强或副作用大,大多属于具有以下特点的药品:上市的新药,对其活性或副作用还要作进一步观察;可产生依赖性的某些药物,例如某些镇痛药及催眠安定药物等;

药物本身毒性较大,例如抗癌药物等;用于治疗某些疾病所需的特殊药品,如心脑血管疾病的药物,须经医师确诊后开出处方并在医师指导下使用。

国家食品药品监督管理总局《关于做好处方药与非处方药分类管理实施工作的通知》指出:"注射剂、医疗用毒性药品、二类精神药品(在全国范围内药品零售企业不得经营的药品以外)、其他按兴奋剂管理的药品、精神障碍治疗药(抗精神病、抗焦虑、抗躁狂、抗抑郁药)、抗病毒药(逆转录酶抑制剂和蛋白酶抑制剂)、肿瘤治疗药、含麻醉药品的复方口服溶液和曲马多制剂、未列入非处方药目录的抗菌药和激素,以及我局公布的其他必须凭处方销售的药品,在全国范围内做到凭处方销售。"我国规定:"处方药只准在专业性医药报刊进行广告宣传。"不准在大众传播媒介进行广告宣传。

处方药和非处方药不是药品本质的属性,而是管理上的界定。无论是处方药,还是非处方药,都是经过国家食品药品监督管理部门批准的,其安全性和有效性是有保障的。虽然非处方药安全性相对来说高一些,但并非绝对"保险药"。

第二节 中药非处方药的遴选原则、临床分类及使用注意事项

一、中药非处方药的遴选原则

药物遴选是建立非处方药制度的基础和关键,国家食品药品监督管理总局在"慎重从严、结合国情、中西药并重、突出特色"的思想指导下,组织相关的中医药专家,对市场上中药成方制剂进行综合评价,确定了非处方药"应用安全、疗效确切、质量稳定、使用方便"的遴选原则,具体内容如下。

1. 应用安全 中药非处方药的第一遴选原则是"应用安全",由中成药的以下特点和因素决定的。

(1)根据古今资料和临床长期使用证明其安全性大。

(2)处方中无十八反、十九畏、不含毒性药物,重金属限量不超过国内或国际公认标准。

(3)按使用说明书规定的用法与剂量用药时,无明显不良反应,或虽有反应也多为一过性,停药后可自行消失。

(4)用药前后不需要做特殊检查、诊断。

(5)不易引起依赖性,无"三致"(致癌、致畸、致突变)作用,无潜在毒性,不易蓄积中毒。

(6)处方中不含有麻醉、作用峻烈及可致严重不良反应的药物。

2. 疗效确切 非处方药多属于维持和增进健康,缓解轻度不适,或治疗轻微病症的药品,"疗效确切"是这类药品的又一遴选原则。

(1)处方合理,功能主治明确。

(2)治疗期间不需要经常调整剂量。

(3)使用者易根据自己症状进行选择,经常使用不会引起疗效降低或耐药性。

3. 质量稳定 非处方药的"质量稳定"的遴选原则,是使用非处方药进行自我药疗,保证用药安全有效的前提和保障。

(1)质量可控,有完善的质量标准。包装严密,有效期限及生产批号明确。

(2)制剂稳定,在有效期限内,于一般贮藏条件下不会出现变质或影响疗效。

4. 使用方便　非处方药是消费者依据自我掌握的医药知识,不需医师或其他医务人员的指导,直接从药房或药店柜台甚至超市购买并使用的,故"使用方便"也是非处方药的重要遴选原则之一,非处方药每个销售基本单元包装必须附有标签和说明书,说明书用语应当科学、易懂,便于消费者自行选择和使用。

(1) 外包装明确标出贮藏条件、有效期限、生产批号和生产厂家。

(2) 包装内有详细且通俗易懂的药品说明书,内容包括药品名称、药物组成、功能主治、用法用量、禁忌证、注意事项、不良反应及采取的预防处理措施、贮藏条件、生产日期、生产厂家等。

(3) 对成人、儿童等不同使用者,说明每日总剂量和每次分剂量,说明的文字应使患者易于掌握。

(4) 明确标示药物禁忌、饮食忌宜、妊娠禁忌等。

二、中药非处方药的临床应用分类

非处方药分为甲、乙两类,乙类是更安全。非处方药有其专有标识,为椭圆形背景下的OTC英文字母,甲类非处方药专有标识为红色,乙类非处方药为绿色。

1999 年 6 月,国家药品监督管理局公布了第一批国家非处方药目录,其中西药为 165 种,中成药 160 个品种(每个品种含有不同剂型),遴选范围为《中国药典》1995 版一部及《部颁药品标准》中药成方制剂。凡处方中含有卫生部公布的毒剧药、麻醉药及妊娠禁忌药材的品种,安全性较差,治疗大病、重病的品种和上市不久的新药,均作为遴选时排除的品种。中药非处方药根据临床应用分类可归为 7 个科:内科、外科、骨伤科、妇科、儿科、皮肤科和五官科。

2001 年 5 月,国家药品监督管理局在第一批国家非处方药中确定其中西药 88 个,中成药 106 个,共 194 个药品为乙类非处方药。同时,国家药品监督管理局公布了第二批国家非处方药目录,其中化学药品制剂为 7 类 205 个(甲类 136 个,乙类 69 个);中成药制剂 7 科 1 330 个(甲类 978 个,乙类 352 个)。

2002 年 9 月以后,国家药品监督管理局陆续又公布了第三批、第四批、第五批和第六批国家非处方药目录。第三批目录中化学制剂 97 个(甲类 67 个,乙类 30 个),中成药制剂 518 个(甲类 396 个,乙类 122 个)。第四批目录中化学制剂 158 个(甲类 83 个,乙类 75 个),中成药制剂 635 个(甲类 469 个,乙类 166 个)。第五批目录中化学制剂 108 个(甲类 56 个,乙类 52 个),中成药制剂 421 个(甲类 338 个,乙类 83 个)。第六批目录中化学制剂 84 个(甲类 58 个,乙类 26 个),中成药制剂 161 个(甲类 153 个,乙类 8 个)。

非处方药制定实施后并非一成不变的,每隔若干年还要进行再评价,定期对非处方药目录进行更新。随着中医药事业的发展,新的中药制剂大量上市,对每一种非处方药的认识也在不断深入,对已批准为非处方药的品种开展监测和评价工作,对存在安全隐患或不适宜按非处方药管理的品种及时转换为处方药,按处方药管理;把性能更优良,更安全有效的非处方药增补进去,优胜劣汰,确保非处方药的有效性和安全性。因此,非处方药目录变化是值得密切关注的。

三、使用非处方药注意事项

非处方药与处方药,都是经过国家药品监督管理部门批准的药品,只不过非处方药主要是用于治疗各种消费者容易自我诊断、自我治疗的常见轻微疾病。因此,非处方药同样具有药品的各种属性,虽然其安全性相对来说高一些,但并非绝对"保险药",消费者也应注意正确使用非处方药。

1. 正确自我判断、选用药品　消费者对自己的症状应作正确的自我判断,查看非处方药品手册中有关的介绍,或在购买前咨询执业医师、执业药师,正确选择适宜自己的药品。如糖尿病患者不宜选用含蔗糖的制剂。缺乏医药知识者,可在执业医师或执业药师指导下选用药品。

2. 查看外包装　非处方药品包装盒上应有专有 OTC 标识,并写明药名、适应证、批准文号、注册商标,生产厂家等内容。消费者应查看外包装上述内容,不用无批准文号、无注册商标,无生产厂家的"三无"产品。

3. 详细阅读药品说明书　药品说明书是指导用药的最重要、最权威的信息资料,药品的主要信息都记录在此,要严格按照药品说明书的要求,并结合患者的病情、性别、年龄等,掌握合适的用法、用量和疗程。对所列的禁忌证,消费者应高度重视,审慎行事,或向执业医师或执业药师咨询。

4. 严格按规定用药　消费者应严格按药品说明书规定的用药剂量、服用方法、给药途径和服药疗程进行用药,不可超量或过久服用,使用非处方药进行自我药疗一段时间(一般 3 日)后,如症状未见减轻或缓解,应及时到医院诊断治疗,以免贻误病情。

5. 防止滥用　不要把非处方药当作保健品应用,不可无病用药,也不可在疾病痊愈后仍不停止用药。

6. 妥善储存与保管　消费者在储存非处方药品时,应注意温度、湿度、光线对药品的影响,经常检查药品的有效期。切勿放于小儿可触及之处,避免小儿误服而发生不良后果。

第六章
中成药的应用

由于中成药疗效确切,携带和使用方便,因而在临床上有着广泛的应用。但是如果对中成药缺乏全面了解,尤其是不遵循中医辨证论治的中医治疗原则,不了解中成药的药性、中成药的用药禁忌、中成药之间的联合用药禁忌、中成药和西药联合用药禁忌,就会导致中成药的疗效降低、无效,甚至会发生严重不良反应。为了安全、合理、有效地使用中成药,必须要遵循中成药的合理应用的原则、方法和禁忌,避免中成药不良反应的发生。

第一节　中成药合理应用的基本原则

中成药的合理应用是指在中医理论指导下,在辨证论治和充分掌握所用成药药性的基础上,安全、有效、简便、经济地使用中成药,最大限度达到减毒增效的目的,防止或减轻不良反应,充分利用医药资源,避免不应有的浪费。临床合理应用中成药中,主要应遵循以下原则:

一、辨证和辨病相结合的病证结合应用原则

疾病的发生是由于各种因素作用下所产生的病理结果,概而言之,就是正邪两方面相互作用的结果。"证"是疾病发展过程中某一阶段病理本质的概括,包括对疾病的原因、性质、病位、病势等多个方面的综合性描述。在临床上根据中医的八纲辨证、气血津液辨证、脏腑辨证、经络辨证、六经辨证、卫气营血辨证和三焦辨证等辨别疾病的证候,以证选方来治疗疾病。从这个角度看,疾病是证的载体,证是疾病的病理本质,只有准确地辨证,才有准确的立法和选方。因此,辨证和辨病相结合是在中医理论指导下合理使用中成药优先考虑的原则。

由于不同的患者之间体质各不相同,导致同一类疾病的临床症状也千差万别,在西医学看来是同一种疾病,而在中医看来其中医证候却不相同。例如,同样感受风寒之邪的感冒患者,体质较好的年轻人和体质较差的老年人所表现出的临床表现就完全不同,所以其证候也完全不一样,不能都用九味羌活颗粒来治疗。所以,在临床使用中成药时,不但要辨别疾病,还有辨别患者的体质差异而引发的证的差异,只有这样,同病异治才能取得满意的疗效。

在临床上,我们不但要明确西医学的疾病诊断,同时也要明确具体疾病的中医证候,贯彻辨证与辨病相结合的基本原则,方能达到良好的治疗效果。

二、异病同治的引申使用原则

中成药的引申使用是指将特定用于某种疾病治疗的中成药,根据临床辨证,用于另外一种疾病的治疗,是中医异病同治的具体体现。

在临床实践中,我们往往把某些治疗特定疾病的中成药用于治疗其他疾病,如治疗痔疮的马应龙麝香痔疮膏用于治疗褥疮和湿疹;益母草膏用于治疗冠心病;白敬宇眼药用于治疗痈疡、肛裂,这实际上是贯彻了中医异病同治的治疗原则,换而言之,异病同治实质上是因为不同疾病有相同的证。

中成药的引申使用体现了中医治疗疾病的灵活性,但是这种灵活使用中成药是建立在准确辨证和识证的基础上的。中成药的引申使用扩大了药物的主治范围、丰富了中医异病同治的治疗学理论,提高了中成药的经济和社会效益。

三、安全有效为前提的配伍应用原则

中成药的配伍应用是指临床上根据病情的需要,将一种中成药与其他中药(中成药、汤药等)或西药联合在一起使用,是一种联合用药。

中成药的组成固定,有特定的适应证,所以相对于汤剂等中药剂型而言,难以适应临床上疾病复杂性的特点。如临床上可以见到有慢性病合并外感病的患者,在治疗时选用一种中成药难以照顾全面,可以选用两种中成药配伍使用,或者一种中成药配合汤剂等中药剂型,甚至是配伍西药进行疾病的治疗。通过联合配伍用药,适应复杂病情的需要,从而能够取得良好的临床疗效。

(一) 中成药与汤剂的配伍

汤剂是临证组方,可以根据病情随时调整用药。因此,我们在临床上也常常将中成药与汤剂配合在一起,取中成药专攻疾病的某一方面,以汤剂照顾疾病的其他方面。如对于胃炎又有胆囊炎的患者,可以选用胆宁片治疗胆囊炎,而用汤剂治疗胃炎。再如对于高脂血症又有冠心病心绞痛的患者,可以用复方丹参滴丸缓解心绞痛,用汤剂治疗高脂血症。

(二) 中成药间的配伍

中成药间的相互配伍是指选择两种以上中成药配合使用以适应复杂病情的需要,提高临床疗效。中成药之间的配伍归纳起来有以下几种形式。

1. 功能相近的中成药配合使用　如胃热牙痛、口臭、咽痛,可用牛黄解毒片配伍黄连清胃丸治疗;慢性肝炎合并胆囊炎可选用逍遥丸合消炎利胆片治疗;治疗五更泄泻可用四神丸配伍理中丸等。功能相近的中成药配伍相须为用,相互促进,增加药力,提高疗效。

2. 功能不同的中成药配合使用　如外感风寒、咳嗽较重者,可用九味羌活颗粒配伍通宣理肺丸;外感风热表证和咳嗽均重,可用银翘解毒片配伍川贝枇杷糖浆或蛇胆川贝液;外感暑湿,内有食积较重者,可用藿香正气口服液配伍保和丸。功效不同的中成药相互配伍,在功效上相互补充、相互促进,更适合临床上疾病复杂性的特点,对于难于接受汤剂治疗的患者尤为适宜。

同时,中成药间的配伍使用应注意配伍禁忌。如治疗风寒湿痹的中成药与止咳化痰的中成药联用,在治疗风寒湿痹证的中成药中分别含有附子、川乌,而止咳化痰的中成药多含有川贝母、半夏、瓜蒌。而附子、川乌与川贝母、半夏、瓜蒌当属"十八反",为配伍禁忌,如果以上两类药联用均属犯禁之列。

3. 中成药与药引的配合使用　药引是引经作用或协同作用的次要药,虽不起主要治疗作用,但其协同作用或引经作用可增强中成药的疗效。常用引药有以下几种。

生姜:功能发散风寒,温胃止呕。可配合治疗感冒风寒、胃寒呕吐的中成药使用。

芦根:功能清热、生津、止呕,可配合治疗外感风热表证、胃热呕吐或者痘疹初起的中成药

使用。

黄酒（白酒）：功能散寒、通经、活血。可配合治疗风寒湿痹证、跌打损伤、寒凝经闭、痛经或疝气的中成药使用。酒的用量需要根据患者的性别、年龄、体质和饮酒量而定。

食盐：可引药入肾。可配伍补肾、涩精和治疗疝气的中成药的使用。

米汤：功能益胃生津。可配合治疗胃肠疾病而且苦寒较重的中成药使用。

红糖：功能补中、散寒、活血。可配合治疗妇女血虚和血寒所致的月经不调、经闭及痛经的中成药使用。

葱白：功能通阳、解表、散寒。可配合治疗外感风寒的中成药使用。

（三）中成药与西药的配伍

早在清末民初，中西医汇通学派的先驱张锡纯就将西药按照中药的药性理论与中药配合使用。实践证明，中药与西药的合理配合使用，可收到比单纯使用西药或中药更好的临床效果。但是，临床上中成药与西药的配合使用，应注意避免下列问题的发生。

1. 形成难溶性物质　含丹参成分的中成药如丹参片等，不能与西药胃舒平（复方氢氧化铝片）同服，因为丹参片中的主要成分是丹参酮和丹参酚，能与胃舒平中的氢氧化铝生成络合物，而不能被胃肠道吸收，使疗效降低；以大黄、地榆、石榴皮、虎杖等中药为主组成的中成药含有大量鞣质，与西药麻黄素、奎宁、洋地黄、硫酸亚铁、维生素 B_1 等同服，可产生沉淀，不利于吸收，不仅达不到治疗效果，反而会导致多发性神经炎、消化不良、食欲不振等症状。

2. 产生有毒化合物　如六神丸、安宫牛黄丸等含雄黄的中成药与含硫酸盐、硝酸盐的西药合用，会使雄黄中的硫化砷氧化而增加毒性；含汞的中成药如朱砂安神丸、人丹、八珍丹、七厘散、紫雪丹、冠心苏合丸、健脑丸等，与西药溴化钾、溴化钠、碘化钠、碘化钾等同用，会在肠道内合成刺激性较强的溴化汞或碘化汞，导致药源性肠炎。

3. 发生酸碱中和　酸性中成药如山楂丸、乌梅安胃丸、保和丸、五味子丸等，与碱性西药如碳酸氢钠（小苏打）、胃舒平（复方氢氧化铝）、氯茶碱等同服，发生酸碱中和，从而降低药效。

4. 发生拮抗作用　鹿茸具有糖皮质激素样作用，能升高血糖，故含有鹿茸的中成药如鹿茸精、鹿胎膏等与胰岛素、降糖灵（苯乙双胍）等降糖西药合用，会抵消降糖西药的降糖作用；含有大黄的中成药如四消丸、清宁片等与西药胰酶、胃蛋白酶、多酶片等同服，则可抑制酶类促进消化功能的作用。

5. 发生酶促反应使药效降低　含乙醇的中成药如冯了性风湿跌打药酒、史国公药酒等与苯巴比妥、安乃近、降糖灵（苯乙双胍）、胰岛素等西药合用，由于乙醇是药酶诱导剂，能增强肝脏药酶的活性，而使这些西药在体内的代谢加快，半衰期缩短，疗效降低。

6. 发生氧化还原反应　丹参注射液与维生素C针剂混合注射，可发生还原反应，从而可导致西药作用减退甚至消失；含碘成分的中成药如昆布丸等，与抗结核西药异烟肼同用，可发生氧化反应，使其失去抗结核杆菌的作用。

7. 增加毒性　以苦杏仁、桃仁、枇杷叶为主要成分（有呼吸中枢抑制作用）的中成药如橘红丸等与西药吗啡、杜冷丁（哌替啶）、磷酸可待因等麻醉、镇咳药同用，可增强抑制呼吸的毒性，导致呼吸衰竭；含有蟾酥的中成药如六神丸等，与奎尼丁、普鲁卡因胺等治疗心律失常的西药同用，可增加两药的毒性反应；麻黄碱与地高辛同用会加强地高辛对心脏的毒性，引起心律失常。

因此,中成药与西药的联合应用,首先要充分认识西药的成分和中药有效活性成分群之间的相互关系,否则会误导用药,降低疗效,甚至发生不良反应。

第二节 中成药的用法和用量

正确使用中成药是保证安全、有效的重要环节。中成药的使用直接与剂型相关,不同的剂型决定不同的应用方法,中成药的应用方法,按给药途径可分为经胃肠道给药(内服)和不经胃肠道给药(外用和注射)两大类。另外,用药剂量及用药时间对药效的发挥也有很大的影响,现分述如下。

一、使用方法

（一）内服

1. 直接口服 液体中成药如口服液、糖浆剂、露剂、药酒、膏滋等中成药可直接口服。药酒、膏滋等亦可加入少量温开水冲服。

2. 送服 俗称吞服,即将温开水或其他液体药引将中成药送服体内,如丸剂、散剂、片剂、胶囊剂等;体积较大的蜜丸可先嚼碎后饮水吞服。

3. 冲服 用温开水冲化、搅匀后饮服,如颗粒剂类、膏滋类及不习惯直接吞服散剂者,均可用此法,但是加水要适量。

4. 调服 吞咽困难的患者及小儿服用散剂、丸剂、片剂,可用糖水或乳剂将药调成糊状后服用。

5. 含化 将药物含于口中,缓缓溶解后咽下,如治疗咽喉、口腔疾病和暑病的草珊瑚含片、人丹等用此法。或含于舌下,可经过舌黏膜下的小血管迅速吸收,直接进入血液循环而发挥作用,如用于治疗胸痹的复方丹参滴丸等即用此法。

6. 烊化冲服 胶类可用开水或黄酒炖化后服用,黄酒有矫味、缓腻的作用。

7. 泡服 茶剂、袋泡剂用开水泡饮用。

（二）外用

1. 涂擦 将患处洗净后,将药物均匀地搽在病灶局部,外用软膏、油剂、水剂如京万红烫伤膏、癣药水、风湿油等用此法。

2. 撒布 将患处洗净后,将药物均匀地撒布其上,再用膏药或消毒纱布盖好固定。外用散剂、丹剂如红升丹、白降丹、生肌玉红散、云南白药等用此法。

3. 调敷 将外用散剂用水或其他液体辅料调成糊状敷布患处,垫油纸后用纱布固定。常用液体辅料有茶水、酒、醋、蜂蜜、花椒油、麻油、菜籽油等。用茶水、醋调敷的中成药如如意金黄散,有助于消肿解毒;白酒调敷九分散有助于活血止痛;花椒油调敷四圣散、青蛤散,有助于燥湿止痒;蜂蜜、麻油、菜油调敷药物,取其滋润不易变干。

4. 吹布 用红棉散吹耳治疗内耳流脓,用前须将消毒棉签搅洗干净;用锡类散、西瓜霜、冰硼散、双料喉风散吹布咽喉,治疗咽喉肿痛。此外,一些醒脑开窍的急救药,常用少许吹入鼻中,刺激取嚏,如行军散、通关散等。

5. 塞入 栓剂、外用片剂采取塞入阴道或肛门内治疗阴道炎、痔疮等,如蛇床子外用片、肛泰栓等。

6. 熨　如坎离砂加米醋拌匀,用棉垫或毛巾包好,待发热后熨患处。

7. 灸　将艾条点燃后熏烤患处。

8. 点眼　散剂用包装内所附的小玻璃棒蘸凉开水润湿,再沾眼药点眼角,如拨云散;锭剂直接用药蘸凉开水点眼角,或合眼留药片刻更宜,如瓜子眼药、八宝梅花散;软膏剂直接挤入眼内,如白敬宇眼膏。

（三）注射

中药注射剂有皮内、皮下、肌肉、静脉和穴位注射之分,一般由医护人员按照严格的操作步骤进行,以免出现医疗事故。

二、用药剂量

中成药的用药剂量是指每一种中成药一日服用的分量,也称中成药的用量。中成药的用量过小,药力不足;用量过大,则可能对人体造成损害。为了使中成药服用后发挥疗效,并且减少不良反应,应该按照规定用量服用。中成药的说明书已明确规定中成药的使用剂量,无论医生临床用药或患者自行购药都应按照说明书的规定剂量用药。但由于患者性别、年龄大小不同,临床病情、病势、病程、发病季节等有差别,因此医生可以根据临床治疗需要酌情增减用量,以安全有效为目的地进行运用。另外,因气血渐衰,对药物的耐受性较弱,老年人用量宜小于成人用量。小儿因脏腑娇嫩,形气未充,用量也要适当减少。一般 3 岁以内可服 1/4 的成人量,3~5 岁可服 1/3 的成人量,5~10 岁可服 1/2 的成人量,10 岁以上与成人量相差不大。

对含有毒性成分及作用猛烈、易伤正气的中成药需严格控制使用剂量。如含有砷、汞、铅及斑蝥、蟾酥、马钱子、乌头、巴豆等有毒成分的中成药,一定要严格控制使用剂量,中病即止,不可过服,且不可连续长期用药,以致引起过量或蓄积中毒。另外,作用猛烈,容易损伤正气的中成药如破血消癥的鳖甲煎丸,破气导滞的开胸顺气丸,峻下逐水的十枣散等,也要严格控制使用剂量。

三、用药时间

无特殊规定的一般口服中成药,一日分 2~3 次服用,早、晚或早、中、晚饭后 0.5~1 h 各服 1 次。危急重症使用中成药必须及时,为了保证药力持续发挥,可将所需药量酌情分次给予或多次频频使用。补益的中成药宜饭前服;镇静安神的中成药应在睡前 1~2 h 服用;截疟药应在发作前 3~5 h 给药;祛痰制酸的中成药宜饭前服;消食及对胃有刺激的中成药均宜饭后服。外用药一般没有特殊的用药时间规定。注射给药时间应根据病情、药物半衰期的长短由医生确定。

第三节　中成药的用药禁忌

一、用药禁忌的概念

药品使用的禁忌可分为禁用和慎用两大类。禁用是指某药品必须严格禁止使用于某些病症和患者；慎用系指在严密观察患者病候的情况下，某药品可以谨慎使用。

二、用药禁忌的分类

中成药的禁忌，可概括为以下五种情况。

1. 证候禁忌　证候禁忌指某些证候禁用代表一类治法的成药。外感表证忌用补益中成药（如外感表证咳嗽气喘者忌服七味都气丸等）；阴虚火旺证忌用温补药物（如阴虚火旺的月经量过多者不宜服用调经促孕丸等）。中成药应当在临床医生和药师指导下使用。辨证论治是指导中成药使用的首要原则，同一种病，证不同则药不同。因此，临床应用中成药要严格遵循证候禁忌。

2. 配伍禁忌　配伍禁忌是指两种或两种以上的药物配伍应用时导致药物减效、失效、毒性增加等。中医药在长期的医疗实践中已经形成了一套完整的配伍方法和禁忌，并为广大医务人员所遵循。但是，在实践中也发现一些不合理的中成药联用现象。如治疗风寒湿痹的中成药与止咳化痰的中成药联用，在治疗风寒湿痹证的大活络丹、天麻丸、附桂骨痛颗粒等中成药中分别含有附子、川乌，而止咳化痰的中成药川贝枇杷膏、橘红丸、通宣理肺丸等，则分别含有川贝母、半夏、瓜蒌皮，而附子、川乌与半夏、川贝母、瓜蒌皮当属"十八反"，为配伍禁忌。在临床应用中成药时，应严格遵循药物的配伍禁忌，注意不同的药物之间或功效近似的药物之间由联用所产生的正负两面效应，以便提高临床治疗效果。

3. 妊娠禁忌　某些中药具有伤及胎儿及堕胎作用，会导致孕妇流产或胎儿损害的严重后果。凡影响胎儿正常发育、导致孕妇发生不良反应的中成药，均属妊娠禁忌范畴。如活血化瘀类中成药的七厘散、小金丹、云南白药等，可使孕妇血液循环加快，具有刺激子宫、反射性引起子宫收缩的作用，导致胎儿宫内缺血缺氧，使胎儿发育不良、产生畸形，甚至引起流产或堕胎；清热解毒类六神丸，在怀孕早期服用可能引发胎儿畸形，怀孕后期服用易致儿童智力低下；消食导滞类如槟榔四消丸、清胃和中丸、九制大黄丸等有活血行气、攻下之功，容易导致流产等。

4. 饮食禁忌　中医对于患者服药期间的饮食禁忌特别重视，认为这是充分发挥药效的重要环节之一。如果患者在服药期间吃了一些不该吃的食物，就会减弱药物的作用。因此在服药期间，生冷、油腻及刺激性食品，均属于饮食禁忌的范畴。另外，也有一些特殊的饮食禁忌，如七十味珍珠丸禁食陈旧、酸性食物；复方皂矾丸忌茶水；服用含有人参的中成药不宜吃生萝卜等。

5. 特殊人群禁忌　老人或体虚者由于身体虚弱，应慎用行气、活血、通下、祛风等破泄之力较强的中成药，以免损伤正气。另外，由于老年人肝脏代谢和生物转化功能降低，要慎用对肝肾功能有损害和代谢较慢的中成药。

婴儿或儿童由于身体各器官尚未完全发育成熟，其肝脏的生物转化和肾脏排泄功能较低，要忌用对肝肾有损害的药物；同时，由于某些补益中成药有促进儿童性早熟的作用，所以对于儿童或婴儿要慎用补肾壮阳的中成药。

中药虽然属于天然药物，但有些过敏体质者对某些中药有过敏反应，如有的人对人参过敏，因此，此类人不能服用含有人参的中成药。另外，由于多数药物都要经过肝脏的生物转化和肾脏的排泄，因此肝肾功能不全者尽量不要服用对肝肾有损害的药物，也不要长期超量服用药物。

第四节　中成药的不良反应

药物不良反应(adverse drug reactions,ADRs)给人类健康和生命带来了巨大的危害,日益受到人们的关注。中成药因毒副反应少而日益受到人们青睐,但"是药三分毒",由于不按照中成药的合理应用原则而导致的中成药滥用和中成药不良反应不断上升,甚至可以造成严重的后果,所以必须引起足够的重视。药品不良反应监察在临床过程中起着重要的作用,建立健全药品不良反应监察报告制度,已经成为临床药学工作的核心内容之一。通过 ADRs 监测报告制度的实施,能对药物不良反应进行及时的检测,最大限度地减少 ADRs 对人类健康的影响。

一、药物不良反应的概念与分类

按照世界卫生组织所下的定义,药物不良反应是指为了预防、诊断或治疗人类疾病,或用于调整人体生理功能而给予正常剂量的药品所出现的任何有害且非预期的反应。

在我国《药品不良反应报告和监测管理办法》中,药品不良反应的定义是指合格药品在正常用法用量下出现的与用药目的无关的或意外的有害反应。对于已上市的医药产品,药品不良反应是指用正常剂量在预防、诊断或治疗疾病或调节人体生理功能时发生的有害或不期望的药物反应。药品不良反应主要包括副作用、毒性作用、后遗效应、变态反应、继发反应、特异质反应、药物依赖性、致癌、致突变、致畸作用等。

中成药的不良反应是指合格的中成药在正常用法、用量下出现的与用药目的无关或意外的有害反应,不包括因药物滥用、超量误用、不按规定方法使用药品及中成药本身质量问题等情况所引起的有害反应。

二、药物不良反应的表现

中成药不良反应涉及消化系统、循环系统、泌尿系统、血液系统、神经或精神系统、呼吸系统和生殖系统等多个系统,其临床表现也各不相同。

1. 消化系统　中成药导致的消化系统不良反应主要表现为胃肠道不适、恶心、呕吐、腹痛、腹胀、腹泻、吐血、便血、肝脾肿大等。这些不良反应多由中成药对胃肠黏膜或肝脏的直接损伤引起。

(1)消化道损害:很多中成药的不良反应往往表现为消化道损害的症状。如服用大、小活络丹可引起充血性胃炎;牛黄解毒片可引起上腹饱胀不适、疼痛、恶心、呕吐、呕吐物呈咖啡色,随后便血;复方丹参注射液可引起腹泻;静滴参麦注射液引起上消化道出血。

(2)肝损伤:由于肝脏在药物代谢中起着重要的作用,大多数的药物在肝脏进行生物转化,因此,很多中成药本身或其代谢产物可对肝脏造成损害。如壮骨关节丸用于治疗退行性骨关节病,但可引起肝损害、高血压和过敏性疾病等;口服雷公藤片可致胃肠道刺激,并可引起肝肿大,肝功能异常,甚至肝硬化腹水;复方青黛丸、克银丸,服用后除引起胃肠道损伤的恶心呕吐症状外,还可以导致肝细胞坏死,甚至导致重型肝炎。

2. 循环系统　循环系统不良反应主要表现为出现胸闷、心慌、气短、面色苍白、四肢厥冷、心律失常、心率过快、血压下降或升高、心音低沉或减弱等。如六神丸中毒时出现胸闷、心悸、脉缓无力、四肢厥冷、口唇发绀、血压下降、休克,甚至心脏骤停而死亡;复方丹参注射液、清开灵注射液、藿香正气水、双黄连注射剂、牛黄解毒丸、六神丸、止咳丸、麻黄素片等也可以引起不同程度的心悸、胸闷、心律失常、心率过快等循环系统的不良反应。

3. 呼吸系统 呼吸系统不良反应主要表现为呼吸急促、咳嗽、呼吸困难、发绀、急性喉头水肿,甚至引发过敏性哮喘、呼吸麻痹,能引起呼吸系统不良反应的中成药主要有川芎嗪注射液、脉络宁注射液、复方丹参注射液、桂枝茯苓丸、牛黄解毒片等。如静滴清开灵注射液可致急性喉头水肿和过敏性哮喘;静滴茵栀黄注射液、复方丹参注射液均可致哮喘;服用牛黄清脑丸、复方甘草片等可致呼吸急促、咳嗽、哮喘、呼吸困难等。

4. 泌尿系统 泌尿系统的不良反应主要表现为腰痛、尿少、尿频、尿急、尿闭、尿失禁、血尿、蛋白尿,严重者会出现急性肾脏损害,造成急性肾衰,甚至尿毒症等。引起泌尿系统不良反应的中成药很多,主要有雷公藤片、朱砂安神丸、安宫牛黄丸、云南白药、中华跌打丸、牛黄解毒片、壮骨关节丸等。如口服雷公藤片可致肾损害症状,并有酸中毒及电解质紊乱表现;静滴蝮蛇抗栓酶注射液可引起尿急、尿频、尿少、发热、颜面及双下肢水肿,双肾功能严重受损导致急性肾功能衰竭。

5. 血液系统 血液系统不良反应的通常表现为全身症状,如出血、头晕、低热、胸闷、心慌、乏力等。实验室检查有白细胞下降、血小板降低。目前报道引起血液系统不良反应的中成药有云南白药、牛黄解毒片、六神丸、穿琥宁注射液、雷公藤制剂、天麻丸、鱼腥草注射液、蝮蛇抗栓酶注射液等。如长时间服用雷公藤多苷片,可引起白细胞减少,严重时可继发粒细胞缺乏症致死;冠心无忧片长期服用导致单红细胞再生障碍性贫血;六神丸、云南白药可引起血小板减少等;速效感冒丸可致血小板减少性紫癜;穿琥宁注射液可引起可逆性血小板下降等。

6. 神经系统 神经系统不良反应主要表现为口麻、全身发麻(周围神经损伤)、头晕、眩晕、耳鸣、失眠、惊厥等。可引起神经系统损害的主要有含蜈蚣、全蝎、番木鳖、汉防己、莪术等中药的中成药,如牛黄解毒片、复方丹参注射液、红花油等。静注复方丹参注射液可引起中枢神经系统症状;过量服用含有番木鳖、汉防己、莪术等中药的中成药对中枢神经系统可产生先兴奋后抑制作用,如中毒严重可引起中枢神经麻痹而死亡。

7. 生殖系统 生殖系统不良反应主要表现为男性性功能下降、阴茎勃起障碍、精液减少、精子数与活力下降,以及女性的月经失调等。如连续服用雷公藤多苷制剂1周至3个月即可致男性性功能下降、阴茎勃起明显减退、精液减少、精子数与活力下降。雷公藤多苷对女性卵巢功能也有抑制作用,服用2个月后可引起月经紊乱、暂时性闭经;另外,克银丸可引起女性月经不调。

8. 过敏反应 过敏反应是中成药的最主要的不良反应之一,包括全身过敏反应、皮肤损害和过敏性休克,其中,过敏性休克是引起死亡的主要原因。过敏反应主要表现为皮肤病变,以荨麻疹、猩红热样、麻疹型药疹为主,严重者有表皮坏死松解性药疹、剥脱性皮炎等。目前报道双黄连、蝮蛇抗栓酶、复方丹参、茵栀黄、清开灵等注射液致过敏反应发生率较高;另外牛黄解毒丸、六神丸、藿香正气水等中成药也有过敏反应的报道。中成药引起过敏性休克病例中,注射剂引起过敏性休克占72.5%,位居第一,死亡率为46.87%。如双黄连注射液引起的不良反应中以皮疹最为常见,严重的有过敏性休克、呼吸困难、哮喘、高热惊厥,甚至可见严重心律失常及心搏骤停;静滴蝮蛇抗栓酶注射液后出现荨麻疹、血管性水肿、斑丘疹,严重者发生休克症状,甚至死亡;服用藿香正气水可出现胸闷、头晕、寒战、烦躁不安、出冷汗等过敏反应症状。

三、中成药不良反应发生的原因

导致中成药不良反应的原因很多,归纳起来主要有药物因素、患者因素和使用因素三个方面。

（一）药物因素

1. 中药所含的化学成分　中药的不良反应往往与其所含药物的化学成分直接相关。如马钱子含番木鳖碱、曼陀罗含莨菪碱,川乌含乌头碱等,均可产生相互的毒副作用;双黄连注射液中所含的绿原酸是其发生不良反应的主要成分。

2. 品种混淆而造成错用或误用　中药品种混淆,一些中药因外观性状相似容易混淆;一些中药则存在同名异物或同物异名的现象;一些中药的基原有几种甚至几十种,而不同基原的中药所含的化学成分、生物活性及毒性也不同;因错用或误用而引起不良反应。如川木通和关木通的混淆使用,导致服用龙胆泻肝丸后发生肾损害。

3. 药材的质量　药物的生长环境、收获季节、药用部位、储运情况等均可影响药材的成分,因而同一种中药,不同批次所含的成分也可能出现较大的差异;生长环境污染与农药的应用,可使药材的重金属(铅、砷、汞、镉等)和有毒成分含量增加;另外,储运不当,可使药材的细菌和霉菌繁殖,甚至变质。这些情况均可成为导致不良反应的因素。

4. 炮制或煎煮不当　中药的炮制是否得当直接关系到其药效;一些毒性和烈性中药的合理炮制,更是确保用药安全的重要措施。因此,不按规程的炮制和煎煮,导致中药不良反应的发生。如马钱子炮制不当,还按常规剂量给药,就会导致发生毒性反应。

（二）机体因素

1. 性别、年龄因素　妇女对药物不良反应较敏感,特别是在月经期、妊娠期、哺乳期及更年期,对有毒药物的耐受力都较差;老年人由于中枢神经系统反应迟钝,代谢功能低下,分泌和排泄器官功能减退,因而解毒能力较差,中毒症状严重,恢复较慢;婴幼儿神经系统不稳定,体重轻,代谢旺盛,因而对药物毒性的反应较成人敏感。

2. 病理生理状况　妊娠期母体各系统均有明显的生理改变,对某些药物的代谢有一定的影响,有毒药物不易排泄而在体内积蓄,导致不良反应,妊娠期与哺乳期用药也会影响胎儿和乳儿。肝功能不良者服用主要经肝脏代谢的药物时容易出现不良反应;肾功能不良时药物的排泄受影响,药物血浓度可维持较高水平,从而引起一些不良反应。

3. 个体差异　由于人个体之间在遗传、新陈代谢、酶系统以及生活习惯与嗜好等方面存在差异,因而不同个体对同一剂量的相同药物可有不同的生物学差异反应,表现为不同的人在中药不良反应方面也存在着个体差异。

（三）使用因素

1. 超时用药　以往的中成药说明书中很少提到不良反应,使患者容易形成中药无毒副作用的观念。但若长时间服用含有毒性成分的中成药,可以导致药物在体内产生积蓄而引起不良反应。如含有马钱子、雷公藤、朱砂的中成药长期服用,可能损害肝功能或蓄积中毒。

2. 药不对证和药物滥用　辨证论治是中医临床用药的精髓,违反辨证论治的原则、药不对证可导致药物不良反应的发生。除少数剧毒药外,大多数中成药均属非处方用药,在缺乏医生或临床药师指导的情况下用药,滥用的现象相当普遍。如日本小柴胡颗粒事件,很大程度上与不遵循辨证论治原则,盲目滥用小柴胡颗粒所致。

3. 药物配伍不当　中药绝大多数为配伍应用,大部分中成药亦由多种药物配伍制成。古代早有"十八反""十九畏"配伍禁忌的记载。除由中药与中药配伍不当引起不良反应外,中成药与西药配伍不当引起的不良反应也屡见不鲜。中西药合理的联合应用可协同增效,若配伍不当,则可起拮抗作用,降低药效,甚至产生不良反应。

四、应对中成药不良反应的措施

为了充分发挥中成药的药效,最大限度减少和避免不良反应,必须合理使用中成药,才能趋利避害,避免不良反应的发生。

1. 全面了解中成药,掌握正确的用药方法,严格遵守禁忌和注意事项　全面准确地了解中成药的药物组成及其作用,是合理使用中成药的必要前提。国家药品标准及中成药的说明书,标示了药品名称、主要成分、功能与主治、用法与用量、不良反应、禁忌证、注意事项、有效期、批准文号等,是了解药物作用和使用药物的法定依据。中成药的用药方法,在药品标准及说明书中均有明确规定,合理使用中成药,必须严格按规定的正确用法使用,包括正确的给药方式、给药时间和给药条件,对说明书中禁忌证和注意事项必须严格遵守。

2. 重视辨证论治和三因制宜　中成药虽然成分固定,其加减变化不如汤剂灵活,但仍然需要辨证论治,这是合理使用中成药的首要前提。如风寒感冒用正柴胡饮颗粒,风热感冒则用银翘解毒片。另外,根据患者的性别、年龄和体质情况、季节气候变化和地域的不同,在中成药的选用上要有所区别。如男女性别不同,各有其生理特点,女性患者有月经、怀孕、产后等情况;又如年龄不同,则生理功能及病变特点亦随之不同,如老年人肾气不足,气衰血少,生机减退;小儿生机旺盛,但气血未充,脏腑娇嫩。在治疗上应当根据这些生理病理特点选药。在体质方面,由于每个人先天禀赋和后天调养不同,个人体质强弱不同,所以虽患相同疾病,但治法和用药亦当有所区别。从地域和季节上看,亦应因地、因时制宜,在中成药的选用上要有所区别。

3. 注意中成药的合理配伍　为了增强药效、适合复杂病情的需要、减少毒副作用等,临床上常常把中成药和中成药或中成药和西药进行联用。在联用过程中,要充分了解中成药的配伍应用原则和相关的报道,避免不良反应的发生。

(1) 中成药和西药联用:患者需服中成药又需服西药时,除尽量避免与可能产生反应的西药联用外,应嘱咐患者将中药和西药分开服用,间隔至少 0.5 h,以免影响药效的发挥。

不仅要熟悉中西药物各自的理化性质、药理作用及不良反应,而且对联合应用时理化性质、药理作用的改变及可能产生的不良反应,应作深入细致的了解和分析,以确保临床合理用药,减少不良反应的发生。

(2) 中成药和中成药(汤剂)的联用:为了减少和避免由于中成药与其他药物联用造成的不良反应,应注意以下用药原则。当疾病可以用一种药物治疗时,就不要增加药物的使用种类,尽量用少数种类的药物获取最佳的疗效。确需联合用药时,要充分估计药物联用而发生的负面影响及产生各种不良反应的可能性,注意回避联合用药的各药味、各成分间的配伍禁忌。

4. 选择合适剂型、掌握合理剂量　同样的药物可因剂型或给药途径的不同,而表现出不同的药物效应、适应范围及安全性。药物剂量是药物发生生物效应的重要影响因素,不同剂量的药物在吸收、分布、代谢和排泄上可有不同特点,从而影响着药效的发挥。合理的药物剂量应该能充分发挥药效,同时又使不良反应的发生率降至最低。

　　另外,还要切实发挥遍布全国的药品不良反应监测网络的积极作用,加强相关信息的交流、研究等工作。1999年国家药品不良反应监测中心建立,同年国家药品监督管理局会同卫生部联合颁布了《药品不良反应监测管理办法(试行)》,2001年颁布的《中华人民共和国药品管理法》第71条明确规定"国家实行药品不良反应报告制度",2011年5月4日,新修订的《药品不良反应报告和监测管理办法》正式颁布,这些法规的颁布和实施,标志着我国的药品不良反应监测工作步入了法制化的轨道。

　　总之,应对中成药不良反应的措施是一个综合性的工程,必须从多方面入手解决,最大限度地杜绝中成药不良反应的发生,使中成药更有效、更安全地为人类的健康服务。

第七章
影响中成药疗效的因素

第一节　原药材质量与中成药疗效

　　原药材质量的优劣对中成药有效成分的含量有重要影响,历代医家之所以注重道地药材的应用,就在于道地药材质地优良,有效成分含量较高,效用可靠。若药材质量低劣,即使采用合理的炮制方法、科学的制备工艺,也不可能生产出质量优良、疗效确切的药品。前人对此已经积累了许多宝贵的经验,发现中药的品质与其品种、产地、采集时节等有密切关系。现代研究已证实有效成分在中药原植物体内形成、积累、消长、转化的过程极其复杂,受多种因素的影响。

一、品种

　　中药材在使用中存在着同名异物、同物异名等混乱现象,国内的贯众、白前、白薇、白头翁、山豆根、杜仲、厚朴、紫花地丁、透骨草、蒲公英等中药,同名异物者颇多,甚者在二三十种以上。品种不同,所含的有效成分也不同,误用则可严重影响中成药的有效成分与治疗效果。

二、产地

　　不同产地的同一种中药材,因产地不同,它们有效成分的含量也有显著的差异。如 11 种不同地区产的地黄中梓醇的含量,最低为 0.01%,最高为 0.726%,差距颇为悬殊。不同产区的半夏中鸟苷的含量,其中山西省产的含量最高(约为 0.022%),河南产的含量最低(约为0.003 8%),相差悬殊。由此可见,由中药材产地的差异而造成有效成分含量差异,直接影响着中成药的疗效。

三、采收时节

　　在适宜的时间采收药材,使药材有较高的有效成分含量,进而可确保中成药具有较好的疗效。"不依时采取,与朽木不殊"(《备急千金要方》)。秦岭金银花的花、叶,在不同发育阶段其绿原酸含量呈动态变化,其幼蕾与成熟蕾中,由于幼蕾质量不稳定,性状欠佳,产量小,含量宜以成熟蕾为佳。即当开花盛期,初生花序已经开放,而大部分次生花序正处在含苞待放时采收品质最佳,此时叶中绿原酸的积累量最高。诃子采收期宜定在 12 月,这时采收的诃子鞣质及没食子酸含量均较高。青蒿的采收期应以生长旺盛期至花蕾期之前的晴天,以中午 12 点至 16点之间为宜,因为此时青蒿素处于含量最高状态。

四、采收部位

　　由于动植物在生长发育的不同阶段,其药用部位的有效成分的含量都会有所不同。在青蒿植株及枝条上的叶片中,青蒿素的含量均呈自下部、中部、上部依次递增的规律。植株上部青蒿素含量最高平均值为0.686%,比中部含量高43.22%,比下部含量高52.44%;枝条上部青蒿素含量最高平均值为0.729%,比中部含量高44.07%,比下部含量高107.10%,差异显著。对植株及枝条最下端的枯叶进行检测,其青蒿素仅为痕迹量(0.042%左右),已无药用价值。因此,青蒿植株及枝条上部的叶片应首选入药,其次是中部,最后才是下部。

因此,加强中药材的管理,依据《中药材生产质量管理规范》(GAP),严格对中药材栽培种植基地进行管理,使中药材的生产严格按照规范化、标准化、科学化的方向发展,确保中药材品质的稳定,才能保证中成药疗效的稳定。

五、炮制

根据临床需要,中药材多需在中医理论指导下进行炮制,使之符合治疗需要。明代陈嘉谟所著《本草蒙筌》记载:"制药贵在适中,不及则功效难求,太过则气味反失。"炮制可改变药性,或缓和药性,或提高疗效,也可降低或消除药材毒性、刺激性或副作用,或增加有效成分的释放。如地黄炮制后梓醇的含量下降40%～80%,而梓醇具有降血糖、利尿及缓和泻下等作用,因此,取其降血糖作用时采用生地黄或鲜地黄效果更佳。再如延胡素的有效成分为生物碱,在水中煎液中溶出量极少,而经过醋制后的延胡索,则可使其生物碱与醋酸结合而形成易溶于水的醋酸盐,而使其溶出的总生物碱含量增加,增强了镇痛作用。另外,有的中成药中含有毒性中药,为了服用安全,必须通过炮制,以降低其毒性。如用于寒积便秘的三物备急丸和治疗饮食停积的保赤散,方中均用巴豆霜,而不用巴豆,因巴豆毒性剧烈,只能外用,不宜内服,经炮制去油制霜后,其泻下作用大为缓和,降低了对皮肤和黏膜组织的刺激性和毒性,才能用于内服。综上所述,中药炮制与中成药的疗效有着密切的关系,只有严格按照炮制方法制备中成药,才能生产出优良的中成药产品。

六、贮藏保管

由于中成药所含成分复杂,性质各异,贮藏保管的要求也各不一样。中成药贮藏保管的好坏,不仅关系到成品的外观性状,而且引起其内在成分的变化。如温度过高,中成药所含的挥发油及芳香挥发性成分易于挥发,失去原有香气而使疗效降低;如湿度过大,含糖类、淀粉多的药物易潮解、发霉变质,含树脂、浸膏多的药物易于粘连;日光和空气也会使药物变色、变质等。

第二节　生产过程与中成药疗效

中成药的生产工艺关系到药材中有效成分的浸出和制剂的稳定性、有效性、适用性及经济效益。除原药为全粉末制剂外,中成药生产通常需经过浸提、浓缩、精制、干燥等工艺过程,都会影响中成药的疗效。

一、浸提

在中药生产过程中,常用的中药浸提方法有煎煮法、浸渍法、渗漉法、回流法、水蒸汽蒸馏法等。不同的浸提方法会影响到中药材有效成分提取的种类、含量及效果。如桑菊感冒颗粒采用群药共煎法,其中菊花、连翘、薄荷等挥发油大多挥散,苦杏仁中的杏仁苷经酶解形成的氢氰酸也大部分逸失。因此,应该采用挥发油提取与煎煮联合装置,在煎煮的同时分离提取挥发油,待颗粒干燥后再雾化均匀混入;苦杏仁后下直接进入沸水混煎,亦能减少杏仁苷的酶解损失。

适宜的溶媒可最大限度地溶出有效成分,最低限度地浸出无效成分和有害物质,因此,选择适宜的溶媒会对提取效果有很大的影响。中药浸提常用的溶媒有水(饮用水、蒸馏水、去离子水)、乙醇及脂肪油等,以水和乙醇最为常用。如采用反相高效液相色谱测定生化汤不同溶媒煎煮对阿魏酸含量的影响,结果表明黄酒与水同煎,阿魏酸的含量有明显提高。其中以第一次加水 200 ml,黄酒 100 ml,第二次加水 100 ml 的煎煮方法阿魏酸的煎出率最高。说明古人的溶媒选择是有根据的,且黄酒能助药力直达病所,有辅助的功效。

二、浓缩

蒸发浓缩是中成药生产的必需工序,中药提取液经高温、长时间处理,有效成分易破坏。如长金瓣莲花片生产工艺的研究表明:水煎液常压浓缩 8、16、26 h 后取样测定,其总黄酮含量分别降低 6.25％、20％、39％。一般而言,温度愈高,时间愈长,有效成分损失愈多。浓缩新技术、新方法在生产上的推广应用十分重要。如三黄泻心汤干浸膏的制备,若采用常压或减压浓缩,成品中番泻苷、小檗碱和黄芩苷的含量降低了 23％～94％,改用逆渗透浓缩和喷雾干燥技术,含量仅降低 1％～6％。为提高中成药质量,减少或避免有效成分的损失,除减压浓缩外,薄膜浓缩、离心薄膜浓缩、反渗透浓缩等中药提取液的浓缩新技术在生产中有一定的应用。

三、精制

精制为中成药生产浸提的后处理过程,常伴随应用溶媒转换、pH 调整、添加剂应用等药剂学方法。精制方法合理与否,对改善中成药外观性状,保证内在质量,提高临床疗效至关重要。如活性炭、精制滑石粉等吸附剂常用于中药注射剂的净化处理,但必须严格控制其用量,因吸附剂在吸附杂质的同时,对有效成分也有吸附作用。如用 1％用量的活性炭会使丹参注射液中水溶性有效成分损失近半。而采用精制滑石粉代替活性炭处理制斑素注射液,则既提高药液的澄明度,有效成分的损失也较少。

四、干燥、灭菌

原料、中间品及成品的干燥和灭菌是中成药生产的重要环节,若处理不当,不仅给制剂工艺带来困难,对药品中有效成分也有很大影响。中药浸膏所含成分复杂,多含有一定量的黏液质、多糖及树脂等成分,如采用烘房或者烘箱干燥,则不仅速度慢,后期干燥尤为困难,而且干燥品大多质地坚硬,不便于后处理,某些热敏成分因受高温则被破坏。如咳乐颗粒剂,采用水提浸膏一步制粒工艺,干燥温度测试结果表明,主成分黄酮 130℃ 开始破坏,140℃ 以上则损失殆尽。目前中成药生产常采用真空干燥、喷雾干燥、沸腾干燥、冷冻干燥等方法,各种方法有不同的适用范围。如喷雾干燥是液态中药的良好干燥方法,蒸发干燥数秒钟既可以完成,但干燥介质的温度较高,对某些含有过氧化氢的化合物以及热敏性生物碱等不耐高温成分的影响仍需引起重视,对含有挥发性成分的亦不宜采用此干燥方法。

中成药中如丸、散、胶囊等含有生药粉的剂型,多需将药材制成细粉,而中药材染菌现象又很普遍,故多需将药材或细粉进行灭菌处理。通过不同灭菌方法对伸筋丹胶囊中士的宁含量影响的研究发现,伸筋丹胶囊可采用^{60}Co 射线辐照灭菌及湿热灭菌,但不能采用环氧乙烷灭菌。环氧乙烷灭菌可大大降低士的宁的含量(最高可达 50%),而辐照灭菌、湿热灭菌不影响士的宁的含量。根据研究,干热灭菌、流通蒸汽灭菌、环氧乙烷等灭菌方法多使药材的有效成分含量有改变。近年来,^{60}Co 射线辐照灭菌对成分破坏小这一点得到大家的公认,是一种较好的中药材或药粉灭菌的方法。目前常用的灭菌方法有微波灭菌、辐射灭菌、气体灭菌等,实践中可根据具体情况选用。

第三节　剂型与中成药疗效

中成药剂型不同,给药途径不同,作用于人体后往往影响药物的吸收速度和体内的血药浓度,直到影响临床疗效。研究证明,中药剂型或给药途径不同,其作用强弱与快慢性质也就不同。一般认为按给药途径及机体吸收的快慢顺序为:静脉注射＞肌内注射＞口服＞直肠给药＞皮肤给药。按剂型的作用快慢顺序为:注射剂＞吸入剂＞内服膏、散剂＞片剂＞外用剂、胶囊剂、丸剂。由此可见,中成药的剂型与临床疗效等关系密切,剂型的改进和创新是中医药实现现代化的重要环节。

近年来,有人以藿香正气散的水丸、蜜丸、口服液等代替散剂,经临床观察,其口服液治疗外感风寒、内伤湿邪所致的恶寒发热、头痛、胸膈满闷、腹痛呕吐、肠鸣泄泻等疗效优于丸、散剂型。以中医药基本理论为指导,利用先进的科学技术,从速效、高效、长效的要求进行新剂型的研制已成为中药研究的热点,从而研制更多安全、有效、稳定的具有中药传统特色、符合时代发展趋势的新剂型也是中药现代化的重要内容之一。

第四节　生产及质量管理与中成药疗效

加强生产及质量管理是提高中成药质量的又一重要因素,没有科学化、规范化的管理,就没有产品的质量。为了保证药品质量,发展医药产业,世界许多国家已推行《药品生产质量管理规范》(GMP)。我国在 1986 年就颁发了《中成药生产质量管理规范》,实施过程中先后进行了修订,《药品生产质量管理规范(2010 年修订)》(简称新版药品 GMP)于 2011 年 3 月 1 日起施行,为规范药品生产质量管理,促进医药行业生产和质量水平的提高起到了重要作用。实践证明,GMP 制度是行之有效的科学化、系统化的管理制度,也是保证药品质量的根本措施。

由于中成药生产的原辅料、生产设备、包装容器以及生产环境等各个环节都有被微生物污染的可能性,因而其成品受到微生物污染的情况相当普遍,几乎涉及所有的剂型,尤其是液体剂型,甚至无菌制剂也可能染菌。

中成药原料以植物类药材居多,往往染有微生物;其所含的糖、黏液质、淀粉、蛋白质等成分及蔗糖、蜂蜜等附加剂为微生物提供了营养物质,倘若制备过程中防腐措施不力,因微生物繁殖引起的药剂物理形状和化学成分的变化就会影响到临床疗效。如丸剂、片剂、颗粒剂等，当微生物大量繁殖时，其表面变得湿润或黏滑，以致出现带色菌落或呈现出各种颜色。因微生物在一定条件下，几乎具有降解所有有机物的能力，促进了对某些较稳定成分的降解。此外，微生物还可能产生脂肪酸、硫化氢、氨等代谢产物，直接造成某些成分的破坏，影响药物的质量与药效，甚至可能危及生命。如注射剂中的热原，常常引起患者的发热、休克等症状，严重情况下可导致死亡。染有黄曲霉、寄生曲霉等霉菌的中成药，即使在通常条件下也可产生霉菌素而对人体造成严重危害。因此，在中成药生产中，采取有效的防菌灭菌措施，切实防止微生物污染，对保证中成药质量及患者用药安全具有重要的意义。

第五节　临床应用与中成药疗效

一、体质因素

人的体质、年龄、性别的差别以及人的情志、精神状态等都将影响药物作用的发挥。16 岁以下和 60 岁以上的老年人对药物的反应性与成年人相比有明显区别。特别是小儿与老年人，小儿正处在生长发育阶段，一些器官与系统未完全成熟；而老年人的肝、肾等器官的功能都普遍减退，这些都会影响中成药药物的吸收和排泄。因此，对于老年人和小儿，药物的用量也应相应减少。同一种中成药，对于健康人和患者表现出来的效果也不一样，如五苓散对健康人不出现利尿作用，而对水肿、小便不利的患者则具有明显的利尿作用。

二、服药方法与服用剂量

服用方法亦是影响中成药疗效的重要因素之一，如服用不如法，势必影响其应有疗效。如治疗失眠的枣仁安神胶囊，宜在睡前 1 h 服用，其疗效则佳；治疗便秘的麻仁丸可每日 1 次，足量顿服。有些中成药服用后应忌食部分食物，如治肝病类中成药要求患者忌食油腻和吸烟饮酒。若患者不能忌服，则势必会影响治疗效果。在应用中成药时必须掌握中成药的药性特点，按照正确的服用方法给药，方能取得理想的疗效。

药物剂量与所治疗病症的轻重程度密切相关，若病重药轻，虽辨证明确，选药精当亦难奏捷效。例如，用于治疗风热感冒的银翘解毒丸，与汤剂处方剂量相比具有较大的差别，对病情轻者，或许有所改善；但如果病情较重，则显药力不足，只有根据患者具体情况适当增加剂量，其疗效才能得到保证。

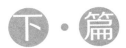

各论

第八章
内科用中成药

第一节　解表类

解表类中成药具有疏散表邪,发汗解肌等功能,主要用于治疗外感表证。

外感表证多见于普通感冒、流行性感冒、上呼吸道感染、支气管炎、肺炎等病症,也见于多种传染病的初期,其临床表现以恶寒、发热、头痛、身痛、流涕、苔薄、脉浮等为主,也常见到咳嗽、气喘等。

由于表证有表寒、表热和兼症的不同,体质有虚实之异,故解表类中成药可分为辛温解表、辛凉解表、表里双解、扶正解表四类。

应用解表类中成药,应注意辨清表证的性质及其兼症。服用解表成药后,宜遍身微汗出为佳,切忌大汗。药后还应注意避风邪,以免再次感受外邪。服药期间忌服滋补性中药,并忌烟、酒及辛辣、生冷、油腻食物,以免助湿恋邪。

一、辛温解表类

辛温解表类成药具有辛温解表、发散风寒的功能,主治外感风寒证。临床多见恶寒重,发热轻,头项强痛,肢体酸痛,鼻塞,流清涕,口不渴,无汗或有汗不畅,苔薄白,脉浮等表现。

代表性中成药:九味羌活颗粒(丸、口服液)、荆防颗粒(合剂)、感冒清热颗粒(胶囊、口服液)、葛根汤片(颗粒)、表虚感冒颗粒等。

九味羌活颗粒(丸、口服液)
(《中国药典》2020 年版第一部)

【药物组成】羌活、防风、苍术各 150 g,细辛 50 g,川芎、白芷、黄芩、地黄、甘草各 100 g。

【制备方法】以上 9 味,白芷粉碎成粗粉,用 70% 乙醇作溶剂,浸渍 24 h 后进行渗漉,收集渗漉液 800 ml,备用;羌活、防风、苍术、细辛、川芎水蒸汽蒸馏提取挥发油,蒸馏后的水溶液另器收集;药渣与其余黄芩等 3 味加水煎煮 3 次,每次 1 h,煎液滤过,滤液合并,与上述水溶液合并,浓缩至约 900 ml,加等量的乙醇,静置,取上清液,与上述渗漉液合并,回收乙醇,浓缩成相对密度为 1.38~1.40(60~65℃)的稠膏。取稠膏 1 份、蔗糖粉 2.5 份、糊精 1.5 份,制成颗粒,干燥,喷入羌活等五味的挥发油,混匀,即得。

【剂型规格】颗粒剂:每袋装 15 g。水丸:每袋装 6 g。口服液:每支装 10 ml。

【用法用量】颗粒剂:姜汤或开水冲服。一次 1 袋,一日 2~3 次。水丸:姜葱汤或温开水送服。一次 6~9 g,一日 2~3 次。口服液:口服。一次 20 ml,一日 2~3 次。

【功能与主治】疏风解表,散寒除湿。用于外感风寒挟湿所致的感冒,症见恶寒、发热、无汗、头重而痛、肢体酸痛。

【方解】方中羌活散表寒,祛风湿,利关节,止痹痛为君药。辅以防风、苍术发汗散寒,祛风除湿为臣药。佐以细辛、白芷、川芎散寒宣痹止痛;生地、黄芩清泄里热,并防辛散伤津。使以甘草调和诸药。诸药合用,共奏疏风解表,散寒除湿,兼清里热之功。

【临床应用】

(1)本品适用于外感风寒湿邪,兼有里热证,临床应用以恶寒发热,头痛,肢体酸痛为辨证要点。

(2)用于感冒,上呼吸道感染见上述证候者。

【注意事项】本品用于风寒挟湿、内有郁热证,风热感冒或湿热证慎用。

【药理作用】主要有解热、镇痛、抗炎、镇静等作用。

荆防颗粒(合剂)
(《卫生部药品标准·中药成方制剂》第二册)

【药物组成】荆芥、防风、羌活、独活、川芎、柴胡、前胡、桔梗、茯苓、枳壳各97 g,甘草32.4 g。

【制备方法】以上11味,荆芥、防风、羌活、独活、前胡、川芎和枳壳分别提取挥发油,川芎、枳壳蒸馏后的水溶液另器收集;川芎、枳壳的药渣与茯苓流浸膏剂与浸膏剂项下的渗漉法,用上述水溶液配成25%乙醇溶液作溶剂,进行渗漉;荆芥、防风、羌活、独活和前胡的药渣与其与柴胡、桔梗、甘草等3味加水煎煮2次,每次1.5 h,合并煎液,滤过,滤液浓缩成稠膏;合并漉液和稠膏,混匀,静置,滤过,滤液浓缩成相对密度为1.30(80~85℃)的清膏,取清膏1份,加蔗糖6份,混匀制成颗粒,干燥,混匀,即得。

【剂型规格】颗粒剂:每袋装15 g。合剂:每瓶装100 ml。

【用法用量】颗粒剂:开水冲服。一次15 g,一日3次。合剂:口服。一次10~20 ml,一日3次。用时摇匀。

【功能与主治】解表散寒,祛风胜湿。用于外感风寒挟湿所致的感冒,症见头身疼痛,恶寒无汗,鼻塞流涕,咳嗽者。

【方解】方中荆芥、防风辛散祛风,散寒除湿,共为君药。羌活、独活、川芎祛风胜湿,散寒通络止痛;柴胡、前胡、桔梗解表宣肺,降气化痰止咳,共为臣药。茯苓健脾利湿,杜绝生痰之源;枳壳理气宽胸,与桔梗相配,一宣一降,宽胸利膈,共为佐药。甘草调和诸药,为使药。诸药相合,共奏解表散寒,祛风胜湿之效。

【类方比较】本品与九味羌活丸均含有防风、羌活、川芎、甘草,具有解表散寒、祛风胜湿之功,治疗外感风寒挟湿证。但九味羌活丸中配伍苍术、白芷、细辛增强散寒除湿之功强,同时配伍生地、黄芩清泻里热、滋阴生津,适用于外感风寒湿兼有里热证。荆防颗粒则配伍荆芥、独活发散风寒、祛风除湿;配伍柴胡、前胡、桔梗、枳壳宣肺止咳、降气化痰;茯苓健脾利湿,主治风寒挟湿、肺失宣降证。

【临床应用】

(1)本品适用于外感风寒挟湿证,临床应用以头身疼痛,恶寒无汗,鼻塞流涕,咳嗽,痰白等为辨证要点。

(2)用于感冒,上呼吸道感染等见上述证候者。

【注意事项】风热感冒或湿热证忌用。

【药理作用】主要有抗病毒、抗菌作用。

感冒清热颗粒（胶囊、口服液）
《中国药典》2020 年版第一部

【药物组成】荆芥穗、苦地丁各 200 g，防风、柴胡、葛根各 100 g，紫苏叶、桔梗、薄荷、白芷各 60 g，芦根 160 g，苦杏仁 80 g。

【制备方法】以上 11 味，取荆芥穗、薄荷、紫苏叶提取挥发油，蒸馏后的水溶液另器收集；药渣与其余防风等八味加水煎煮二次，合并煎液，滤过，滤液与上述水溶液合并。合并液浓缩成相对密度为 1.32～1.35(50℃)的清膏，取清膏，加蔗糖、糊精及乙醇适量，制成颗粒，干燥，加入上述挥发油，混匀，制成 1 600 g〔规格①〕；或加入辅料适量，混匀，干燥，加入上述挥发油，混匀，制成 800 g〔规格②〕或 533 g〔规格③〕（无蔗糖）；或将合并液减压浓缩至相对密度为 1.08～1.10(55℃)的药液，喷雾干燥，制成干膏粉，取干膏粉，加乳糖适量，混合，加入上述挥发油，混匀，制成颗粒 400 g〔规格④〕，即得（含乳糖）。

【剂型规格】颗粒剂：每袋装① 12 g。② 6 g(无蔗糖)。③ 4 g(无蔗糖)。④ 3 g(含乳糖)。胶囊剂：每粒装 0.45 g。口服液：每支装 10 ml。

【用法用量】颗粒剂：开水冲服。一次 1 袋，一日 2 次。胶囊剂：口服。一次 3 粒，一日 2 次。口服液：口服。一次 10 ml，一日 2 次。

【功能与主治】疏风散寒，解表清热。用于风寒感冒，头痛发热，恶寒身痛，鼻流清涕，咳嗽咽干。

【方解】方中荆芥穗、防风祛风解表散寒，同为君药。紫苏叶、白芷解表散寒；柴胡、葛根、薄荷发表解肌退热，共为臣药。芦根清热生津止渴，苦地丁清热解毒，桔梗祛痰利咽，杏仁肃肺止咳，共为佐药。诸药合用，共奏疏风散寒，解表清热之效。

【临床应用】

(1) 本品适用于外感风寒表证，临床应用以头痛发热，恶寒身痛为辨证要点。

(2) 用于感冒，上呼吸道感染见上述证候者。

【注意事项】风热感冒者慎用。

【不良反应】服用本品有发生药疹的不良反应报道。与环孢素 A 同用，可能引起环孢素 A 血药浓度升高。

葛根汤片（颗粒）
《中国药典》2020 年版第一部

【药物组成】葛根 667 g，麻黄、生姜各 500 g，白芍、桂枝、甘草各 334 g，大枣 1 222 g。

【制备方法】以上 7 味，取葛根、麻黄加水温浸 30 min，与其余白芍等 5 味，加水煎煮 2 次，每次加水 10 倍量，煎煮 30 min，滤过，合并滤液，于 70℃减压浓缩至相对密度为 1.25～1.30(70℃)，于 70℃下减压干燥成干浸膏。取干浸膏粉碎成细粉，过筛，加入乳糖、微粉硅胶、硬脂酸镁适量，压制成 1 000 片，包薄膜衣，即得。

【剂型规格】片剂：每片重 0.4 g。颗粒剂：每袋装 6 g。

【用法用量】片剂：口服。一次 6 片，一日 3 次。颗粒剂：开水冲服。一次 1 袋，一日 3 次。

【功能与主治】发汗解表，生津舒经。用于风寒感冒，症见发热恶寒，鼻塞流涕，咳嗽咽痒，咯痰稀白，无汗，头痛身疼，项背强急不舒，苔薄白或薄白润，脉浮或浮紧。

【方解】方中葛根，解肌退热，舒筋生津，又能升发阳气，为君药。麻黄、桂枝合用增强葛根发汗解表之功，麻黄宣肺平喘，为喘家圣药，桂枝辛温发散能温通经脉，共为臣药。白芍、甘草酸甘化阴，生津养液，缓急止痛，是为佐药。生姜、大枣调和脾胃，为使药。诸药合用，共奏发汗解表、祛风邪、生津液、缓急止痛之功。

【临床应用】

（1）本品适用于风寒袭表证，临床应用以恶寒发热无汗，头痛，项背强急不舒，肢节酸痛、鼻塞流涕为辨证要点。

（2）用于感冒，急性上呼吸道感染见上述证候者。

【注意事项】

（1）对本品过敏者禁用，过敏体质者慎用。

（2）方中含麻黄，高血压、心脏病者慎用。

【药理作用】主要有解热、镇痛等作用。

表虚感冒颗粒

（《中国药典》2020 年版第一部）

【药物组成】桂枝、葛根、白芍、炒苦杏仁各 225 g，生姜 75 g，大枣 150 g。

【制备方法】以上 6 味，加水煎煮 2 次，滤过，合并滤液，静置 24 h，取上清液浓缩至适量，加入蔗糖、糊精适量，制成颗粒，干燥，制成 1 000 g，即得。

【剂型规格】颗粒剂：每袋装 10 g。

【用法用量】颗粒剂：开水冲服。一次 10～20 g，一日 2～3 次。

【功能与主治】散风解肌，和营退热。用于感冒风寒表虚证，症见发热恶风、有汗、头痛项强、咳嗽痰白、鼻鸣干呕、苔薄白、脉浮缓。

【方解】方中桂枝辛甘温，解肌发表，温经止痛，为君药。白芍酸苦微寒，敛阴和营，为臣药。桂枝、白芍相配，调和营卫；葛根解肌退热、舒筋生津、升发阳气，助桂枝增强葛根发汗解表之功；杏仁肃肺止咳，兼以化痰；生姜、大枣二调营卫，共为佐药。诸药合用，共奏散风解肌，和营退热之功。

【类方比较】本品与葛根汤片均含有桂枝、葛根、白芍、生姜、大枣，具有解肌和营之功，治疗风寒感冒。但葛根汤片重用葛根解肌发表，生津舒筋；配伍麻黄增强解表发汗之功，甘草调和诸药，适用于风寒束表，经输不利证。表虚感冒颗粒中桂枝、白芍等量合用，解肌发表，调和营卫；配伍苦杏仁肃肺止咳，适用于感冒风寒表虚证。

【临床应用】

（1）本品适用于外感风寒表虚证，临床应用以恶风自汗、头痛项强、鼻鸣干呕、苔薄白、脉浮缓为辨证要点。

（2）用于感冒、急性上呼吸道感染、支气管炎见上述证候者。

【注意事项】

(1) 风热感冒者慎用。

(2) 服药后多饮暖水或热粥,覆被保暖,取微汗,不可大汗。

二、辛凉解表类

辛凉解表类成药具有发散风热,或兼清热解毒的功能,主治外感风热证。临床多见发热明显,微恶风寒,头痛身痛,咽喉肿痛,口渴,或有汗,舌苔薄白或微黄,舌质红,脉浮数等;风热犯肺可见咳嗽痰稠黄等表现。

代表性中成药:桑菊感冒片(合剂)、银翘解毒片(胶囊、颗粒、丸)等。

桑菊感冒片(合剂)

(《中国药典》2020 年版第一部)

【药物组成】桑叶 465 g,菊花 185 g,薄荷油 1 ml,苦杏仁、桔梗、芦根各 370 g,连翘 280 g,甘草 150 g。

【制备方法】以上 8 味,除薄荷素油外,桔梗粉碎成细粉;连翘提取挥发油;药渣与其余桑叶等 5 味加水煎煮 2 次(苦杏仁压榨去油后,在水沸时加入),每次 2 h,合并煎液,滤过,滤液浓缩成稠膏,加入桔梗细粉及适量辅料,混匀,制成颗粒,干燥,放冷,喷加薄荷素油和连翘挥发油,混匀,压制成 1 000 片,或包糖衣或薄膜衣,即得。

【剂型规格】片剂:薄膜衣片每片重 0.62 g。合剂:① 每支装 10 ml。② 每瓶装 100 ml。

【用法用量】片剂:口服。一次 4～8 片,一日 2～3 次。合剂:口服。一次 15～20 ml,一日 3 次。用时摇匀。

【功能与主治】疏风清热,宣肺止咳。用于风热感冒初起,头痛,咳嗽,口干,咽痛。

【方解】方中以桑叶、菊花疏散上焦风热、清肺止咳为君药。薄荷疏散风热;桔梗、杏仁宣肺止咳,清咽利膈为臣药。佐以连翘清热解毒;芦根清热生津止渴。使以甘草调和诸药,合桔梗以利咽喉。诸药相合,共奏疏风清热,宣肺止咳之功。

【临床应用】

(1) 本品适用于外感风热表证,临床应用以咳嗽,口干,咽痛为辨证要点。

(2) 用于感冒、咳嗽、流行性感冒、上呼吸道感染、急性支气管炎初起见上述证候者。

【注意事项】风寒外感者不宜应用。

【药理作用】主要有发汗、解热、抗炎等作用。

银翘解毒片(胶囊、颗粒、丸)

(《中国药典》2020 年版第一部)

【药物组成】金银花、连翘各 200 g,薄荷、牛蒡子(炒)、桔梗各 120 g,淡豆豉、甘草各 100 g,荆芥、淡竹叶各 80 g。

【制备方法】以上 9 味,金银花、桔梗分别粉碎成细粉,过筛;薄荷、荆芥提取挥发油,蒸馏后的水溶液另器收集;药渣与连翘、牛蒡子(炒)、淡竹叶、甘草加水煎煮 2 次,每次 2 h,滤过,合并滤液;淡豆豉加水煮沸后,于80℃温浸2次,每次2h,合并浸出液,滤过。合并以上各药液,浓缩成稠膏,加入金银花、桔梗细粉及淀粉或滑石粉适量,混匀,制成颗粒,干燥,放冷,加入硬脂酸镁,喷加薄荷、荆芥挥发油,混匀,压制成1000片,或包薄膜衣,即得。

【剂型规格】片剂:① 素片每片重0.5 g。② 薄膜衣片每片重0.52 g。胶囊剂:每粒装0.4 g。颗粒剂:每袋装① 15 g。② 2.5 g(含乳糖)。丸剂:每丸重3 g。

【用法用量】片剂:口服,一次4片,一日2～3次。胶囊剂:口服,一次4粒,一日2～3次。颗粒剂:开水冲服。一次15 g或5 g(含乳糖),一日3次;重症者加服1次。丸剂:芦根汤或温开水送服,一次1丸,一日2～3次。

【功能与主治】疏风解表,清热解毒。用于风热感冒,症见发热头痛、咳嗽口干、咽喉疼痛。

【方解】方中金银花、连翘辛凉透表,清热解毒为君药。薄荷、牛蒡子疏散风热,清利头目,解毒利咽;荆芥穗、淡豆豉辛散表邪,透热外出,共为臣药。佐以淡竹叶清热生津止渴;桔梗宣肺利咽,止咳化痰。使以甘草调和诸药。方中清热解毒药与辛散解表药同用,共奏辛凉透表,清热解毒之功。

【类方比较】本品与桑菊感冒片均可用于治疗风热感冒,组成中均含有连翘、薄荷、桔梗、甘草四药,但银翘解毒片有金银花配伍荆芥、淡豆豉、牛蒡子、淡竹叶,解表清热之力较强,适用于风热感冒见发热、头痛、咽痛、口渴等症;桑菊感冒片有桑叶、菊花配伍杏仁,肃肺止咳之力大,适用于风热感冒初起之咳嗽、口微渴、发热不甚者。

【临床应用】

(1) 本品适用于外感风热表证,临床应用以发热,咽痛,口渴为辨证要点。

(2) 临床用于治疗感冒、流行性感冒、上呼吸道感染、急性支气管炎见上述证候者。

【注意事项】

(1) 风寒感冒者不适用。

(2) 孕妇慎用。

【不良反应】有文献报道银翘解毒丸的不良反应有心慌、胸闷、憋气,呼吸困难,大汗淋漓,面色苍白,眼前发黑,恶心呕吐等过敏性反应及过敏性休克。

【药理作用】主要有解热、抗炎、抑菌等作用。

三、表里双解类

表里双解类成药具有表里同治,内外分消的功能,主治表里同病之证。临床多见恶寒发热,头痛肢酸,鼻塞,流涕等外感表证,兼见热结便秘,或湿热泻痢,或肠胃食滞不化等表现。此时若仅用解表,则里证不除;若仅治其里,又会引邪入里,滋生他病,故宜表里双解,内外同治。

代表性中成药:午时茶颗粒、防风通圣丸(颗粒)、小柴胡颗粒(片)等。

午时茶颗粒

(《中国药典》2020年版第一部)

【药物组成】广藿香、苍术、陈皮、前胡、白芷、川芎、羌活、防风、枳实、柴胡、连翘、山楂、六神曲(炒)、甘草各50 g,紫苏叶、厚朴、桔梗、麦芽(炒)各75 g,红茶1 600 g。

【制备方法】以上19味,苍术、柴胡、羌活、防风、白芷、川芎、广藿香、前胡、连翘、陈皮、枳实、紫苏叶、厚朴提取挥发油,蒸馏后的水溶液另器收集;药渣与其余山楂等六味加水煎煮 2 次,第一次 2 h,第二次 1 h,滤过,合并滤液,与上述水溶液合并,浓缩至相对密度为 1.08～ 1.12(40～50℃)的清膏,加乙醇等量使沉淀,滤过,滤液回收乙醇并浓缩成稠膏,加蔗糖粉适量, 制成颗粒,干燥,放冷,喷加上述苍术等挥发油,混匀,制成 1 000 g,即得。

【剂型规格】颗粒剂:每袋装 6 g。

【用法用量】开水冲服。一次 6 g,一日 1～2 次。

【功能与主治】祛风解表,化湿和中。用于外感风寒、内伤食积证,症见恶寒发热、头痛身 楚、胸脘满闷、恶心呕吐、腹痛腹泻。

【方解】方中藿香、紫苏叶、苍术散寒解表除湿为君药。陈皮、厚朴行气健脾,和胃除湿;白 芷、川芎、羌活、防风发散在表之风寒而止痛,共为臣药。山楂、麦芽、六神曲,健胃消积化食;枳 实、柴胡升降开泄,以助行气消积之力;连翘清食积郁热;桔梗、前胡宣肺解表,化痰止咳;红茶化 痰消食,和中化滞,共为佐药。甘草调和诸药,为使药。诸药合用,共奏祛风解表,化湿和中之功。

【临床应用】

(1) 本品适用于外感风寒、内伤食积证,临床以恶寒发热、胸脘满闷、食欲不振、恶心、腹泻 为辨证要点。

(2) 用于感冒、胃肠型感冒、消化不良见上述证候者。

【注意事项】

(1) 风热感冒者不适用。

(2) 孕妇慎用。

防风通圣丸(颗粒剂)
(《中国药典》2020 年版第一部)

【药物组成】防风、连翘、薄荷、川芎、当归、白芍、麻黄、大黄、芒硝各 50 g,桔梗、石膏、黄芩 各 100 g,滑石 300 g,甘草 200 g,荆芥穗、栀子、白术(炒)各 25 g。

【制备方法】以上 17 味,滑石粉碎成极细粉;其余防风等 16 味粉碎成细粉,过筛,混匀,用 水制丸,干燥,用滑石粉包衣,打光,干燥,即得。或以上 17 味,粉碎成细粉,过筛,混匀,用水制 丸,干燥,即得。

【剂型规格】丸剂:水丸,每 20 丸重 1 g。颗粒剂:每袋装 3 g。

【用法用量】丸剂:口服。一次 6 g,一日 2 次。颗粒剂:口服。一次 3 g,一日 2 次。

【功能与主治】解表通里,清热解毒。用于外寒内热,表里俱实,恶寒壮热,头痛咽干,小便 短赤,大便秘结,瘰疬初起,风疹湿疮。

【方解】方中麻黄、防风、荆芥穗、薄荷疏风解表为君药。大黄、芒硝泻热通便;栀子、滑石清 热利湿,使邪从二便分消;石膏、黄芩、连翘、桔梗清热泻火解毒,共为臣药。当归、川芎、白芍养 血活血;白术健脾燥湿,皆为佐药。甘草和中缓急,配桔梗以利咽,以为使药。诸药合用,则表 里并治,汗下清利合用,共奏解表通里、清热解毒之功。

【类方比较】本品与午时茶颗粒均可治疗表里同病,但本品以麻黄、防风、荆芥穗、薄荷配伍 大黄、芒硝、石膏、黄芩、连翘等,功擅解表通里,清热解毒,适用于外寒内热,表里俱实证。午时 茶颗粒用藿香、紫苏叶、白芷、羌活、防风配伍苍术、陈皮、厚朴等,功擅祛风解表,化湿和中,适用于外感风寒、内伤食积证。

【临床应用】

（1）本品适用于外感风寒，内有蕴热之证，临床应用以恶寒发热、溲黄、便秘为辨证要点。

（2）用于感冒、上呼吸道感染、湿疹、荨麻疹、面部痤疮、扁平疣、酒渣鼻、淋巴结结核、副鼻窦炎、尿路感染、肥胖症见上述证候者。

【注意事项】

（1）虚寒证者不适用。

（2）孕妇慎用。

【不良反应】有文献报道，服本品后出现过敏性皮疹。

【药理作用】主要有解热、抗炎、抗菌、通便、降脂等作用。

小柴胡颗粒（片）
（《中国药典》2020 年版第一部）

【药物组成】柴胡 445 g，半夏（姜制）222 g，黄芩、党参、甘草、生姜、大枣各 167 g。

【制备方法】以上 7 味，柴胡、黄芩、党参、甘草及大枣加水煎煮 2 次，每次 1.5 h，合并煎液，滤过，滤液浓缩至适量。姜半夏、生姜用 70％乙醇作溶剂，浸渍 24 h 后进行渗漉，收集渗漉液约 600 ml，回收乙醇，与上述浓缩液合并，浓缩至适量，加入适量的蔗糖，制成颗粒，干燥，制成 1 000 g；或与适量的糊精、甘露醇等辅料制成颗粒 400 g；或与适量的乳糖制成颗粒 250 g，即得。

【剂型规格】颗粒剂：① 每袋装 10 g。② 每袋装 4 g（无蔗糖）。③ 每袋装 2.5 g（无蔗糖）。片剂：每片重 0.4 g。

【用法用量】颗粒剂：开水冲服；一次 1～2 袋，一日 3 次。片剂：口服。一次 4～6 片，一日 3 次。

【功能与主治】解表散热，和解少阳。用于外感病，邪犯少阳证，症见寒热往来，胸胁苦满，食欲不振，心烦喜呕，口苦咽干。

【方解】方中以柴胡透解少阳之邪为君药，黄芩清泄少阳之热为臣药，柴、芩相配，达和解少阳之功。佐以半夏、生姜和胃降逆止呕；党参、大枣益气健脾，扶正祛邪。甘草调和诸药为使。全方共奏解表散热、和解少阳之功。

【临床应用】

（1）本品适用于少阳证，临床应用以往来寒热，胸胁苦满，不欲饮食为辨证要点。

（2）用于感冒、疟疾、慢性肝炎、慢性胆囊炎、慢性胃炎、乳腺炎等见上述证候者。

【注意事项】

（1）风寒感冒、肝火偏盛、肝阳上亢者忌服。

（2）过敏体质慎用。

【药理作用】主要有保肝、利胆、解热、抗炎和抗病原微生物等作用。

四、扶正解表类

扶正解表类成药由补益药与解表药配合组成，具有补益扶正，疏散外邪的功能，主治体质素虚又感受外邪所致的虚人外感证。

代表性中成药：参苏丸等。

参 苏 丸

（《中国药典》2020 年版第一部）

【药物组成】党参、紫苏叶、葛根、前胡、茯苓、半夏（制）各 75 g，陈皮、枳壳（炒）、桔梗、甘草、木香各 50 g。

【制备方法】以上 11 味，粉碎成细粉，过筛，混匀。另取生姜 30 g、大枣 30 g，分次加水煎煮，滤过。取上述粉末，用煎液泛丸，干燥，即得。

【剂型规格】丸剂：水丸，每 10 丸重 0.8 g。

【用法用量】丸剂：口服。一次 6～9 g，一日 2～3 次。

【功能与主治】益气解表，疏风散寒，祛痰止咳。用于身体虚弱，感受风寒所致的感冒，症见恶寒发热，头痛鼻塞，咳嗽痰多，胸闷呕逆，乏力气短。

【方解】方中以紫苏叶、葛根散风寒，解肌表，为君药。前胡、桔梗、法半夏宣降肺气，化痰止咳；陈皮、枳壳理气宽胸、燥湿化痰共为臣药。佐以党参益气健脾，扶正托邪；茯苓健脾渗湿以消痰；木香行气醒脾畅中。甘草补气安中、调和诸药，为佐使之用。诸药相合，共奏益气解表，疏风散寒，祛痰止咳之功。

【临床应用】

(1) 本品适用于气虚外感风寒之证，临床应用以恶寒发热，咳嗽痰多，乏力气短为辨证要点。

(2) 用于感冒、反复感冒、慢性上呼吸道感染见上述证候者。

【注意事项】

(1) 风热感冒者不宜。

(2) 孕妇慎用。

【药理作用】主要有解热、抗炎、镇咳等作用。

【附表：常用解表类中成药】

名 称	药物组成	功 用	主 治	用法用量	注意事项
风寒感冒颗粒	麻黄，桂枝，白芷，陈皮，桔梗，干姜，甘草，紫苏叶，防风，葛根，苦杏仁	发汗解表，疏风散寒	风寒感冒，发热，头痛，恶寒，无汗，咳嗽，鼻塞，流清涕	开水冲服。一次8 g，一日 3 次；儿童酌减。可食用热粥，以助汗出	风热感冒及寒郁化热明显者忌用；方中含麻黄，高血压、心脏病者慎用
风热感冒颗粒	桑叶，菊花，连翘，薄荷，牛蒡子，苦杏仁，桑枝，六神曲，芦根，板蓝根，荆芥穗	清热解毒，宣肺利咽	风热感冒，发热，有汗，鼻塞，头痛，咽痛，咳嗽，多痰	口服。一次10 g，一日 3 次；小儿酌减	风寒外感者慎用

（续表）

名　称	药物组成	功　用	主　治	用法用量	注意事项
正柴胡饮颗粒	柴胡，陈皮，防风，芍药，甘草，生姜	发散风寒，解热止痛	外感风寒所致的发热恶寒，无汗，头痛，鼻塞，喷嚏，咽痒咳嗽，四肢酸痛	开水冲服。一次10 g或3 g（无蔗糖），一日3次，小儿酌减或遵医嘱	风热感冒禁用
疏风解毒胶囊	虎杖，连翘，板蓝根，柴胡，败酱草，马鞭草，芦根，甘草	疏风清热，解毒利咽	急性上呼吸道感染属风热证，症见发热，恶风，咽痛，头痛，鼻塞，流浊涕，咳嗽	口服。一次4粒，一日3次	
连花清瘟胶囊	连翘，金银花，炙麻黄，炒苦杏仁，石膏，板蓝根，绵马贯众，鱼腥草，广藿香，大黄，红景天，薄荷脑，甘草	清瘟解毒，宣肺泄热	流行性感冒属热毒袭肺证，症见发热或高热，恶寒，肌肉酸痛，鼻塞流涕，咳嗽，头痛，咽干咽痛，舌偏红，苔黄或黄腻	口服。一次4粒，一日3次	风寒感冒者慎用
抗病毒口服液	板蓝根，连翘，石膏，知母，广藿香，芦根，地黄，石菖蒲，郁金	清热祛湿，凉血解毒	风热感冒，温病发热及上呼吸道感染流行性感冒、腮腺炎病毒感染疾患	口服。一次10 ml，一日2～3次（早饭前和午饭、晚饭后各服一次）；小儿酌减	高血压、心脏病、肝病、肾病等慢性病严重者慎用；儿童、年老体弱者慎用；过敏体质者慎用
葛根芩连片	葛根，黄芩，黄连，炙甘草	解肌清热，止泻止痢	湿热蕴结所致的泄泻，痢疾，症见身热烦渴，下痢臭秽，腹痛不适	口服。一次3～4片，一日3次	脾胃虚寒腹泻、慢性虚寒性痢疾慎用。苦寒伤胃，不可过服、久服。严重脱水者，应采取相应的治疗措施
败毒散	党参，茯苓，枳壳，甘草，川芎，羌活，独活，柴胡，前胡，桔梗	发汗解表，散风祛湿	外感热病，憎寒壮热，项强头痛，四肢酸痛，噤口痢疾，无汗鼻塞，咳嗽有痰	口服，一次6～9 g，一日1～2次	

第二节　泻下类

　　泻下类中成药具有通导大便、排除肠胃积滞等功能，主要用于治疗肠胃积滞、大便不通的病证。

　　大便不通多见于习惯性便秘、痔疮，也见于伴有便秘的咽喉炎、口腔溃疡、牙周炎等实热证候，临床以腹中胀满，大便秘结等症状为主。根据热结，燥结等不同，泻下类中成药有寒下和润下之分。

　　服用泻下类成药，宜中病即止，以免过下伤正。对年老体虚，孕妇、产妇或正值经期，病后伤津以及亡血者,均应慎用或禁用。并注意饮食调养,凡生冷、油腻、烙烤、辛辣刺激等不易消化之品,均不宜过早进食,以免重伤胃气。

一、寒下类

寒下类中成药具有攻逐积热、行气导滞的功能,主治里热积滞实证。临床多见大便秘结,腹部或胀或满或痛,舌红苔黄等表现。

代表性中成药:清宁丸、九制大黄丸、当归龙荟丸等。

清　宁　丸

（《中国药典》2020 年版第一部）

【药物组成】大黄 600 g,侧柏叶、绿豆、桑叶、车前草、陈皮、厚朴(姜制)、香附(醋制)、半夏(制)、白术(炒)、黑豆、麦芽各 25 g,桃枝 5 g,牛乳 50 g。

【制备方法】以上 14 味,除牛乳外,将大黄粉碎为小块,另取黄酒 600 ml,与大黄拌于罐中,加盖封闭,隔水加热炖至酒尽,取出,低温干燥。其余绿豆等 12 味,分别酌予碎断,分次水煎至味尽,去渣,合并煎液,滤过,滤液适当浓缩后加入牛乳,浸拌上述制成的大黄,再入罐中,加盖封闭,按上法炖至液尽,取出,低温干燥,研成细粉,过筛。每 100 g 粉末用炼蜜 35～50 g 加适量的水泛丸,干燥,制成水蜜丸;或每 100 g 粉末加炼蜜 100～120 g 制成大蜜丸,即得。

【剂型规格】水蜜丸:每袋装 6 g。大蜜丸:每丸重 9 g。

【用法用量】口服。水蜜丸一次 6 g;大蜜丸一次 9 g,一日 1～2 次。

【功能与主治】清热泻火,消肿通便。用于火毒内蕴所致的咽喉肿痛、口舌生疮、头晕耳鸣、目赤牙痛、腹中胀满、大便秘结。

【方解】方中大黄苦寒,清泻热结,为君药。绿豆、侧柏叶、桑叶、桃枝清热凉血,活血消肿,车前草清热利水,共为臣药。陈皮、厚朴、香附理气除胀,消痞除满,白术健脾化湿,半夏化痰和胃,为佐药。牛乳补益脾胃,麦芽、黑豆健脾消食,为使药。全方共奏清热泻火,消肿通便之功。

【临床应用】

（1）本品适用于火毒内蕴证,临床应用以咽喉肿痛,目赤牙痛,或腹部胀满、大便秘结为辨证要点。

（2）用于急性咽炎、急性口腔炎、急性牙龈(周)炎、口疮、急性结膜炎见上述证候者。

【注意事项】

（1）阴虚火旺者慎用。

（2）孕妇忌服。

【不良反应】服用本品量过大,可能会有轻微腹痛,停药后可自行缓解。

九　制　大　黄　丸

（《中国药典》2020 年版第一部）

【药物组成】大黄 500 g。

【制备方法】取大黄酌予碎断,加入黄酒250 ml与水适量,加盖密闭,高压或隔水加热炖至黄酒基本蒸尽,取出,干燥,粉碎成细粉,过筛,混匀,用水泛丸,干燥,即得。

【剂型规格】丸剂:每袋装6 g。

【用法与用量】口服。一次6 g,一日1次。

【功能与主治】泻下导滞。用于胃肠积滞的便秘、湿热下痢,症见口渴不休,停食停水,胸热心烦,大便燥结,小便赤黄。

【方解】方中大黄苦寒,功擅泻热通便。本方用黄酒蒸煮大黄而成,使大黄攻积导滞之功有所缓和,不宜损伤正气。

【临床应用】

(1)用于治疗胃肠积滞证,临床以胁肋疼痛,心烦不宁,耳鸣耳聋,大便干结为辨证要点。

(2)用于食积、便秘、中耳疾病、听神经炎、耳硬化症、慢性耳炎、萎缩性鼻炎、儿童上颌窦炎、咽炎和喉管炎、慢性粒细胞性白血病见上述证候者。

【注意事项】

(1)冷积便秘,阴虚阳亢之眩晕慎用。

(2)素体脾虚、年迈体弱及孕妇慎用。

【药理作用】主要有通便作用。

当归龙荟丸
(《中国药典》2020年版第一部)

【药物组成】龙胆(酒炒)、栀子、黄连(酒炒)、黄芩(酒炒)、黄柏(盐炒)、当归(酒炒)各100 g,芦荟、青黛、大黄(酒炒)各50 g,木香25 g,麝香5 g。

【制备方法】以上11味,除人工麝香外,其余酒当归等10味粉碎成细粉,将人工麝香研细,与上述粉末配研,过筛,混匀,用水泛丸,低温干燥,即得。

【剂型规格】水丸:每丸重3 g。

【用法用量】口服。一次6 g,一日2次。

【功能与主治】泻火通便。用于肝胆火旺,心烦不宁,头晕目眩,耳鸣耳聋,胁肋疼痛,脘腹胀痛,大便秘结。

【方解】方中龙胆专入肝经,清肝泻火;大黄、芦荟苦寒凉肝,泻火通便,共为君药。黄连、黄芩、黄柏、栀子清泻三焦火热之邪,青黛清肝泻火,共为臣药。当归、木香养血调气,配伍辛温走窜的麝香,通行十二经脉,开窍醒神,共为佐药。诸药合用,共奏清热泻火通便之功。

【类方比较】本品与清宁丸均含有大黄,功能泻火通便,用于热结便秘证。但本品以龙胆、栀子、黄连、黄芩、黄柏、当归配伍芦荟、大黄、青黛等,功擅清肝泻火通便,适用于肝胆火旺所致的耳鸣耳聋、胁肋疼痛、大便秘结等症;清宁丸重用大黄配伍绿豆、侧柏叶、桑叶、桃枝、车前草等,功擅清热泻火,消肿通便,适用于火毒内蕴所致的咽喉肿痛、口舌生疮、大便秘结等症。

【临床应用】

(1)用于治疗肝胆实火证,临床以胁肋疼痛,心烦不宁,耳鸣耳聋,大便干结为辨证要点。

(2)用于中耳炎、听神经炎、耳硬化症、慢性耳炎、萎缩性鼻炎、儿童上颌窦炎、咽炎和喉管炎、慢性粒细胞性白血病见上述证候者。

【注意事项】

(1) 本品含麝香,孕妇忌服。

(2) 冷积便秘,阴虚阳亢之眩晕慎用。

(3) 素体脾虚、年迈体弱及孕妇慎用。

【不良反应】服用本品量大时,有轻微的腹痛、腹泻、恶心等消化道症状,停药后自行消失。

【药理作用】主要有抗菌、利胆、促进肠蠕动、增强免疫等作用。

二、润下类

润下类中成药具有润肠通便的功能,主治肠燥津亏的便秘。临床多见大便秘结,小便短赤,或口渴腹胀等表现。

代表性中成药:麻仁丸、便通片等。

麻 仁 丸

《中国药典》2020 年版第一部》

【药物组成】火麻仁、白芍(炒)、枳实(炒)、大黄各 200 g,苦杏仁、厚朴(姜制)各 100 g。

【制备方法】以上 6 味,除火麻仁、苦杏仁外,其余大黄等四味粉碎成细粉,再与火麻仁、苦杏仁掺研成细粉,过筛,混匀。每 100 g 粉末用炼蜜 30~40 g 加适量的水制丸,干燥,制成水蜜丸;或加炼蜜 90~110 g 制成小蜜丸或大蜜丸,即得。

【剂型规格】丸剂:大蜜丸:每丸重 9 g。

【用法用量】丸剂:口服。水蜜丸一次 6 g,小蜜丸一次 9 g,大蜜丸一次 1 丸,一日 1~2 次。

【功能与主治】润肠通便。用于肠热津亏所致的便秘,症见大便干结难下、腹部胀满不舒;习惯性便秘见上述证候者。

【方解】方中火麻仁质润多脂,润肠通便,为君药。杏仁降气润肠,白芍养阴和里,为臣药。枳实下气破结,厚朴消痞除满,大黄苦寒泻下,三者合用增强降泻通便之力,为佐药。蜂蜜润肠,使下不伤正,为使药。诸药合用,共奏润肠通便之功。

【临床应用】

(1) 本品适用于肠胃燥热之便秘证,临床以大便干结难下、小便频数为辨证要点。

(2) 用于习惯性便秘、老年人便秘、痔疮便秘见上述证候者。

【注意事项】

(1) 虚寒性便秘不宜服用。

(2) 本品含攻下破积药,孕妇慎用。

【药理作用】主要有通便、促进肠运动等作用。

便 通 片

《中国药典》2020 年版第一部》

【药物组成】麸炒白术 296 g,肉苁蓉 210 g,当归 170 g,桑椹、枳实 127 g,芦荟 65 g。

【制备方法】以上 6 味,芦荟粉碎成细粉,过筛,备用;其余麸炒白术等五味加水煎煮 2 次,每次

2 h,合并煎液,滤过,滤液静置12 h,取上清液浓缩至清膏状。取芦荟粉、清膏及淀粉适量混匀,制粒,制成的颗粒与微晶纤维素、羧甲基淀粉钠、硬脂酸镁适量混匀,压制成1 000片,包薄膜衣,即得。

【剂型规格】片剂:每片重0.46 g。

【用法用量】片剂:口服。一次3片,一日2次,或遵医嘱。

【功能与主治】健脾益肾,润肠通便。用于脾肾不足,肠腑气滞所致的便秘,症见大便秘结或排便乏力,神疲气短,头晕目眩,腰膝酸软。

【方解】方中白术健脾益气,肉苁蓉温肾益精,润肠通便,共为君药。当归养血活血,润肠通便;桑椹滋阴补血,生津润肠,共为臣药。枳实破气消痞散结;芦荟苦寒,泻火通便,为佐药。诸药合用,共奏健脾益肾,润肠通便之功。

【临床应用】

(1)本品适用于脾肾不足、肠腑气滞之便秘证,临床以便秘或排便乏力,神疲乏力,腰膝酸软为辨证要点。

(2)用于习惯性便秘、老年人便秘、痔疮便秘见上述证候者。

【注意事项】

(1)实热性便秘不宜服用。

(2)不宜在服药期间同时服用温补性中成药。

(3)患有心脏病、糖尿病、肾病等慢性病严重者应在医师指导下服用。

【不良反应】偶见轻度腹痛、腹泻、皮疹等不良反应。

【附表:常用泻下类中成药】

名　称	药物组成	功　用	主治	用法用量	注意事项
通便宁片	番泻叶干膏粉,牵牛子,砂仁,白豆蔻	宽中理气,泻下通便	实热便秘。腹痛拒按,腹胀纳呆,口干口苦,小便短赤,舌红苔黄,脉弦滑数	口服。一次4片,一日1次;如服药8 h后不排便再服1次,或遵医嘱	脾胃虚寒冷积便秘者慎服;体虚者忌长期服用
通便灵胶囊	番泻叶,当归,肉苁蓉	泻热导滞,润肠通便	热结便秘,长期卧床便秘,一时性腹胀便秘,老年习惯性便秘	口服,一次5～6粒,一日1次	脾胃虚寒者慎用
苁蓉通便口服液	何首乌,肉苁蓉,枳实(麸炒),蜂蜜	润肠通便	中老年人,病后产后等虚性便秘及习惯性便秘	口服液:口服。一次10～20 ml,一日1次。睡前或清晨服用	实热积滞致大便燥结者不宜用;孕妇慎用
麻仁润肠丸	火麻仁,炒苦杏仁,大黄,木香,陈皮,白芍	润肠通便	肠胃积热,胸腹胀满,大便秘结	口服。一次1～2丸,一日2次	孕妇慎用
麻仁滋脾丸	制大黄,火麻仁,当归,姜厚朴,炒苦杏仁,麸炒枳实,郁李仁,白芍	润肠通便,消食导滞	胃肠积热、肠燥津伤所致的大便秘结、胸腹胀满、饮食无味、烦躁不宁、舌红少津	口服。小蜜丸一次9 g(45丸),大蜜丸一次1丸,一日2次	脾胃虚寒之便秘慎用;年老体弱者慎用;孕妇慎用

（续表）

名　称	药物组成	功　用	主　治	用法用量	注意事项
芪蓉润肠口服液	炙黄芪,肉苁蓉,白术,太子参,玄参,麦冬,当归,黄精(制),桑椹,黑芝麻,火麻仁,郁李仁,枳壳(麸炒),蜂蜜	益气养阴,健脾滋肾,润肠通便	气阴两虚,脾肾不足所致的虚证便秘,症见大便干结,临厕努挣乏力,便后疲乏,腹胀不适,舌淡红苔薄白,脉沉或细弦等症	口服,一次 20 ml,一日 3 次,或遵医嘱	孕妇慎用
舟车丸	醋制甘遂,醋制红大戟,醋制芫花,炒牵牛子,大黄,醋制青皮,陈皮,木香,轻粉	行气利水	蓄水腹胀,四肢水肿,胸腹胀满,停饮喘急,大便秘结,小便短少	口服。一次 3 g,一日 1 次。一日 1 次	水肿属阴水者禁用;本品峻猛攻逐,有碍胎气,孕妇忌用;方中甘遂、大戟、芫花及轻粉都有一定的毒性,不可过量久服;本药苦寒,易伤脾胃

第三节　清　热　类

清热类中成药具有清热泻火、凉血解毒、清热解暑、退虚热等功能,主要用于治疗里热证。

里热证多见于上呼吸道感染、肺炎、急性扁桃体炎、急性咽炎、急性气管炎、带状疱疹、中耳炎、急性结膜炎、急性胆囊炎、急性盆腔炎、泌尿系感染、胆道感染及化脓性炎症等病症。其临床表现以心烦、身热、口渴、尿赤等为主。

由于里热证有程度、部位及性质等的不同,故清热类中成药可分为清热解毒、清脏腑热、清热解暑三类。

清热药多寒凉,易伤脾胃,影响运化,应酌情配伍醒脾和胃药,以防伤胃。对有表证及寒证者禁用,体质虚弱、孕妇及产后慎用。在用药期间,还应注意忌食生冷油腻及不易消化的食物。

一、清热解毒类

清热解毒类中成药具有清热,泻火,解毒的功能,主治瘟疫、温毒、火毒及疮疡疔毒等证。临床多见头面红肿热痛、咽喉肿痛、口舌生疮、大热渴饮、谵语神昏、吐衄发斑、便秘溲赤、舌苔黄燥等表现。

代表性中成药:牛黄上清丸(胶囊、片)、牛黄解毒片(胶囊)、银黄片(颗粒)、感冒退热颗粒等。

牛黄上清丸(胶囊、片)

《中国药典》2020 年版第一部

【药物组成】人工牛黄 2 g,薄荷 30 g,菊花 40 g,荆芥穗、白芷、川芎、黄连、赤芍、桔梗各 16 g,栀子、黄芩、连翘、当归各 50 g,地黄 64 g,大黄、石膏各 80 g,黄柏、冰片、甘草各 10 g。

【制备方法】以上 19 味,除人工牛黄、冰片外,其余薄荷等 17 味粉碎成细粉;将冰片研细,与人工牛黄及上述粉末配研,过筛,混匀。用 4% 炼蜜和水泛丸,制成水丸;或每 100 g 粉末加炼蜜 120～130 g 制成小蜜丸或大蜜丸;或每 100 g 粉末加炼蜜 35～65 g 及适量水制成水蜜丸,干燥,即得。

【剂型规格】丸剂:① 大蜜丸每丸重 6 g。② 小蜜丸每 100 丸重 20 g。③ 小蜜丸每袋装 6 g。④ 水蜜丸每 100 丸重 10 g。⑤ 水蜜丸每袋装 4 g。⑥ 水丸每 16 粒重 3 g。胶囊剂:每粒装 0.3 g。片剂:薄膜衣片,每片重 0.265 g。

【用法与用量】丸剂:口服。小蜜丸一次 6 g,水蜜丸一次 4 g,水丸一次 3 g,大蜜丸一次 1 丸,一日 2 次。胶囊剂:口服。一次 3 粒,一日 2 次。片剂:口服。一次 4 片,一日 2 次。软胶囊剂:口服。一次 4 粒,一日 2～3 次。

【功能与主治】清热泻火,散风止痛。用于热毒内盛、风火上攻所致的头痛眩晕、目赤耳鸣、咽喉肿痛、口舌生疮、牙龈肿痛、大便燥结。

【方解】方中人工牛黄清热解毒,消肿止痛,为君药。黄芩、黄连、黄柏、大黄、栀子苦寒清热解毒,泻火除湿,又能凉血消肿,合用泻三焦火毒湿热;石膏擅清泄阳明实火,共为臣药。菊花、连翘辛凉疏散风热,又清热解毒;荆芥、白芷辛散解表疏风,消肿止痛;薄荷疏风利咽,诸药合用内寓"火郁发之"之意;赤芍、地黄、当归、川芎凉血活血,祛风止痛,兼养血滋阴,防诸药伤津;冰片透散郁火,通窍利咽,聪耳明目,共为佐药。桔梗载药上行,甘草调和诸药,共为使药。诸药合用,共奏清热泻火、散风止痛之功。

【临床应用】

(1) 本品适用于火毒内盛,风热上攻之证,临床应用以头痛眩晕、咽喉肿痛、目赤耳鸣、口舌生疮为辨证要点。

(2) 用于治疗原发性高血压、血管神经性头痛、急性牙龈(周)炎,急性智齿冠周炎、急性结膜炎、急性咽炎、急性口炎、复发性口疮、牙龈炎、急性咽炎、口腔炎、口腔溃疡见上述证候者。

【注意事项】

(1) 阴虚火旺所致的头痛、眩晕、牙痛、咽痛慎用。

(2) 老人、儿童、素体脾胃虚弱者及孕妇慎服。

(3) 用本品治疗喉痹、口疮、口糜、牙宣、牙痛时,可配合使用外用药物,以增强疗效。

【不良反应】据文献报道,本品有药疹、贫血及过敏性休克等不良反应。

【药理作用】主要有镇痛、抗炎、通便和解热等作用。

牛黄解毒片(胶囊)
(《中国药典》2020 年版一部)

【药物组成】人工牛黄 5 g,雄黄、甘草各 50 g,石膏、大黄各 200 g,黄芩 150 g,桔梗 100 g,冰片 25 g。

【制备方法】以上 8 味,雄黄水飞成极细粉;大黄粉碎成细粉;人工牛黄、冰片研细;其余黄芩等 4 味加水煎煮 2 次,每次 2 h,滤过,合并滤液,滤液浓缩成稠膏或干燥成干浸膏,加入大黄、雄黄粉末,制粒,干燥,再加入人工牛黄、冰片粉末,混匀,压制成 1 000 片(大片)或 1 500 片(小片),或包糖衣或薄膜衣,即得。

【剂型规格】片剂:每片重 0.25 克。胶囊剂:① 每粒相当于饮片 0.78 g,每粒装 0.3 g,每粒装 0.4 g,每粒装 0.5 g。② 每粒相当于饮片 0.52 g,每粒装 0.3 g。

【用法用量】片剂:口服。小片一次 3 片,大片一次 2 片,一日 2～3 次。胶囊剂:口服。一次 2 粒〔规格①〕,或一次 3 粒〔规格②〕,一日 2～3 次。

【功能与主治】清热解毒。用于火毒内盛证,症见咽喉肿痛,口舌生疮,牙龈肿痛,目赤肿痛。

【方解】方中以人工牛黄清心泻火解毒为君药。生石膏、黄芩清中、上焦热毒;大黄清热解毒,泻火通便,开实火下行之路,共为臣药。雄黄、冰片清热解毒,消肿散结止痛;桔梗宣肺利咽,共为佐药。甘草解毒并调和诸药,为使药。诸药合用,共奏清解热毒之功。

【类方比较】本品与牛黄上清丸均含有人工牛黄、石膏、大黄、黄芩、桔梗、冰片、甘草 7 味药,具有清热解毒、消肿止痛之功,但本品各药剂量为牛黄上清丸中七药剂量的 2 倍及以上,故本品药专力宏,以清热解毒之功见长,适用于火毒内盛之证。牛黄上清胶囊中还配有菊花、连翘、薄荷、荆芥穗、白芷辛散透邪,寓"火郁发之"之意;赤芍、地黄、当归、川芎凉血活血,上行头目,祛风止痛,故擅长治疗火毒内盛,风火上攻诸症。

【临床应用】

(1) 本品适用于火热毒邪炽盛之证,临床应用以咽喉、牙龈肿痛,口舌生疮,目赤肿痛,舌质红,苔黄,脉滑数为辨证要点。

(2) 用于治疗急性牙龈(周)炎、急性咽炎、口腔炎、口腔溃疡等见上述证候者。

【注意事项】

(1) 虚火上炎所致口疮、牙痛、喉痹者慎用。

(2) 脾胃虚弱者慎用。

(3) 本品含有雄黄,不宜过量、久服。

【不良反应】有文献报道,大量服用牛黄解毒片(丸)致慢性砷中毒和全身皮肤黑色素(黑皮病)沉着、掌跖角化过度、尿血、便血、皮肤药疹、过敏休克、肝脏损害的个案报道;还有 1 例防风通圣丸和牛黄解毒片联用出现中毒症状,不良反应涉及神经、循环、泌尿、消化、呼吸和血液系统。轻度不良反应患者停药后可痊愈,严重者需对症处理,砷中毒患者应用二巯基丙磺酸钠肌内注射,对症治疗 1 月余缓解。

【药理作用】主要有抗炎、抑菌、解热、镇痛等作用。

银黄片(颗粒)
(《中国药典》2020 年版第一部)

【药物组成】金银花提取物 100 g,黄芩提取物 40 g。

【制备方法】以上 2 味,加淀粉适量,混匀,压制成 1 000 片,包糖衣,即得。

【剂型规格】片剂:糖衣片(片心重 0.25 g);薄膜衣片每片重 0.27 g。颗粒剂:① 每袋装 4 g。② 每袋装 8 g。③ 每袋装 4 g(无蔗糖)。④ 每袋装 3 g(无蔗糖)。⑤ 每袋装 2 g(无蔗糖)。⑥ 每袋装 4 g(无蔗糖)。

【用法用量】片剂:口服。一次 2～4 片,一日 4 次。颗粒剂:开水冲服。一次 1～2 袋〔规格①、规格③、规格④、规格⑤〕或一次 0.5～1 袋〔规格②、规格⑥〕,一日 2 次。

【功能与主治】清热疏风,利咽解毒。用于外感风热、肺胃热盛所致的咽干、咽痛、喉核肿大、口渴、发热;急慢性扁桃体炎、急慢性咽炎、上呼吸道感染见上述证候者。

【方解】方中金银花清热解毒、清轻宣散,利咽喉,为君药。黄芩清解中上二焦热邪,为臣药。二者合用,共奏清热疏风,利咽解毒之功。

【临床应用】

(1)本品适用于火热毒邪炽盛证,临床应用以为发热、咽痛,或疮疖脓肿,舌红苔黄,脉浮数等为辨证要点。

(2)用于治疗上呼吸道感染、急性扁桃体炎、咽喉炎、鼻窦炎、流行性乙型脑炎、眼结膜炎等见上述证候者。

【注意事项】脾气虚寒见大便溏者慎用。

【药理作用】主要有抑菌、抗炎等作用。

感冒退热颗粒

(《中国药典》2020年版第一部)

【药物组成】大青叶、板蓝根各435 g,连翘、拳参各217 g。

【制备方法】以上4味,加水煎煮2次,每次1.5 h,合并煎液,滤过,滤液浓缩至相对密度约为1.08(90~95℃)的清膏,待冷至室温,加等量的乙醇使沉淀,静置,取上清液浓缩至相对密度为1.20(60℃)的清膏,加等量的水,搅拌,静置8 h。取上清液浓缩成相对密度为1.38~1.40(60℃)的稠膏,加蔗糖粉、糊精及乙醇适量,制成颗粒,干燥,制成1 000 g;或取上清液浓缩成相对密度为1.09~1.11(60℃)的清膏,加糊精、矫味剂适量,混匀,喷雾干燥,制成250 g(无蔗糖),即得。

【剂型规格】颗粒剂:每袋装① 18 g。② 4.5 g(无蔗糖)。

【用法用量】开水冲服。一次1~2袋,一日3次。

【功能与主治】清热解毒,疏风解表。用于外感风热、热毒壅盛证,症见发热、咽喉肿痛。

【方解】方中大青叶、板蓝根清热解毒利咽,共为君药。连翘清热解毒散结,拳参清热解毒,共为臣药。诸药合用,共奏清热解毒、疏风解表之功。

【类方比较】本品与感冒清热颗粒均具有疏风解表之功,可用于治疗感冒。但本品以大青叶、板蓝根配伍连翘、拳参,清热解毒之功强,兼以疏风解表,适用于外感风热、热毒壅盛之发热、咽喉肿痛等症;感冒清热颗粒用荆芥穗、防风、紫苏、白芷配伍柴胡、葛根、苦地丁等,疏风解表、散寒止痛之功强,解肌清热,适用于风寒感冒之头痛发热、恶寒身痛等症。

【临床应用】

(1)本品适用于外感风热证,临床应用以发热,咽喉肿痛为辨证要点。

(2)用于感冒、上呼吸道感染、乳蛾、急性扁桃体炎、喉痹、急性咽炎等见上述证候者。

【注意事项】风寒外感者慎用。

二、清脏腑热类

清脏腑热类中成药具有清解脏腑经络邪热的功能,主治热邪偏盛于某一脏腑所产生的火热证候。临床多见心烦、胁痛、口苦等表现。

代表性中成药:龙胆泻肝丸、导赤丸、左金丸等。

龙胆泻肝丸
(《中国药典》2020 年版第一部)

【药物组成】龙胆草、柴胡、泽泻、地黄各 120 g,黄芩、栀子(炒)、木通、车前子(盐炒)、当归(酒炒)、甘草(蜜炙)各 60 g。

【制备方法】以上 10 味,粉碎成细粉,过筛,混匀。每 100 g 粉末加炼蜜 160～170 g 制成小蜜丸或大蜜丸,即得。

【剂型规格】① 小蜜丸,每 100 丸重 20 g。② 大蜜丸,每丸重 6 g。

【用法用量】口服。小蜜丸一次 6～12 g(30～60 丸),大蜜丸一次 1～2 丸,一日 2 次。

【功能与主治】清肝胆,利湿热。用于肝胆湿热证,症见头晕目赤,耳鸣耳聋,耳肿疼痛,胁痛口苦,尿赤涩痛,湿热带下。

【方解】方中以龙胆泻肝胆实火,清下焦湿热为君药。臣以黄芩、栀子清肝利胆,泻火解毒,增强龙胆清热除湿之功。木通、泽泻、车前子清热利湿,使下焦湿热从小便而去;生地、当归滋阴养血,并防诸药苦燥渗利伤阴;柴胡疏肝解郁,条达肝气,亦可引诸药归于肝胆经,共为佐药。甘草调和诸药,护胃安中,为使药。诸药相合,共奏疏肝利胆、清热除湿之功。

【临床应用】

(1) 本品适用于肝胆湿热证,临床应用以头晕目赤,胁痛口苦,尿赤涩痛为辨证要点。

(2) 用于治疗急性结膜炎、急性胆囊炎、急性盆腔炎、尿路感染、乙型病毒性肝炎、带状疱疹、非化脓性中耳炎、痤疮、幽门螺杆菌相关性胃炎、早期麦粒肿、高血压等见上述证候者。

【注意事项】

(1) 脾胃虚寒者慎用。

(2) 体弱年老者慎用,中病即止,不可久服。

(3) 高血压剧烈头痛,服药后头痛不见减轻,伴呕吐、神志不清,或口眼歪斜、瞳仁不等症状之高血压危象者,应立即停药并采取相应急救措施。

【不良反应】目前尚未检索到关木通改为木通后的本品不良反应报道。

【药理作用】主要有抗炎、镇痛、保肝、利胆及免疫调节等作用。

导 赤 丸
(《中国药典》2020 年版第一部)

【药物组成】连翘、玄参、天花粉、黄芩、滑石、栀子(姜炒)各 120 g,黄连、木通、赤芍、大黄各 60 g。

【制备方法】以上 10 味,粉碎成细粉,过筛,混匀。每 100 g 粉末加炼蜜 50～60 g 及适量的水制丸,干燥,制成水蜜丸;或加炼蜜 120～140 g 制成大蜜丸,即得。

【剂型规格】① 水蜜丸,每 10 粒重 1 g。② 大蜜丸,每丸重 3 g。

【用法用量】口服。水蜜丸一次 2 g,大蜜丸一次 1 丸,一日 2 次;周岁以内小儿酌减。

【功能与主治】清热泻火,利尿通便。用于火热内盛所致的口舌生疮、咽喉疼痛、心胸烦热、小便短赤、大便秘结。

【方解】方中连翘清热解毒,栀子清心除烦,共为君药。黄连、黄芩清上焦心肺之火,助君药清热除烦,共为臣药。天花粉清热生津;玄参、赤芍清热解毒凉血;大黄泻热通便,助邪热从大便而走;木通、滑石清热利湿,助邪热从小便而去,共为佐药。诸药合用,共奏清热泻火,利尿通便之功。

【临床应用】

(1) 本品适用于心经郁热证,临床应用以口舌生疮,咽喉疼痛,心烦口渴,尿黄,大便秘结为辨证要点。

(2) 用于治疗口腔炎、口腔溃疡、复发性口疮、小儿鹅口疮、舌炎、尿道炎、急慢性肾盂肾炎、泌尿系感染等见上述证候者。

【注意事项】

(1) 脾虚便溏者慎用。

(2) 体弱年迈者慎用。

左 金 丸

(《中国药典》2020 年版第一部)

【药物组成】黄连 600 g,吴茱萸 100 g。

【制备方法】以上 2 味,粉碎成细粉,过筛,混匀,用水泛丸,干燥,即得。

【剂型规格】水泛丸,每 50 粒约重 3 g。

【用法用量】口服。一次 3～6 g,一日 2 次。

【功能与主治】泻火,疏肝,和胃,止痛。用于肝火犯胃,脘胁疼痛,口苦嘈杂,呕吐酸水,不喜热饮。

【方解】方中重用苦寒之黄连泻肝火,清胃火,降心火,为君药。佐以少量辛热之吴茱萸,降逆止呕,疏肝解郁,制黄连苦寒之性,使泻火无凉遏之弊,一药而佐使咸备。两药相配,辛开苦降,肝胃同治,以起清肝泻火、降逆止呕之功。

【临床应用】

(1) 本品适用于肝火犯胃证,临床应用以脘胁疼痛,口苦嘈杂,呕吐酸水,不喜热饮为辨证要点。

(2) 用于治疗幽门螺杆菌相关性胃炎、胆汁反流性胃炎、幽门梗阻、功能性消化不良、反流性食管炎、胆囊炎、结肠炎、口腔炎等见上述证候者。

【注意事项】脾胃虚寒胃痛及肝阴不足胁痛者忌用。

【药理作用】主要有抗溃疡、抑制胃酸、抑制胃肠运动及镇痛、抗炎等作用。

三、清热解暑类

清热解暑类中成药具有清热解暑的功能,主治夏月暑病。临床多见身热,心烦,多汗,口渴,尿赤,乏力,气短;或胸闷泛恶,腹胀泄泻、头晕头疼、肢酸倦怠等表现。

代表性中成药:六一散、甘露消毒丸、十滴水软胶囊、六合定中丸等。

六　一　散
（《中国药典》2020 年版第一部）

【药物组成】滑石粉 600 g，甘草 100 g。

【制备方法】以上 2 味，甘草粉碎成细粉，与滑石粉混匀，过筛，即得。

【剂型规格】散剂，每包重 30 g。

【用法用量】调服或包煎服，一次 6～9 g，一日 1～2 次；外用，扑撒患处。

【功能与主治】清暑利湿。用于暑湿证，症见发热、身倦、口渴、泄泻、小便黄少；外治痱子。

【方解】方中以滑石清热解暑，利水通淋，使暑湿从小便而去，为君药。臣以甘草清热和中，与滑石合用既能甘寒生津，又能缓和滑石寒滑之性，以利小便而不伤津。两药合用，共奏清暑利湿之功。

【临床应用】

（1）本品适用于暑湿下注之证，临床应用以暑热身倦，口渴泄泻，小便黄少或痱子刺痒为辨证要点。

（2）用于治疗膀胱炎、尿路感染等见上述证候者。

【注意事项】

（1）肾气虚寒证慎用。

（2）孕妇慎服。

甘露消毒丸
（《中国药典》2020 年版第一部）

【药物组成】滑石 300 g，茵陈 220 g，黄芩 200 g，石菖蒲 120 g，木通、川贝母各 100 g，射干、豆蔻、连翘、藿香、薄荷各 80 g。

【制备方法】以上 11 味，滑石水飞或粉碎成极细粉；其余茵陈等十味粉碎成细粉，与上述滑石粉配研，过筛，混匀，用水泛丸或制丸，干燥，即得。

【剂型规格】水丸：每 50 粒约重 3 g。

【用法用量】口服。一次 6～9 g，一日 1～2 次。

【功能与主治】芳香化湿，清热解毒。用于暑湿蕴结，身热肢瘦，胸闷腹胀，尿赤黄疸。

【方解】方中滑石甘寒滑利，清暑利湿，为君药。茵陈利湿清热，黄芩清热燥湿，共为臣药。石菖蒲、白豆蔻、藿香、薄荷芳化湿浊，醒脾和中；射干、川贝母化痰利咽止咳；木通清热利湿；连翘擅清热解毒，共为佐药。诸药合用，共奏芳香化湿，清热解毒之功。

【临床应用】

（1）本品适用于暑湿蕴结证，临床应用以身热肢酸，胸腹闷胀，尿赤黄疸为辨证要点。

（2）用于湿温、婴幼儿病毒性肠炎、小儿暑泻等见上述证候者。

【注意事项】寒湿内阻者慎用。

【药理作用】主要有退热作用。

十滴水软胶囊

（《中国药典》2020 年版第一部）

【药物组成】樟脑、干姜各 62.5 g，大黄 50 g，小茴香、肉桂各 25 g，辣椒 12.5 g，桉油 31.25 ml。

【制备方法】以上 7 味，大黄、辣椒粉碎成粗粉；干姜、小茴香、肉桂提取挥发油，备用；药渣与大黄、辣椒粗粉用 80％乙醇作溶剂，浸渍 24 h 后，续加 70％乙醇进行渗漉，收集渗漉液，回收乙醇至无醇味，药液浓缩至相对密度为 1.30(50℃)，减压干燥，粉碎，加入适量大豆油，与上述挥发油及樟脑、桉油混匀，制成软胶囊 1 000 粒，即得。

【剂量规格】胶囊剂：每粒装 0.425 g。

【用法用量】口服。一次 1～2 粒，儿童酌减。

【功能与主治】健胃，祛暑。用于因中暑而引起的头晕、恶心、腹痛、胃肠不适。

【方解】方中樟脑辟秽开窍祛暑，为君药。干姜温中化湿；桉油疏风透邪，清热解暑，一温一凉，共为臣药。小茴香温中理气，和胃止痛；肉桂温阳理气；辣椒开结消食；大黄荡涤实浊，共为佐药。诸药合用，共奏健胃祛暑之功。

【临床应用】

(1) 本品适用于中暑证，临床应用以头晕头胀、恶心腹痛或胃肠不适为辨证要点。

(2) 用于中暑、皮炎、烧伤烫伤、冻疮、新生儿毒性红斑等见上述证候者。

【注意事项】

(1) 孕妇忌服。

(2) 驾驶员、高空作业者、过敏体质者慎用。

(3) 不宜过量、久服。

【不良反应】据文献报道，十滴水能引起猩红热样药疹、接触性皮炎、误致眼损伤。

【药理作用】主要有抑制胃肠运动、镇痛等作用。

六 合 定 中 丸

（《中国药典》2020 年版第一部）

【药物组成】广藿香、紫苏叶、香薷、白扁豆(炒)各 16 g，陈皮、厚朴(姜制)、枳壳(炒)、茯苓、木瓜、山楂(炒)、桔梗、甘草各 48 g，木香、檀香各 36 g，六神曲(炒)、麦芽(炒)、稻芽(炒)各 192 g。

【制备方法】以上 17 味，粉碎成细粉，过筛，混匀。用水泛丸，干燥，即得。

【剂型规格】丸剂，每丸重 9 g。

【用法用量】口服。一次 3～6 g，一日 2～3 次。

【功能与主治】祛暑除湿，和中消食。用于夏伤暑湿，宿食停滞，寒热头痛，胸闷恶心，吐泻腹痛。

【方解】方中广藿香，外散风寒，内化湿浊；香薷解表散寒，化湿和中，共为君药。陈皮、厚朴、枳壳温中化湿、行气和胃；木香、檀香擅行气止痛，共为臣药。山楂、六神曲、麦芽、稻芽共达消食和胃之功;茯苓、木瓜、白扁豆入脾胃经,健脾和中、化湿消暑;紫苏叶、桔梗解表散寒,理气化湿,共为佐药。甘草调和药性,为使药。诸药合用,共奏祛暑化湿,和中消食之功。

【类方比较】本品与甘露消毒丸均可治疗夏伤暑湿证。但本品以广藿香、香薷、紫苏、桔梗配伍陈皮、厚朴、茯苓、木瓜、白扁豆、枳壳、山楂、神曲、麦芽等,功擅祛暑解表、健脾化湿、和中消食,适用于外感风寒、寒湿中阻、宿食停滞之夏伤暑湿证;甘露消毒丸以滑石、茵陈、黄芩配伍石菖蒲、白豆蔻、藿香、木通、射干、连翘等,功擅芳香化湿,清热解毒,适用于湿热蕴结之夏伤暑湿证。

【临床应用】

(1) 本品适用于外感风寒,寒湿中阻,宿食停滞证,临床应用以腹泻呕吐,腹痛,胸闷恶心、寒热头痛为辨证要点。

(2) 用于胃肠型感冒、消化不良、急慢性胃炎、胃及十二指肠溃疡等见上述证候者。

【注意事项】

(1) 湿热泄泻、实热积滞胃痛者慎服。

(2) 肠炎脱水严重者可以配合适当补液。

【附表:常用清热类中成药】

名　称	药物组成	功　用	主　治	用法用量	注意事项
上清丸	酒炒大黄,酒炒黄芩,连翘,菊花,白芷,酒炒黄柏,栀子,荆芥,防风,薄荷,川芎,桔梗	清热散风,解毒,通便	头晕耳鸣,目赤,鼻窦炎,口舌生疮,牙龈肿痛,大便秘	口服。水丸或水蜜丸一次 3～6 g,一日 2 次	孕妇忌服;虚火上炎、脾胃虚寒、儿童及年老体弱者慎用
栀子金花丸	金银花,栀子,知母,黄柏,天花粉,黄芩,黄连,大黄	清热泻火,凉血解毒	肺胃热盛,口舌生疮,牙龈肿痛,目赤眩晕,咽喉肿痛,吐血衄血,大便秘结	口服。一次 9 g,一日 1 次	孕妇慎用
复方板蓝根颗粒	板蓝根,大青叶	清热解毒,凉血	风热感冒,咽喉肿痛	口服。一次 15 g,一日 3 次	高血压、心脏病、肝病、糖尿病、肾病等慢性病严重者慎用;儿童及年老体弱者、孕妇慎用;过敏体质者慎用
双黄连口服液	金银花,黄芩,连翘	疏风解表,清热解毒	外感风热所致感冒,症见发热、咳嗽、咽痛	口服。一次 20 ml,一日 3 次,小儿酌减或遵医嘱	脾胃虚寒者慎服;风寒感冒慎用
清开灵胶囊	胆酸,猪去氧胆酸,黄芩苷,珍珠母粉,栀子,水牛角粉,板蓝根,金银花提取物	清热解毒,镇静安神	外感风热时毒、火毒内盛所致高热不退、烦躁不安、咽喉肿痛、舌质红绛、苔黄、脉数	口服。一次 2～4粒,一日 3 次	久病体虚便溏者慎用

（续表）

名 称	药物组成	功 用	主 治	用法用量	注意事项
牛黄至宝丸	人工牛黄,大黄,芒硝,冰片,石膏,栀子,连翘,青蒿,木香,广藿香,陈皮,雄黄	清热解毒,泻火通便	胃肠积热所致的头痛眩晕、目赤耳鸣、口燥咽干、大便燥结等症	口服。一次1～2丸,一日2次	脾胃虚寒便秘者慎用;不宜久服
清胃黄连丸	黄连,石膏,桔梗,甘草,知母,玄参,地黄,牡丹皮,天花粉,连翘,栀子,黄柏,黄芩,赤芍	清胃泻火,解毒消肿	肺胃火盛所致的口舌生疮、齿龈、咽喉肿痛	口服。一次9g,一日2次	阴虚火旺者、孕妇忌用
三黄片	大黄,盐酸小檗碱,黄芩浸膏	清热解毒,泻火通便	三焦热盛所致的目赤肿痛、口鼻生疮、咽喉肿痛、牙龈肿痛、心烦口渴、尿黄、便秘;亦用于急性胃肠炎,痢疾	口服。小片一次4片,大片一次2片,一日2次;小儿酌减	孕妇慎用
冬凌草片	冬凌草	清热解毒,消肿散结,利咽止痛	热毒壅盛所致咽喉肿痛、声音嘶哑;扁桃体炎、咽炎、口腔炎见上述证候者及癌症的辅助治疗	口服。一次2～5片,一日3次	脾胃虚寒者慎用
黛蛤散	青黛,蛤壳	清肝利肺,降逆除烦	肝火犯肺所致的头晕耳鸣、咳嗽吐衄,痰多黄稠,咽膈不利,口渴心烦	口服。一次6g,一日1次,随处方入煎剂	本品清肝泻肺,性味苦寒,阳气虚弱者慎服;孕妇慎用
清肺抑火丸	黄芩,栀子,知母,浙贝母,黄柏,苦参,桔梗,前胡,天花粉,大黄	清肺止咳,化痰通便	痰热阻肺所致的咳嗽、痰黄稠黏、口干咽痛、大便干燥	口服。水丸一次6g,大蜜丸一次1丸,一日2～3次	孕妇慎用
香连片	萸黄连,木香	清热化湿,行气止痛	大肠湿热所致的痢疾,症见大便脓血、里急后重、发热腹痛	口服。一次5片,一日3次;小儿一次2～3片,一日3次	脾胃虚寒者慎用
益元散	滑石,甘草,朱砂	清暑利湿	感受暑湿,身热心烦,口渴喜饮,小便短赤	调服或煎服。一次6g,一日1～2次	孕妇禁用

第四节 温里类

温里类中成药具有温里助阳、散寒通络等功能,主要用于治疗里寒证。

里寒证多见于急慢性胃炎、胃及十二指肠溃疡、胃痉挛、胃下垂、慢性结肠炎、心力衰竭、休克等病症。其临床表现以脘腹冷痛,畏寒肢凉,口淡不渴,小便清长,喜温蜷卧,面色苍白,四肢厥逆,舌淡苔白,脉沉迟或缓等为主。

由于里寒证的病位有别,温里类中成药可分为温中祛寒和回阳救逆两类。

应用温里类中成药,应注意辨清寒热真假,服药期间忌食生冷油腻、酸性及不易消化的食物。素体阴虚或失血之人亦应慎用。

一、温中祛寒类

温中散寒类中成药具有温中祛寒,止痛等功能,主治中焦虚寒证。临床多见脘腹冷痛或胀痛,手足不温,不思饮食,或恶心呕吐;或吞酸吐涎,或腹痛下利,口淡不渴,舌苔白滑,脉沉细或沉迟等表现。

代表性中成药:小建中合剂(颗粒、片)、附子理中丸(片)、良附丸等。

小建中合剂(颗粒、片)

(《中国药典》2020 年版第一部)

【药物组成】饴糖 370 g,桂枝、生姜、大枣各 111 g,白芍 222 g,炙甘草 74 g。

【制备方法】以上 5 味,桂枝蒸馏提取挥发油,蒸馏后的水溶液另器收集;药渣与炙甘草、大枣加水煎煮 2 次,每次 2 h,合并煎液,滤过,滤液与蒸馏后的水溶液合并,浓缩至约 560 ml;白芍、生姜用 50% 乙醇作溶剂,浸渍 24 h 后进行渗漉,收集渗漉液,回收乙醇后与上述药液合并,静置,滤过,另加麦芽糖 370 g,再浓缩至近 1 000 ml,加入苯甲酸钠 3 g 与桂枝挥发油,加水至 1 000 ml,搅匀,即得。

【剂型规格】合剂:每支装 10 ml,每瓶装 120 ml。颗粒剂:每袋装 15 g。薄膜衣片:每片重 0.6 g。

【用法用量】合剂:口服。一次 20~30 ml,一日 3 次。用时摇匀。颗粒剂:口服。一次 1袋,一日 3 次。片剂:口服。一次 2~3 片,一日 3 次。

【功能与主治】温中补虚,缓急止痛。用于脾胃虚寒,脘腹疼痛,喜温喜按,嘈杂吞酸,食少。

【方解】方中重用饴糖温中补虚,和里缓急止痛,为君药。桂枝温阳散寒;白芍敛阴和营,缓急止痛,共为臣药。炙甘草甘温益气,配饴糖、桂枝辛甘助阳,配白芍酸甘化阴;生姜、大枣合用,和胃补脾,同为佐使药。诸药合用,共奏温中补虚、和中缓急之功。

【临床应用】

(1)本品适用于脾胃虚寒证,临床应用以脘腹疼痛,喜温喜按为辨证要点。

(2)用于治疗胃及十二指肠溃、慢性胃炎等见上述证候者。

【注意事项】胃痛见阴虚内热者忌用,呕吐或中满者不宜服用。

【药理作用】主要有抗溃疡、抑制胃酸分泌、调节小肠运动、镇痛、抗炎等作用。

附子理中丸(片)

(《中国药典》2020 年版第一部)

【药物组成】附子(制)、干姜、甘草各 100 g,党参 200 g,白术(炒)150 g。

【制备方法】以上 5 味,粉碎成细粉,过筛,混匀。每 100 g 粉末用炼蜜 35～50 g 加适量的水泛丸,干燥,制成水蜜丸;或加炼蜜 100～120 g 制成小蜜丸或大蜜丸,即得。

【剂型规格】丸剂:① 小蜜丸,每 100 丸重 20 g。② 大蜜丸,每丸重 9 g。糖衣片:片心重 0.25 g。

【用法用量】丸剂:口服。水蜜丸一次 6 g,小蜜丸一次 9 g,大蜜丸一次 1 丸,一日 2～3 次。片剂:口服。一次 6～8 片,一日 1～3 次。

【功能与主治】温中健脾。用于脾胃虚寒,脘腹冷痛,呕吐泄泻,手足不温。

【方解】方中附子、干姜温阳祛寒,为君药。臣以党参补中益气。佐以白术健脾燥湿。使以甘草补脾调药。诸药相合,共奏温中散寒,补气健脾之功。

【类方比较】本品与小建中合剂均能治疗脾胃虚寒证,但本品以制附子、干姜配伍党参、炒白术、甘草,功擅温中健脾,适用于脾胃虚寒之脘腹冷痛,呕吐泄泻,手足不温等症;小建中合剂重用饴糖配伍白芍、桂枝、生姜、大枣、炙甘草,功擅温中补虚,缓急止痛,适用于脾胃虚寒之里急腹痛,喜温喜按等症。

【临床应用】

(1) 本品适用于脾胃虚寒证,临床应用以脘腹冷痛,肢冷畏寒为辨证要点。

(2) 用于治疗胃及十二指肠溃疡、急慢性胃炎、慢性结肠炎、肠功能紊乱等见上述证候者。

【注意事项】

(1) 大肠湿热泄泻者忌用。

(2) 孕妇忌用。

【不良反应】有文献报道,服用本品后发生心律失常。

【药理作用】主要有抗应激、镇痛、调节肠运动等作用。

良 附 丸

(《中国药典》2020 年版第一部)

【药物组成】高良姜 500 g,醋香附 500 g。

【制备方法】以上 2 味,粉碎成细粉,过筛,混匀,用水泛丸,干燥,即得。

【剂型规格】丸剂:每袋装 6 g。

【用法用量】口服。一次 3～6 g,一日 2 次。

【功能与主治】温胃理气。用于寒凝气滞,脘痛吐酸,胸腹胀满。

【方解】方中高良姜辛热,温中暖胃,散寒止痛,为君药。香附疏肝解郁,行气止痛,为臣药。诸药合用,共奏温胃理气之功。

【临床应用】

(1) 本品适用于寒凝气滞证,临床应用以胃痛、呕吐为辨证要点。

(2) 用于治疗胃及十二指肠溃疡、急性胃炎、慢性胃炎等见上述证候者。

【注意事项】

(1) 胃部灼痛,口苦,便秘之胃热者不宜使用。

(2) 胃痛,属湿热中阻者不宜使用。

二、回阳救逆类

回阳救逆类成药具有回阳救逆,益气固脱的功能,主治阳气衰微,阴寒内盛的危重病症。临床多见四肢厥逆,恶寒蜷卧,下利清谷,脉沉细或沉微等表现。

代表性中成药:四逆汤等。

四 逆 汤

(《中国药典》2020 年版第一部)

【药物组成】附子(制)、炙甘草各 300 g,干姜 200 g。

【制备方法】以上 3 味,附子(制)、炙甘草加水煎煮 2 次,第一次 2 h,第二次 1.5 h,合并煎液,滤过;干姜用水蒸气蒸馏提取挥发油,挥发油和蒸馏后的水溶液备用;姜渣再加水煎煮 1 h,煎液与蒸馏分离挥发油的溶液合并,滤过,再与制附子、炙甘草的煎液合并,浓缩至约 400 ml,放冷,加乙醇 1 200 ml,搅匀,静置 24 h,滤过,减压浓缩成稠膏状,加水适量稀释,冷藏 24 h,滤过,加单糖浆 300 ml、防腐剂适量与上述挥发油,加水至 1 000 ml,搅匀,灌封,灭菌,即得。

【剂型规格】口服液:每支装 10 ml。

【用法用量】口服。一次 10~20 ml,一日 3 次;或遵医嘱。

【功能与主治】温中祛寒,回阳救逆。用于阳虚欲脱,症见冷汗自出,四肢厥逆,下利清谷,脉微欲绝。

【方解】方中以附子为君药,补益命门之火,温阳逐寒。臣以干姜温中祛寒,助阳通脉。炙甘草补脾益气,并缓姜附燥烈辛散之性,为佐使之药。三药合用,功专效宏,速达回阳救逆之效。

【临床应用】

(1) 本品适用于阳气衰微,阴寒内盛证,临床应用以冷汗自出,下利清谷,脉微欲绝为辨证要点。

(2) 用于治疗心衰、休克、霍乱、冠心病心绞痛等见上述证候者。

【注意事项】

(1) 湿热、阴虚、实热之证不宜使用。

(2) 休克或冠心病心绞痛病情急重时,应配合其他抢救措施,避免延误病情。

(3) 本品含附子,不宜过量久服。

(4) 孕妇禁用。

【药理作用】主要有抗休克、抗心肌缺血、抗动脉粥样硬化、增强免疫功能等作用。

[附表:常用温里类中成药]

名 称	药物组成	功 用	主 治	用法用量	注意事项
香砂养胃丸	白术,陈皮,茯苓,制半夏,木香,砂仁,去壳豆蔻,广藿香,姜制厚朴,醋制香附,炒枳实,甘草	温中和胃	胃阳不足、湿阻气滞所致的胃痛、痞满。症见胃痛隐隐、脘闷不舒、呕吐酸水、嘈杂不适、不思饮食、四肢倦怠	口服,一次 9 g,一日 2 次	胃阴不足或湿热中阻所致痞满、胃痛、呕吐者慎用

（续表）

名　称	药　物　组　成	功　用	主　治	用法用量	注意事项
温胃舒颗粒	党参,制附子,炙黄芪,肉桂,山药,制肉苁蓉,炒白术,炒山楂,乌梅,砂仁,陈皮,补骨脂	温中养胃,理气止痛	中焦虚寒所致的胃脘冷痛、腹胀嗳气、纳差、畏寒无力	开水冲服。一次10～20 g,一日2次	湿热中阻胃痛者不宜使用;孕妇慎用
纯阳正气丸	广藿香,姜半夏,木香,陈皮,丁香,肉桂,苍术,白术,茯苓,朱砂,硝石,硼砂,雄黄,煅金礞石,麝香,冰片	温中散寒	暑天感寒受湿,腹痛吐泻,胸膈胀满,头痛恶寒,肢体酸重	口服。一次1.5～3 g,一日1～2次	湿热中阻腹痛吐泻者慎用;方中含有朱砂、硝石、硼砂、雄黄、金礞石,故不宜过量或久用;肝肾功能不全者慎用
参附注射液	红参提取物,黑附片提取物	回阳救逆,益气固脱	阳气暴脱所致的手足厥逆,冷汗淋漓,呼吸微弱,或上气喘急,脉微欲绝	肌内注射。一次2～4 ml,一日1～2次。静脉滴注。一次20～100 ml(用5%～10%葡萄糖注射液或氯化钠注射液250～500 ml稀释后使用)	本品含附子,有小毒,过量易致心血管毒性作用,故不宜长期使用;神昏闭证慎用;本品一般不宜与其他药物同时滴注;过敏体质者慎用;治疗期间,心绞痛持续发作,宜加服硝酸酯类药物;如出现剧烈心绞痛、心肌梗死,应急诊救治;若发现浑浊、沉淀、变色、漏气或瓶身细微破裂,均不得使用

第五节　补益类

补益中成药具有补养人体气、血、阴、阳的功能,主要用于治疗各种虚证。

虚证主要见于临床各系统的功能衰退或功能紊乱性疾病,出现各种生理功能减退或紊乱的临床症状。虚证可分为气虚、血虚、阴虚、阳虚、气血两虚和阴阳两虚,故补益类中成药可分为补气、补血、气血并补、补阴、补阳和阴阳双补六类。

使用补益药应当根据气血阴阳的虚损,分别选用相应的成药;凡病邪未尽,正气尚盛不宜用补益之品,以免留邪。阴虚有气虚、阳虚者不宜单用补气、补阳中成药,因其药性多辛燥,易致助火伤阴;脾胃虚弱兼有阴虚、血虚者不宜单用补阴、补血成药,因其滋腻,有助湿之弊,故应当相应配伍调理脾胃的药物。

一、补气类

补气中成药具有益气的功能,主治气虚证。临床多见少气懒言、语音低微、四肢倦怠、疲乏无力、大便溏泄，或见脱肛、子宫脱垂、舌淡苔薄白、脉弱等表现。

代表性中成药：四君子丸（颗粒）、补中益气丸（颗粒）、参苓白术散（丸）、生脉饮（胶囊）等。

四君子丸（颗粒）
（《中国药典》2020 年版第一部）

【药物组成】党参、白术（炒）、茯苓各 200 g，炙甘草 100 g。

【制备方法】以上 4 味，粉碎成细粉，过筛，混匀。另取生姜 50 g，大枣 100 g，分次加水煎煮，滤过。取上述粉末，用煎液泛丸，干燥，即得。

【剂型规格】水丸：每袋装 6 g。颗粒剂：每袋装 15 g。

【用法用量】丸剂：口服。一次 3～6 g，一日 3 次。颗粒剂：口服。一次 1 袋，一日 3 次。

【功能与主治】益气健脾。用于脾胃气虚，胃纳不佳，食少便溏。

【方解】方中党参益气健脾，为君药。白术燥湿健脾，为臣药。茯苓渗湿健脾为佐药。炙甘草甘缓和中为使药。诸药合用，共奏益气健脾之功。

【临床应用】

(1) 本品适用于脾胃气虚证，临床应用以胃纳不佳，食少便溏为辨证要点。

(2) 用于慢性胃炎、胃及十二指肠球部溃疡、乙型病毒性肝炎，冠心病，妊娠胎动不安，小儿低热等见上述证候者。

【注意事项】阴虚或实热证者忌用。

【药理作用】主要有调节胃肠运动、促进消化和吸收、促进代谢、促进造血功能、调节免疫功能、抗肿瘤与抗突变等作用。

补中益气丸（颗粒）
（《中国药典》2020 年版第一部）

【药物组成】炙黄芪 200 g，党参、白术（炒）、当归、陈皮、升麻、柴胡各 60 g，炙甘草 100 g。

【制备方法】以上 8 味，粉碎成细粉，过筛，混匀。另取生姜 20 g，大枣 40 g，加水煎煮 2 次，滤过，滤液浓缩。每 100 g 粉末加炼蜜 100～120 g 及生姜和大枣的浓缩煎液制成小蜜丸；或每 100 g 粉末加炼蜜 100～120 g 制成大蜜丸，即得。

【剂型规格】丸剂：大蜜丸每丸重 9 g。颗粒剂：每袋装 3 g。

【用法用量】丸剂：口服。小蜜丸一次 9 g，大蜜丸一次 1 丸，一日 2～3 次。颗粒剂：口服。一次 1 袋，一日 2～3 次。

【功能与主治】补中益气，升阳举陷。用于脾胃虚弱、中气下陷所致的泄泻、脱肛、阴挺，症见体倦乏力、食少腹胀、便溏久泻、肛门下坠或脱肛、子宫脱垂。

【方解】方中重用炙黄芪，补中益气，升阳举陷，为君药。党参、白术补气健脾，为臣药。当归养血和营；陈皮理气和中，醒脾和胃，使诸药补而不滞；生姜、大枣调和脾胃，升麻、柴胡升阳举陷，共为佐药。使以甘草调和诸药。诸药合用，共奏补中益气、升阳举陷之功。

【临床应用】

(1) 本品适用于脾胃虚弱,中气下陷证,临床应用以体倦乏力,食少腹胀,便溏久泻,久痢,肛门下坠或脱肛,子宫脱垂为辨证要点。

(2) 用于气虚感冒、胃下垂、胃黏膜脱垂、子宫脱垂、直肠脱垂、肛门失禁、慢性腹泻、慢性功能性低热、重症肌无力、慢性肝炎、小儿厌食症、小儿反复上呼吸道感染、哮喘、变态反应性鼻炎等见上述证候者。

【注意事项】

(1) 阴虚内热、外感表证及食积胀满者忌用。

(2) 不宜与藜芦或其制剂同服。

(3) 高血压患者慎服。

【不良反应】有文献报道本品可引起药疹。

【药理作用】主要有免疫调节、抗缺氧和抗应激、调节肠运动、抗胃溃疡、兴奋子宫、抗肿瘤、抗突变等作用。

参苓白术散(丸)
(《中国药典》2020年版第一部)

【药物组成】人参、茯苓、白术(炒)、山药、甘草各100 g,白扁豆(炒)75 g,薏苡仁(炒)、砂仁、桔梗、莲子各50 g。

【制备方法】以上10味,粉碎成细粉,过筛,混匀,即得。

【剂型规格】散剂:每袋装6 g。水丸:每100粒重6 g。

【用法用量】散剂:口服。一次6~9 g,一日2~3次。丸剂:口服。一次6 g,一日3次。

【功能与主治】补脾胃,益肺气。用于脾胃虚弱,食少便溏,气短咳嗽,肢倦乏力。

【方解】方中人参补中益气,白术益气健脾、燥湿,茯苓健脾渗湿,共为君药。山药气阴双补,肺脾肾兼顾,又具止泻之功;莲子补脾涩肠;白扁豆芳香健脾化湿,薏苡仁渗湿止泻,健脾和胃,共为臣药。砂仁芳香化湿、醒脾和胃,桔梗开提肺气,宣肺化痰,为佐药。炙甘草益气和中,调和诸药,为使药。诸药合用,共奏补脾胃、益肺气之功。

【类方比较】本品与补中益气丸均含有人参(党参)、白术、甘草,具有健脾益气之功,可用于治疗脾胃虚弱证。但本品配伍山药、炒白扁豆、炒薏苡仁、茯苓、砂仁、莲子等,长于健脾益气、渗湿止泻,适用于脾虚夹湿或肺脾气虚证;补中益气丸中配伍黄芪、升麻、柴胡、陈皮、当归,长于补气升阳,适用于脾胃虚弱、中气下陷证。

【临床应用】

(1) 本品适用于肺脾气虚证,临床应用以食少便溏,气短咳嗽,肢倦乏力为辨证要点。

(2) 用于肠易激综合征、胃肠功能紊乱、慢性结肠炎、消化不良、急慢性支气管炎、慢性咽炎、肺气肿、慢性肺源性心脏病、老年慢性呼吸道感染等见上述证候者。

【注意事项】

(1) 湿热内蕴所致泄泻、厌食、水肿及痰火咳嗽者慎用。

(2) 本品饭前服用为佳。

【药理作用】主要有调节胃肠运动、抗应激、增强免疫功能等作用。

生脉饮（胶囊）

（《中国药典》2020 年版第一部）

【药物组成】红参、五味子各 100 g，麦冬 200 g。

【制备方法】以上 3 味，粉碎成粗粉，用 65% 乙醇作溶剂，浸渍 24 h 后进行渗漉，收集渗漉液约 4 500 ml，减压浓缩至约 250 ml，放冷，加水 400 ml 稀释，滤过，另加 60% 糖浆 300 ml 及适量防腐剂，并调节 pH 至规定范围，加水至 1 000 ml，搅匀，静置，滤过，灌封，灭菌，即得。

【剂型规格】口服液：每支装 10 ml。胶囊剂：① 每粒装 0.3 g。② 每粒装 0.35 g。

【用法用量】口服液：口服。一次 10 ml，一日 3 次。胶囊剂：口服。每次 3 粒，一日 3 次。

【功能与主治】益气复脉，养阴生津。用于气阴两亏，心悸气短，脉微自汗。

【方解】方以红参为君药，温补元气，生津止渴。臣以麦冬甘凉滋润，养阴生津。佐以五味子益精气，敛肺气。三药相合，共奏益气复脉，养阴生津的功能。

【临床应用】

（1）本品适用于气阴两虚证，临床应用以心悸气短，自汗，脉微为辨证要点。

（2）用于冠心病、心绞痛、病毒性心肌炎等见上述证候者。

【注意事项】

（1）感冒患者不宜服用。

（2）脾胃虚弱者慎用。

（3）宜饭前服用，不宜与藜芦或其制剂同服。

（4）服药期间，心绞痛持续发作，应该加用硝酸酯类药物。若出现剧烈心绞痛甚至心肌梗死者而见有气促、面白、冷汗症状等，应及时抢救。

【药理作用】主要有心肌保护、提高细胞免疫功能、促进生长发育和学习记忆等作用。

二、补血类

补血中成药具有补血的功能，主要用于血虚证。临床多见面色苍白或萎黄，口唇指甲苍白，头晕，目眩，心悸，失眠，妇女月经色淡量少，舌淡白，脉细等表现。

代表性中成药：四物合剂（颗粒）、阿胶补血膏等。

四物合剂（颗粒）

（《中国药典》2020 年版第一部）

【药物组成】熟地、当归、白芍、川芎各 250 g。

【制备方法】以上 4 味，当归和川芎冷浸 0.5 h，用水蒸汽蒸馏，收集蒸馏液约 250 ml，蒸馏后的水溶液另器保存，药渣与白芍、熟地加水煎煮 3 次，第一次 1 h，第二、第三次各 1.5 h，合并煎液，滤过，滤液与上述水溶液合并，浓缩至相对密度为 1.18～1.22(65℃)的清膏，加入乙醇，使含醇量达 55%，静置 24 h，滤过，回收乙醇，浓缩至相对密度为 1.26～1.30(60℃)的稠膏，加入上述蒸馏液、苯甲酸钠 3 g 及蔗糖 35 g，加水至 1 000 ml，滤过，灌封，或灌封、灭菌，即得。

【剂型规格】合剂：① 每支装 10 ml。② 每瓶装 100 ml。颗粒剂：每袋装 5 g。

【用量用法】合剂：口服。一次 10～15 ml，一日 3 次。颗粒剂：温开水冲服。一次 5 g，一日 3 次。

【功能与主治】养血调经。用于血虚所致的面色萎黄、头晕眼花、心悸气短及月经不调。

【方解】方中熟地滋阴补肾，填精养血，为君药。当归补血养肝，活血调经，为臣药。白芍养血敛阴，柔肝止痛；川芎为血中气药，可活血行滞，使诸补药补而不滞，共为佐药。四药相合，使血虚能补，血瘀能行，共奏养血调经之功。

【临床应用】

(1) 本品适用于血虚证，临床应用以面色萎黄、头晕眼花、心悸气短及月经不调为辨证要点。

(2) 用于黄体功能不全、月经过少、椎基底动脉供血不足、痛经、产后中风、不孕症、月经过多、老年顽固性便秘、偏头痛、虚性闭经、创伤性前房积血、荨麻疹等属于营血虚滞者。

【注意事项】血热所致月经提前、月经过多者不宜使用。

【药理作用】主要有促进造血功能、抑制子宫收缩、镇痛、抗炎等作用。

阿 胶 补 血 膏

（《中国药典》2020 年版第一部）

【药物组成】阿胶、黄芪、枸杞子、白术各 50 g，熟地、党参各 100 g。

【制备方法】以上 6 味，除阿胶外，熟地加水煎煮 2 次，每次 2 h，煎液滤过，滤液合并；白术、枸杞子用 6 倍量 60％乙醇作溶剂，进行渗漉，党参、黄芪用 6 倍量 25％乙醇作溶剂进行渗漉，合并渗漉液；或白术、枸杞子用 60％乙醇在 65～70℃，党参、黄芪用 25％乙醇在 70～75℃动态温浸提取 3 次，第一次 2.5 小时，第二、第三次各 2 小时，合并浸渍液；取渗漉液或浸渍液，静置，取上清液，回收乙醇至无醇味，加入阿胶、熟地提取液、蔗糖 382 g，混匀，减压浓缩至适量，加入山梨酸 1.15 g，混匀，调节相对密度为 1.25～1.27（20℃），制成 1 000 g，分装，即得。

【剂型规格】煎膏剂：① 每瓶装 100 g。② 每瓶装 200 g。③ 每瓶装 300 g。

【用法用量】口服。一次 20 g，早晚各一次。

【功能与主治】补益气血，滋阴润肺。用于气血两虚所致的久病体弱、目昏、虚劳咳嗽。

【方解】方中阿胶补血养阴，润肺止咳，为君药。熟地补血填精，枸杞子滋阴养血，两者增强君药的补血作用，共为臣药。党参、白术、黄芪健脾益气，以使气旺而血生，共为佐药。诸药合用，共奏补益气血，滋阴润肺之功。

【临床应用】

(1) 本品适用于气血两虚证，临床应用以久病体弱，头晕，视物昏花，面色萎黄，消瘦为辨证要点。

(2) 用于久病体弱，贫血，肺结核等见上述证候者。

【注意事项】

(1) 实热、痰火咳嗽者忌用。

(2) 感冒者慎用。

【药理作用】主要有抗贫血、抗应激、提高免疫功能等作用。

三、气血双补类

气血双补中成药具有益气补血的功能,主治气血两虚证。临床多见面色无华,头晕眼花,心悸怔忡,气短懒言,食少体倦,舌淡苔白,脉细弱无力等表现。

代表性中成药:八珍丸(颗粒)、养心定悸膏、归脾丸(浓缩丸)等。

八珍丸(颗粒)

(《中国药典》2020年版第一部)

【药物组成】党参、白术(炒)、茯苓、白芍各100 g,熟地、当归各150 g,川芎75 g,甘草50 g。

【制备方法】以上8味,粉碎成细粉,过筛,混匀。每100 g粉末用炼蜜40~50 g加适量的水泛丸,干燥,制成水蜜丸;或加炼蜜110~140 g制成大蜜丸,即得。

【剂型规格】大蜜丸:每丸重9 g。颗粒剂:① 每袋装8 g。② 每袋装3.5 g(无蔗糖)。

【用法用量】丸剂:口服。水蜜丸一次6 g,大蜜丸一次1丸,一日2次。颗粒剂:开水冲服。一次1袋,一日2次。

【功能与主治】补气益血。用于气血两虚,面色萎黄,食欲不振,四肢乏力,月经过多。

【方解】党参益气健脾,熟地填精养血,为君药。白术健脾益气,茯苓健脾渗湿,二药助党参补气健脾;当归活血养血,白芍柔肝养阴,助熟地养血和营,共为臣药。川芎活血行气,为佐药。使以炙甘草补中益气,调和诸药。诸药相合,共奏补气益血之功。

【临床应用】

(1) 本品适用于气血两虚证,临床应用以面色萎黄,食欲不振,四肢乏力为辨证要点。

(2) 用于贫血、白细胞减少症、白血病、乳腺增生、视神经萎缩及球后神经炎、玻璃体混浊、色素性紫癜、老年性皮肤瘙痒症、低血糖性晕厥等见上述证候者。

【注意事项】阴虚者慎用。

【药理作用】主要有促进造血功能、调节免疫功能、改善血液流变学、抗氧化和延缓衰老等作用。

养心定悸膏

(《中国药典》2020年版第一部)

【药物组成】地黄120 g,红参、阿胶各20 g,麦冬、大枣各60 g,黑芝麻50 g,桂枝、生姜各30 g,炙甘草40 g。

【制备方法】以上9味,除阿胶外,红参切片,用温水浸泡1 h后煎煮2次,每次2 h,煎液滤过,滤液合并;生姜绞汁;桂枝提取挥发油;其余炙甘草等五味与上述红参、生姜和桂枝的药渣加水煎煮2次,每次2 h,合并煎液,滤过,滤液加入红参的滤液,浓缩成稠膏;取黄酒30 ml,烊化阿胶。另取蔗糖120 g,制成糖浆,加入上述稠膏、烊化阿胶及炼蜜20 g,浓缩至适量,放冷,加入生姜汁及桂枝挥发油,搅匀,制成约300 g,即得。

【剂型规格】煎膏剂:每瓶装150 g。

【用法用量】口服。一次15~20 g,一日2次。

【功能与主治】养血益气,复脉定悸。用于气虚血少,心悸气短,心律不齐,盗汗失眠,咽干舌燥,大便干结。

【方解】方中地黄滋阴养血,红参补益心气,共为君药。阿胶滋阴补血,麦冬养阴清热,共为臣药。黑芝麻补益精血,桂枝振奋心阳,共为佐药。炙甘草补气和中,调和诸药;大枣、生姜补益脾气,缓和药性,共为使药。诸药相合,共奏养血益气,复脉定悸之功。

【临床应用】

(1) 本品适用于气虚血少证,临床应用以心悸气短,心律不齐,盗汗失眠,咽干舌燥,大便干结为辨证要点。

(2) 用于心律失常、冠心病、贫血等属见上述证候者。

【注意事项】腹胀便溏,食少苔腻者忌服。

【药理作用】主要有镇静、抗心律失常等作用。

归脾丸(浓缩丸)
(《中国药典》2020年版第一部)

【药物组成】炙黄芪、党参、酸枣仁(炒)各80 g,龙眼肉、白术(炒)、当归、茯苓、远志(制)各160 g,木香、炙甘草、大枣(去核)各40 g。

【制备方法】以上11味,党参、当归、甘草、木香粉碎成细粉,其余炒白术等7味,加水煎煮2次,第一次3 h,第二次2 h,合并煎液,滤过,滤液浓缩至相对密度为1.33~1.38(60℃)的稠膏,与上述粉末混匀,制丸,干燥,打光,即得。

【剂型规格】丸剂:每8丸相当于饮片3 g。

【用法用量】口服。一次8~10丸,一日3次。

【功能与主治】益气健脾,养血安神。用于心脾两虚,气短心悸,失眠多梦,头昏头晕,肢倦乏力,食欲不振,崩漏便血。

【方解】方中黄芪补脾益气,龙眼肉补脾气,养心血,共为君药。党参、白术健脾益气,与黄芪配伍可增强其补气健脾之效;当归养血和营,可助龙眼肉补养心血,共为臣药。佐以茯神、酸枣仁、远志宁心安神;木香理气醒脾,使补而不滞。使以炙甘草健脾补气,调和诸药。诸药相合,共奏益气健脾,养血安神之功。

【类方比较】本品与养心定悸膏均具有益气养血之功,可用于治疗气虚血少之心悸。但本品用健脾益气之黄芪、党参、白术、炙甘草配伍养血安神之当归、龙眼肉、茯神、酸枣仁、远志等,气血双补,心脾同治,适用于心脾气血两虚之心悸失眠证;养心定悸膏重用地黄配伍炙甘草、红参、阿胶、黑芝麻、麦冬、大枣、桂枝、生姜,功擅补心气、养心阴、温心阳,适用于心之气虚血少所致的心悸气短证。

【临床应用】

(1) 本品适用于心脾两虚证,临床应用以气短心悸,失眠多梦,头昏头晕,肢倦乏力,食欲不振为辨证要点。

(2) 用于贫血、功能性子宫出血、神经衰弱、特发性血小板减少性紫癜、顽固性期前收缩、冠心病、窦性心动过缓、阵发性心动过速、高血压、白细胞减少症、甲状腺功能亢进、慢性苯中毒等见上述证候者。

【注意事项】

(1) 有痰浊、瘀血、外邪者禁用。

(2) 热邪内伏及阴虚者忌用。

【药理作用】主要有抗休克、促进学习记忆能力、促进造血功能、抗胃溃疡、提高免疫功能等作用。

四、补阴类

补阴类中成药具有滋阴的功能,主治阴虚证。临床多见身体消瘦,腰酸腿软,两颧潮红,骨蒸潮热,盗汗,口干舌燥,或口舌生疮,五心烦热,头晕,眼花,耳鸣,舌红少苔,脉细数等表现。

代表性中成药:六味地黄丸(颗粒、胶囊)、大补阴丸、百合固金丸等。

六味地黄丸(颗粒、胶囊)

(《中国药典》2020 年版第一部)

【药物组成】熟地黄 160 g,山茱萸(制)、山药各 80 g,泽泻、牡丹皮、茯苓各 60 g。

【制备方法】以上 6 味,粉碎成细粉,过筛,混匀。用乙醇泛丸,干燥,制成水丸,或每 100 g 粉末加炼蜜 35～50 g 与适量的水,制丸,干燥,制成水蜜丸;或加炼蜜 80～110 g 制成小蜜丸或大蜜丸,即得。

【剂型规格】大蜜丸:每丸重 9 g。水丸:每袋装 5 g。颗粒剂:每袋装 5 g。胶囊剂:① 每粒装 0.3 g。② 每粒装 0.5 g。

【用法用量】丸剂:口服。水丸一次 5 g,水蜜丸一次 6 g,小蜜丸一次 9 g,大蜜丸一次 1 丸,一日 2 次。颗粒剂:开水冲服。一次 1 袋,一日 2 次。胶囊剂:口服。一次 1 粒〔规格①〕或一次 2 粒〔规格②〕,一日 2 次。

【功能与主治】滋阴补肾。用于肾阴亏损,头晕耳鸣,腰膝酸软,骨蒸潮热,盗汗遗精,消渴。

【方解】方中熟地滋阴补肾,填精益髓,为君药。山茱萸温补肝肾,并可涩精;山药补脾肺肾,亦能涩精止泻,共为臣药。泽泻渗湿泄浊,并防熟地滋腻敛邪;牡丹皮清泄肝火,并制山茱萸之温;茯苓淡渗脾湿,共为佐药。诸药合用,共奏滋阴补肾之功。

【临床应用】

(1) 本品适用于肾阴不足证,临床应用以头晕耳鸣,腰膝酸软,骨蒸潮热,盗汗遗精,消渴为辨证要点。

(2) 用于糖尿病、冠心病、高血压、帕金森病、类风湿、慢性咽炎、小儿发育迟缓症等见上述证候者。

【注意事项】脾虚、气滞、食少纳呆者慎服。

【药理作用】主要有降血糖、保肝、抗疲劳、抗应激、调节免疫功能、改善肾功能、抗肿瘤、抗骨质疏松、抗血管内皮细胞凋亡、益智等作用。

大补阴丸

(《中国药典》2020 年版第一部)

【药物组成】熟地、龟甲(醋制)各 120 g,黄柏(盐炒)、知母(盐炒)各 80 g,猪脊髓 160 g。

【制备方法】以上 5 味,熟地、盐黄柏、醋龟甲、盐知母粉碎成粗粉,猪脊髓置沸水中略煮,除去外皮,与上述粗粉拌匀,干燥,粉碎成细粉,过筛,混匀。每 100 g 粉末加炼蜜 10～15 g 与适量的水,泛丸,干燥,制成水蜜丸;或每 100 g 粉末加炼蜜 80～100 g 制成大蜜丸,即得。

【剂型规格】大蜜丸:每丸重 9 g。

【用法用量】口服。大蜜丸一次 1 丸,一日 2 次。

【功能与主治】滋阴降火。用于阴虚火旺,症见潮热盗汗,咳嗽咯血,耳鸣遗精。

【方解】方中熟地滋阴补肾,龟甲滋阴潜阳,共为君药。黄柏泻肾火,知母泻火滋阴,两者清火滋阴,共为臣药。猪骨髓益精补髓,为佐使药。诸药合用,共达滋阴降火之功。

【类方比较】本品与六味地黄丸均重用熟地,具有滋阴补肾之功,用于肾阴亏虚证。但本品配伍血肉有情之品龟甲及黄柏、知母,功擅滋阴降火,适用于阴虚火旺证。六味地黄丸配伍山茱萸、山药、泽泻、牡丹皮、茯苓,三补三泻,通补开合,适用于肾阴亏损,虚火内扰不甚证。

【临床应用】

(1) 本品适用于阴虚火旺证,临床应用以潮热盗汗,咳嗽咯血,耳鸣遗精为辨证要点。

(2) 用于更年期综合征、糖尿病、肺结核咯血、肾盂肾炎、慢性再生障碍性贫血、性早熟等见上述证候者。

【注意事项】

(1) 本品为阴虚火旺证而设,气虚发热者及火热实证者慎服。

(2) 感冒者慎用。

(3) 脾胃虚弱、痰湿内阻者慎用。

【不良反应】本品有罕见出现致肝功能异常的报道。

【药理作用】主要有免疫调节、抗性早熟等作用。

百合固金丸

(《中国药典》2020 年版第一部)

【药物组成】地黄 200 g,熟地 300 g,百合、川贝母、当归、白芍、甘草各 100 g,麦冬 150 g,玄参、桔梗各 80 g。

【制备方法】以上 10 味,粉碎成细粉,过筛,混匀。每 100 g 粉末用炼蜜 20～30 g 加适量的水泛丸,干燥,制成水蜜丸;或加炼蜜 70～90 g 制成小蜜丸或大蜜丸,即得。

【剂型规格】小蜜丸:每 100 丸重 20 g。大蜜丸:每丸重 9 g。

【用法用量】口服。水蜜丸一次 6 g,小蜜丸一次 9 g,大蜜丸一次 1 丸,一日 2 次。

【功能与主治】滋肾保肺,止咳化痰。用于肺肾阴虚,症见燥咳少痰,痰中带血,咽干喉痛。

【方解】方中百合滋阴清热,润肺止咳;地黄、熟地滋阴补肾,清热凉血,共为君药。麦冬甘寒,清热滋阴,润肺止咳;玄参泻火滋阴,共为臣药。当归养血润燥,治咳逆上气;白芍养血柔肝;川贝母润肺化痰止咳;桔梗清利咽喉,宣肺化痰,又能载药上行,共为佐药。甘草清热解毒,调和诸药,为使药。诸药合用,共奏滋肾保肺,止咳化痰之功。

【临床应用】

(1) 本品适用于肺肾阴亏,虚火上炎之咳嗽痰血证,临床应用以咳嗽,咽喉燥痛,少痰或痰中带血,舌红苔少,脉细数为辨证要点。

(2) 用于肺结核,慢性支气管炎,慢性咽喉炎,支气管扩张咯血等见上述证候者。

【注意事项】

(1) 实热证之咳嗽者慎服。

(2) 感冒者慎用。

(3) 脾胃虚弱、痰湿内阻者慎用。

【药理作用】主要有抗炎、镇咳、化痰及止血等作用。

五、补阳类

补阳中成药具有补肾壮阳的功能,主治肾阳虚弱证。临床多见四肢不温,畏寒怕冷,腰膝酸软,精神不振,饮食无味,倦怠嗜卧,面白唇淡,肠鸣腹泻等表现。

代表性中成药：桂附地黄丸、强阳保肾丸、右归丸等。

桂 附 地 黄 丸
(《中国药典》2020 年版第一部)

【药物组成】肉桂、附子(制)各 20 g,熟地 160 g,山茱萸、山药各 80 g,茯苓、泽泻、牡丹皮各 60 g。

【制备方法】以上 8 味,粉碎成细粉,过筛,混匀。每 100 g 粉末用炼蜜 35～50 g 加适量的水泛丸,干燥,制成水蜜丸;或加炼蜜 80～110 g 制成小蜜丸或大蜜丸,即得。

【剂型规格】丸剂：大蜜丸每丸重 9 g。

【用法用量】口服。水蜜丸一次 6 g,小蜜丸一次 9 g,大蜜丸一次 1 丸,一日 2 次。

【功能与主治】温助肾阳。用于肾阳不足,腰膝酸冷,肢体水肿,小便不利或反多,痰饮喘咳,消渴。

【方解】方中肉桂、附子温壮肾阳,为君药。熟地补血滋阴;山茱萸补益肝肾之阴;山药益气健脾补肾,共为臣药。茯苓健脾补中,利水渗湿,助山药健脾;泽泻利水渗湿,清利下焦湿热,防熟地滋腻;牡丹皮活血散瘀以助利水,并制温药化燥,共为佐药。诸药合用,共奏温补肾阳之功。

【临床应用】

(1) 本品适用于肾阳不足证,临床应用以腰膝冷痛,肢体水肿,小便不利或反多为辨证要点。

(2) 用于腰肌劳损,水肿,慢性支气管炎,糖尿病,糖尿病肾病性水肿等见上述证候者。

【注意事项】

(1) 肺热津伤,胃热炽盛,阴虚内热者忌用。

(2) 含有辛温大热之附子、肉桂,中病即止,不可过服以防止化燥伤阴。

(3) 孕妇慎用。

【药理作用】主要有改善肾功能、增强抗缺氧能力、抗肺纤维化等作用。

强阳保肾丸

（《中国药典》2020年版第一部）

【药物组成】淫羊藿（炙）、肉苁蓉（酒制）、阳起石（煅，酒淬）、蛇床子、沙苑子、茯苓、远志（甘草制）各36 g，补骨脂（盐炙）、胡芦巴（盐炙）、覆盆子各48 g，肉桂24 g，韭菜子、五味子（醋制）各42 g，芡实（麸炒）60 g，小茴香（盐炙）30 g。

【制备方法】以上15味，粉碎成细粉，过筛，混匀，用水泛丸，干燥。每1 000 g用滑石粉111 g包内衣，再用朱砂粉末28 g，滑石粉111 g配研均匀，包外衣，打光，干燥，即得。

【剂型规格】水丸：每100丸重6 g。

【用法用量】口服。一次6 g，一日2次。

【功能与主治】补肾助阳。用于肾阳不足，症见腰膝酸软，神疲倦怠，阳痿遗精。

【方解】方中淫羊藿、肉苁蓉、补骨脂、肉桂补肾阳、益精血，为君药。阳起石、蛇床子、韭菜子、葫芦巴温肾壮阳；沙苑子补肾固精，覆盆子益肾助阳，五味子滋肾涩精，芡实益肾止带，共为臣药。佐以小茴香温暖下元；茯苓、远志安神益智。诸药合用，共奏补肾壮阳之功。

【临床应用】

（1）本品适用于肾阳不足证，临床应用以腰膝酸软，精神倦怠，阳痿遗精为辨证要点。

（2）用于阳痿，遗精，不育症等见上述证候者。

【注意事项】

（1）肝郁不舒，湿热下注及惊恐伤肾所致阳痿者不宜使用。

（2）阴虚火旺，湿热下注所致的遗精不宜使用。

右 归 丸

（《中国药典》2020年版第一部）

【药物组成】肉桂、附子（炮附片）各60 g，鹿角胶、杜仲（盐炒）、枸杞子、山药、菟丝子各120 g，当归、山茱萸（酒制）各90 g，熟地240 g。

【制备方法】以上10味，除鹿角胶外，熟地等9味粉碎成细粉，过筛，混匀。鹿角胶加白酒炖化。每100 g粉末加炼蜜60～80 g与炖化的鹿角胶，制成小蜜丸或大蜜丸，即得。

【剂型规格】丸剂：① 小蜜丸每10丸重1.8 g。② 大蜜丸每丸重9 g。

【用法用量】口服。小蜜丸一次9 g，大蜜丸一次1丸，一日3次。

【功能与主治】温补肾阳，填精止遗。用于肾阳不足，命门火衰，腰膝酸冷，精神不振，怯寒畏冷，阳痿遗精，大便溏薄，尿频而清。

【方解】方中肉桂温补肾阳、散寒止痛，引火归原，附子温壮元阳；鹿角胶温肾益精，三药合用，温补肾阳，填精益髓，共为君药。杜仲补肝肾、强筋骨；菟丝子、山茱萸补肾阳、益阴精，兼固精止遗；熟地重用补血滋阴、益精填髓；枸杞子滋阴补血、补肾益精，六味合用，阴阳双补，于阴中求阳，共为臣药。当归补血活血、散寒止痛；山药益气补阴、健脾补肾，为佐药。诸药合用，共奏温补肾阳，填精止遗之功。

【类方比较】本品与桂附地黄丸均有肉桂、附子、熟地、山茱萸、山药，具有滋阴填精、温阳化精之功,主治肾阳不足证。桂附地黄丸重用熟地、山茱萸、山药滋阴填精,配伍少量肉桂、附子温阳化精,泽泻、牡丹皮、茯苓活血利水,适用于肾气不足证。右归丸中配伍鹿角胶、杜仲、菟丝子补肾阳、益精血,当归、枸杞滋补阴血,适用于肾阳不足、命门火衰证。

【临床应用】

(1)本品适用于肾阳不足,命门火衰证,临床应用以腰膝酸软,神疲乏力,畏寒怯冷,阳痿遗精,不育为辨证要点。

(2)用于慢性腰肌劳损、神经衰弱、慢性肠炎、性功能障碍、遗精、不育症等见上述证候者。

【注意事项】

(1)阴虚火旺、心肾不交、湿热下注而扰动精室或阳痿者慎用。

(2)暑湿、湿热、食滞伤胃和肝气乘脾所致泄泻者慎用。

(3)本品含辛温大热的附子、肉桂,中病即可,不可过服以防止化燥伤阴。

(4)孕妇慎用。

【药理作用】主要有促孕、促进造血功能等作用。

六、阴阳双补类

阴阳双补剂具有滋阴补阳作用,主治阴阳两虚证。临床多见头晕目眩,腰膝酸软,阳痿遗精,畏寒肢冷,自汗盗汗,午后潮热等表现。

代表性中成药:龟鹿二仙胶等。

龟鹿二仙膏
(《中国药典》2020年版第一部)

【药物组成】鹿角、龟甲各250 g,党参47 g,枸杞子94 g。

【制备方法】以上4味,龟甲水煎煮3次,每次24 h,煎液滤过,滤液合并,静置;鹿角制成6～10 cm的段,漂泡至水清,取出,加水煎煮3次,第一、第二次各30 h,第三次20 h,煎液滤过,滤液合并,静置;党参、枸杞子加水煎煮3次,第一、第二次各2 h,第三次1.5 h,煎液滤过,滤液合并,静置;合并上述三种滤液,滤液浓缩至相对密度为1.25(60℃);取蔗糖2 200 g,制成转化糖,加入上述清膏中,混匀,浓缩至规定的相对密度,即得。

【剂型规格】膏剂:每瓶装200 g。

【用法用量】口服。一次15～20 g,一日3次。

【功能与主治】温肾益精,补气养血。用于肾虚精亏所致的腰膝酸软、遗精、阳痿。

【组成分析】方中鹿角壮阳益精,通督脉而补阳;龟甲填精补髓,滋阴养血,两者沟通任督,峻补阴阳,共为君药。党参补益元气,补气以生精;枸杞子滋肾养血,助君药滋补肝肾精血,共为臣药。诸药合用,共奏温肾益精,补气养血之功。

【临床应用】

(1)本品适用于肾阴阳两虚证,临床应用以腰膝酸软,遗精,阳痿,身体瘦弱,不育为辨证要点。

(2)用于神经衰弱,性功能障碍,遗精,不育症等见上述证候者。

【注意事项】阴虚火旺者慎用。

【不良反应】有服用本品后致升高血压的报道。

【药理作用】主要有改善性功能、增强免疫、降血脂、抗疲劳、抗氧化等作用。

【附表：常用补益类中成药】

名　称	药物组成	功　用	主　治	用法用量	注 意 事 项
香砂六君丸	党参,炒白术,茯苓,木香,砂仁,制半夏,炙甘草	益气健脾,和胃	脾虚气滞,消化不良,嗳气食少,脘腹胀满,大便溏泄	口服。一次 6～9 g,一日2～3次	阴虚内热胃痛、湿热痞满、泄泻者慎用;有高血压、心脏病、肝病、肾病等慢性病严重者应在医师指导下服用;儿童、孕妇、哺乳期妇女、年老体弱者应在医师指导下服用
人参健脾丸	人参,炒白术,茯苓,山药,黄芪,木香,陈皮,砂仁,炙当归,炒酸枣仁,制远志	健脾益气,和胃止泻	脾胃虚弱所致的饮食不化、脘闷嘈杂、恶心呕吐、腹痛便溏、不思饮食、体弱倦怠	口服。大蜜丸一次 1 丸,水蜜丸一次 6 g;小蜜丸一次 9 g;浓缩丸一次30丸,一日2次	湿热积滞泄泻、痞满、纳呆不宜使用;感冒发热患者不宜服用;有高血压、心脏病、肝病、肾病等慢性病严重者应在医师指导下服用;孕妇、哺乳期妇女应在医师指导下服用
参芪十一味颗粒	人参(去芦),黄芪,当归,天麻,熟地,泽泻,决明子,鹿角,菟丝子,细辛,枸杞子,	补脾益气	脾气虚所致的体弱、四肢无力	口服。一次 1 袋,一日3次	
黄芪颗粒	黄芪	补气固表,利尿,托毒排脓,生肌	气短心悸,虚脱,自汗,体虚水肿,久泻,脱肛,子宫脱垂,痈疽难溃,疮口久不愈合	开水冲服。一次1袋,一日2次	
当归补血口服液	当归,黄芪	补养气血	气血两虚所致的头晕目眩,气短乏力,四肢倦怠,心悸,失眠,面色萎白,舌淡苔薄白,脉细	口服。一次 10 ml,一日2次	阴虚火旺者忌用;感冒者慎用,以免表邪不解
生血宝颗粒	制何首乌,女贞子,桑椹,墨旱莲,白芍,黄芪,狗脊	滋补肝肾,益气生血	肝肾不足、气血两虚所致的神疲乏力、腰膝酸软、头晕耳鸣、心悸、气短、失眠、咽干、纳差食少	开水冲服。一次8 g,一日2～3次	感冒、脾胃虚弱者慎用

（续表）

名 称	药 物 组 成	功 用	主 治	用 法 用 量	注 意 事 项
复方阿胶浆	阿胶,熟地,人参,党参,山楂	补气养血	气血两虚,头晕目眩,心悸失眠,食欲不振	口服。一次 20 ml,一日 3 次	感冒、脾胃虚弱者慎用;不宜服用藜芦、五灵脂、皂角及其制剂同用,并宜忌茶和白萝卜;儿童、孕妇、高血压及糖尿病患者应遵医嘱;宜饭前服用
十全大补丸	党参,炒白术,茯苓,炙黄芪,熟地,当归,酒炒白芍,川芎,肉桂,炙甘草	温补气血	气血两虚,面色苍白,气短心悸,头晕自汗,体倦乏力,四肢不温,月经量多	口服。浓缩丸一次 8～10 丸,一日 3 次。水蜜丸一次 6 g;小蜜丸一次 9 g;大蜜丸一次 1 丸,一日 2～3 次	体实有热者慎服;感冒者慎服;本品含肉桂,孕妇慎服
人参养荣丸	人参,炙黄芪,熟地,土炒白术,茯苓,当归,麸炒白芍,制远志,酒蒸五味子,肉桂,陈皮,炙甘草	温补气血	心脾不足,气血两亏,形瘦神疲,食少便溏,病后虚弱	口服。水蜜丸一次 6 g,大蜜丸一次 1 丸,一日 1～2 次	阴虚、热盛者慎用;孕妇慎用
知柏地黄丸	熟地,制山茱萸,山药,知母,黄柏,茯苓,泽泻,牡丹皮	滋阴降火	阴虚火旺,潮热盗汗,口干咽痛,耳鸣遗精,小便短赤	口服。水蜜丸一次 6 g,小蜜丸一次 9 g,大蜜丸一次 1 丸,一日 2 次;浓缩丸一次 8 丸,一日 3 次	气虚发热及实热者忌服;药性滋腻而寒凉,凡脾虚便溏、气滞中满者不宜使用
杞菊地黄丸	熟地,制山茱萸,牡丹皮,山药,茯苓,泽泻,枸杞子,菊花	滋肾养肝	肝肾阴亏,眩晕耳鸣,羞明畏光,迎风流泪,视物昏花	口服。水蜜丸一次 6 g,小蜜丸一次 9 g,大蜜丸一次 1 丸,一日 2 次	实火亢盛所致头晕、耳鸣慎用;平素脾虚便溏者慎用
苁蓉益肾颗粒	酒制五味子,酒苁蓉,茯苓,酒炒菟丝子,盐车前子,制巴戟天	补肾填精	肾气不足,腰膝酸软,记忆减退,头晕耳鸣,四肢无力	开水冲服。一次 1 袋,一日 2 次	
滋心阴口服液	麦冬,赤芍,北沙参,三七	滋养心阴,活血止痛	阴虚血瘀所致的胸痹,症见胸闷胸痛、心悸怔忡、五心烦热、夜眠不安、舌红少苔;冠心病心绞痛见上述证候者	口服。一次 10 ml,一日 3 次	

（续表）

名 称	药物组成	功 用	主 治	用法用量	注意事项
济生肾气丸	熟地,制山茱萸,山药,制附子,肉桂,泽泻,茯苓,牡丹皮,牛膝,车前子	温肾化气,利水消肿	肾阳不足,水湿内停所致的水肿,腰膝酸重,小便不利,痰饮咳喘	口服。水蜜丸一次6g,小蜜丸一次9g,大蜜丸一次1丸,一日2～3次	湿热壅盛,风水泛溢之水肿慎用;孕妇慎用;本品含附子有毒,不可过量、久用;本品含钾量高,与保钾利尿药安体舒通、氨苯蝶啶合用时,应防止高血钾症;避免与磺胺类药物同用
五子衍宗丸	枸杞子,炒菟丝子,覆盆子,蒸五味子,盐炒车前子	补肾益精	肾虚精亏所致的阳痿不育,遗精早泄,腰痛,尿后余沥	口服。水蜜丸一次6g,小蜜丸一次9g,大蜜丸一次1丸,一日2次	感冒者慎服;节制房事
健步丸	盐黄柏,盐知母,熟地,当归,酒白芍,牛膝,制豹骨,醋龟甲,盐炙陈皮,干姜,锁阳羊肉	补肝肾,强筋骨	肝肾不足,腰膝酸软,下肢痿弱,步履艰难	口服。一次9g,一日2次	湿热浸淫、气血不运致痿者慎用

第六节 固 涩 类

固涩类中成药具有收敛固涩的功能,主要用于治疗气、血、精、津液等滑脱散失之证。

气血精津的滑脱散失,由于病因和疾病表现的不同,有自汗,盗汗,遗精滑泄,小便失禁,久泻久痢和崩漏带下等。

固涩类中成药可分为固表止汗、涩肠止泻、涩精止遗、收涩止带和收涩止酸五类中成药。

固涩类中成药,为气血精津滑脱之证而设,凡热病汗出,痰饮咳嗽,火动遗精,伤食腹泻及外感表邪未解者均不宜服用本类中成药,以免"闭门留寇",转生他变。服药期间,忌食辛辣、油腻、生冷之品。

一、固表止汗类

固表止汗类中成药具有益气固表,收敛止汗的功能,主治自汗、盗汗证。临床多见身自汗出,或夜卧汗出,动则尤甚,面色萎黄,气短乏力,神疲肢倦等表现。

代表性中成药:玉屏风口服液(颗粒、胶囊)等。

玉屏风口服液（颗粒、胶囊）
（《中国药典》2020年版第一部）

【药物组成】黄芪600 g，白术（炒）、防风各200 g。

【制备方法】以上3味，将防风酌予碎断，提取挥发油，蒸馏后的水溶液另器收集；药渣及其余黄芪等2味加水煎煮2次，第一次1.5 h，第二次1 h，合并煎液，滤过，滤液浓缩至适量，加适量乙醇使沉淀，取上清液减压回收乙醇，加水搅匀，静置，取上清液滤过，滤液浓缩。取蔗糖400 g制成糖浆，与上述药液合并，再加入挥发油及蒸馏后的水溶液，调整总量至1 000 ml，搅匀，滤过，灌装，灭菌，即得。

【剂型规格】口服液：每支装10 ml。颗粒剂：每袋装5 g。胶囊：每粒装0.5 g。

【用法用量】口服液：口服，一次10 ml，一日3次；颗粒剂：开水冲服。一次1袋，一日3次；胶囊：口服，一次2粒，一日3次。

【功能与主治】益气，固表，止汗。用于表虚不固，症见自汗恶风，面色㿠白，或体虚易感风邪者。

【方解】方中黄芪益气固表止汗，为君药。白术健脾益气，助黄芪以加强益气固表之功，为臣药。佐以防风祛风走表，使全方补中有散。三药共奏益气固表止汗之功。

【临床应用】

（1）本品适用于气虚卫外不固证，临床应用以自汗恶风，体虚易感风邪为辨证要点。

（2）用于自主神经功能失调症、反复呼吸道感染、复发性口腔溃疡、小儿肾病综合征、小儿喘息型慢性支气管炎、慢性荨麻疹、慢性支气管炎、过敏性鼻炎、喘息性气管炎等见上述证候者。

【注意事项】热病汗出、阴虚盗汗者慎用。

【药理作用】主要有增强免疫、抗变态反应、平喘、抗应激等作用。

二、涩肠止泻类

涩肠止泻类中成药具有涩肠止泻，温肾暖脾的功能，主治脾胃虚寒所致的久泻久痢病证。临床多见大便滑脱不禁，腹痛喜温，倦怠食少，腰酸肢冷，神疲乏力等表现。

代表性中成药：四神丸等。

四 神 丸
（《中国药典》2020年版第一部）

【药物组成】补骨脂（盐炒）400 g，吴茱萸（制）100 g，肉豆蔻（煨）、五味子（醋制）、大枣（去核）各200 g。

【制备方法】以上5味，粉碎成细粉，过筛，混匀。另取生姜200 g，捣碎，加水适量压榨取汁，与上述粉末泛丸，干燥，即得。

【剂型规格】水丸：每50粒重3 g。

【用法用量】口服。一次9 g，一日1～2次。

【功能与主治】温肾散寒,涩肠止泻。用于肾阳不足所致的泄泻,症见肠鸣腹胀、五更溏、食少不化、久泻不止、面黄肢冷。

【方解】方中重用补骨脂温补肾阳,为君药。吴茱萸温中散寒,肉豆蔻温中涩肠止泻,共为臣药。五味子涩肠固脱,生姜、大枣调和营卫,共为佐使。全方共奏温补脾肾,涩肠止泻之功。

【临床应用】

(1)本品适用于肾阳虚泄泻证,临床应用以五更泄泻,神疲肢冷,脉沉迟无力为辨证要点。

(2)用于治疗慢性结肠炎、肠易激综合征、过敏性结肠炎、肠结核等见上述证候者。

【注意事项】湿热痢疾、湿热泄泻者忌用。

【药理作用】主要有抑制小肠蠕动、止泻、抗应激、影响肠道菌群、抗溃疡性结肠炎等作用。

三、涩精止遗类

涩精止遗类中成药具有调补心肾,涩精止遗的功能,主治肾虚失藏,精关不固之遗精滑泄,或肾虚不摄,膀胱失约之尿频,遗尿。临床多见遗精滑泄,小便频数,夜卧遗尿,目眩耳鸣,面色苍白或萎黄,精神不振,倦怠乏力,四肢酸软,舌淡苔白,脉细无力等表现。

代表性中成药:缩泉丸等。

缩 泉 丸
(《中国药典》2020 年版第一部)

【药物组成】益智仁(盐炒)、山药、乌药各 300 g。

【制备方法】以上 3 味,粉碎成细粉,过筛,混匀,用水泛丸,干燥,即得。

【剂型规格】水丸:每 20 粒重 1 g。

【用法用量】口服。一次 3～6 g,一日 3 次。

【功能与主治】补肾缩尿。用于肾虚所致的小便频数、夜间遗尿。

【方解】方中益智仁温肾纳气,缩尿止遗,为君药。山药健脾补肾,固涩精气,乌药温肾止遗,暖脾祛寒,共为臣药。全方合用,共奏补肾缩尿之功。

【临床应用】

(1)本品适用于肾气不足,下元虚冷,膀胱约束无权之证,临床以小便频数或遗尿为辨证要点。

(2)用于小儿遗尿、前列腺炎、前列腺肥大、尿崩症、慢性肾小球肾炎、肾病综合征等见上述证候者。

【注意事项】肝经湿热、阴虚之尿频、遗尿不宜使用。

【药理作用】主要有抗利尿作用。

四、收涩止带类

收涩止带类中成药具有收敛固涩止带的功能,主治妇人脾虚带脉失于约束,或肾虚不足的带下病。临床多见带下淋漓不断,心悸气短,腰膝酸软,舌淡,脉虚细弱等表现。

代表性中成药:白带丸等。

白 带 丸
(《中国药典》2020 年版第一部)

【药物组成】黄柏(酒炒)150 g,椿皮 300 g,香附(醋制)50 g,当归、白芍各 100 g。

【制备方法】以上 5 味,除椿皮外,其余黄柏(酒炒)等 4 味粉碎成细粉,过筛,混匀。椿皮加水煎煮两次,合并煎液,滤过,滤液浓缩至适量,上述细粉用浓缩液(酌留部分包衣)与适量的水制丸,用留下的浓缩液包衣,干燥,打光,即得。

【剂型规格】水丸:每袋重 6 g。

【用法用量】口服。一次 6 g,一日 2 次。

【功能与主治】清热,除湿,止带。用于湿热下注所致的带下病,症见带下量多、色黄、有味。

【方解】方中黄柏、椿皮清热燥湿、收涩止带,为君药。香附疏肝理气,行气活血,为臣药。当归,白芍养血柔肝,凉血止血,为佐药。全方合用,共奏清热除湿止带之功。

【临床应用】

(1) 本品适用于湿热带下证,临床应用以白带量多,色黄,有味为辨证要点。

(2) 用于急慢性盆腔炎,细菌性阴道炎,滴虫性阴道炎见上述证候者。

【注意事项】肝肾阴虚证者忌用。

五、收涩止酸类

收涩止酸类中成药具有制酸止痛的功能,主治胃酸增多证。临床多见胃脘疼痛,腹胀,纳呆,嗳气吞酸等表现。

代表性中成药:乌贝散等。

乌 贝 散
(《中国药典》2020 年版第一部)

【药物组成】海螵蛸(去壳)850 g,浙贝母 150 g。

【制备方法】以上 2 味,海螵蛸(去壳)、浙贝母粉碎成细粉,加入陈皮油 1.5 g,混匀,过筛,即得。

【剂型规格】散剂:每瓶装 45 g。

【用法用量】饭前口服。一次 3 g,一日 3 次;十二指肠溃疡者可加倍服用。

【功能与主治】制酸止痛,收敛止血。用于肝胃不和所致的胃脘疼痛、泛吐酸水、嘈杂似饥;胃及十二指肠溃疡见上述证候者。

【方解】方中海螵蛸收敛制酸,止痛止血,为君药。浙贝母清热散结,软坚化痰,为臣药。陈皮油理气健脾止痛,为佐药。诸药合用,共奏制酸止痛,收敛止血之功。

【临床应用】

(1) 本品适用于痰热中阻,肝胃失和证,临床应用以胃脘痛、呕吐吞酸为辨证要点。

(2) 用于急性、慢性胃炎,胃及十二指肠溃疡等见上述证候者。

【注意事项】禁与乌头,附子类药物同服。

【药理作用】主要有吸附胃蛋白酶、中和胃酸、保护胃黏膜等作用。

【附表：常用固涩类中成药】

名　称	药物组成	功用	主　治	用法用量	注意事项
补脾益肠丸	黄芪，米炒党参，土炒白术，肉桂，炮干姜，盐制补骨脂，白芍，土炒当归，砂仁，木香，制延胡索，荔枝核，防风，煅赤石脂，炙甘草	益气养血，温阳行气，涩肠止泻	脾虚气滞所致的泄泻，症见腹胀疼痛、肠鸣泄泻、黏液血便；慢性结肠炎、溃疡性结肠炎、过敏性结肠炎见上述证候者	口服。一次 6 g，一日 3 次；儿童酌减；重症加量或遵医嘱。30 天为 1 个疗程，一般连服 2～3 个疗程	大肠湿热泄泻忌用
固本益肠片	党参，黄芪，补骨脂，麸炒白术，麸炒山药，炮姜，酒当归，炒白芍，醋制延胡索，煨木香，地榆炭，煅赤石脂，儿茶，炙甘草	健脾温肾，涩肠止泻	脾肾阳虚所致的泄泻，症见腹痛绵绵、大便清稀或有黏液及黏液血便、食少腹胀、腰酸乏力、形寒肢冷、舌淡苔白、脉虚；慢性肠炎见上述证候者	一次小片 8 片或大片 4 片，一日 3 次	大肠湿热下痢忌用；感冒发热者慎用
锁阳固精丸	锁阳，蒸肉苁蓉，制巴戟天，盐炒补骨脂，菟丝子，杜仲炭，八角茴香，韭菜子，炒芡实，莲子，莲须，煅牡蛎，煅龙骨，鹿角霜，熟地，制山茱萸，牡丹皮，山药，茯苓，泽泻，知母，黄柏，牛膝，大青盐	温肾固精	肾阳不足所致的腰膝酸软、头晕耳鸣、遗精早泄	口服。水蜜丸一次 6 g，小蜜丸一次 9 g，大蜜丸一次 1 丸，一日 2 次	外感或实热内盛者忌服；阴虚火旺、湿热下注、劳伤心脾所致的遗精早泄者忌服
安胃片	醋制延胡索，去壳海螵蛸，煅白矾	行气活血，制酸止痛	气滞血瘀所致的胃脘刺痛、吞酸嗳气、脘闷不舒；胃及十二指肠溃疡、慢性胃炎见上述证候者	口服。一次 5～7 片，一日 3～4 次	胃痛而胃酸缺乏者慎用；方中白矾量大，不宜久用

第七节　安　神　类

安神类中成药具有安定神志等功能，主要用于治疗心神不安的病证。

心神不安的病证多见于神经衰弱、甲状腺功能亢进、更年期综合征等，也见于精神分裂症、抑郁症等精神疾病。其临床表现以心悸怔忡、失眠健忘为主，也可见惊狂易怒、烦躁不安，或虚烦等症状。

　　某些安神类中成药中含有金石、贝壳类药物,易伤胃气,故脾胃虚弱者应慎服。含有朱砂成分的安神类中成药,久服可能会引起慢性中毒,故不宜多服久服。服药期间不宜饮用咖啡、浓茶等兴奋性饮品,饮食宜清淡营养,同时保持心情舒畅。

　　代表性中成药:天王补心丸(浓缩丸)、柏子养心丸(片)、枣仁安神胶囊(颗粒)等。

天王补心丸(浓缩丸)
(《中国药典》2020年版第一部)

　　【药物组成】地黄200 g,天冬、麦冬、当归、酸枣仁(炒)、五味子、柏子仁各50 g,党参、玄参、丹参、茯苓、远志(制)、石菖蒲、桔梗、甘草各25 g,朱砂10 g。

　　【制备方法】以上16味,朱砂水飞成极细粉;其余丹参等15味粉碎成细粉,与上述粉末配研,过筛,混匀。每100 g粉末用炼蜜20～30 g加适量的水泛丸,干燥,制成水蜜丸;或加炼蜜50～70 g制成小蜜丸或大蜜丸,即得。

　　【剂型规格】大蜜丸:每丸重9 g。浓缩丸:每8丸相当于饮片3 g。

　　【用法用量】丸剂:口服。水蜜丸一次6 g,小蜜丸一次9 g,大蜜丸一次1丸,一日2次;浓缩丸一次8丸,一日3次。

　　【功能与主治】滋阴养血,补心安神。用于心阴不足,心悸健忘,失眠多梦,大便干燥。

　　【方解】方中地黄滋阴养血,达壮水之主以制阳光之用,为君药。玄参、天冬、麦冬助君药清热滋阴除烦;丹参、当归补血养心,共为臣药。党参、茯苓益气安神,酸枣仁、五味子收敛神气,柏子仁、远志滋养心神,朱砂重镇安神,石菖蒲开窍宁神,共为佐药。使以桔梗载药上行,甘草调和诸药。诸药合用,共奏滋阴养血,补心安神之功。

　　【临床应用】

　　(1)本品适用于阴亏内热,心神不宁证,临床应用以心悸失眠,手足心热,舌红少苔,脉细数为辨证要点。

　　(2)用于神经衰弱、癔病、更年期综合征、甲状腺功能亢进、冠心病、心肌炎、窦性心动过速、心律失常、复发性口腔溃疡、慢性咽炎等见上述证候者。

　　【注意事项】

　　(1)本品含朱砂,不宜长期服用,肝肾功能不全者禁用。

　　(2)脾胃虚寒、阳虚内寒者不宜服用。

　　【药理作用】主要有镇静、提高学习记忆能力等作用。

柏子养心丸(片)
(《中国药典》2020年版第一部)

　　【药物组成】炙黄芪、川芎、当归、半夏曲各100 g,党参、柏子仁、酸枣仁、五味子(蒸)、远志(制)、肉桂各25 g,朱砂30 g,茯苓200 g,炙甘草10 g。

　　【制备方法】以上13味,朱砂水飞成极细粉;其余柏子仁等12味粉碎成细粉,与上述粉末配研,过筛,混匀。每100 g粉末用炼蜜25～40 g加适量的水制成水蜜丸,干燥;或加炼蜜

100～130 g 制成小蜜丸或大蜜丸,即得。

【剂型规格】丸剂:① 大蜜丸,每丸重9g。② 水蜜丸,每100粒重10g。片剂:片心重0.3g。

【用法用量】口服。水蜜丸一次6g,小蜜丸一次9g,大蜜丸一次1丸,一日2次。片剂:口服。一次3～4片,一日2次。

【功能与主治】补气,养血,安神。用于心气虚寒,心悸易惊,失眠多梦,健忘。

【方解】方中以炙黄芪、柏子仁益气养心安神,共为君药。党参、当归、川芎益气养血;酸枣仁、五味子养心安神、益气敛阴,茯苓、远志安神定志,朱砂镇心安神,共为臣药。半夏曲健脾和胃,肉桂鼓舞气血生长,为佐药。炙甘草益气健脾,调和诸药,为使药。诸药合用,共奏补气养血安神之功。

【类方比较】本品与天王补心丸均含有当归、柏子仁、酸枣仁、五味子、远志、朱砂、党参、甘草,功能养血安神,用于心血亏虚之心悸失眠。但本品配伍炙黄芪、川芎、半夏曲、茯苓、肉桂,功擅补气,养血,安神,适用于心气虚寒,神志不安证。天王补心丸配伍地黄、天冬、麦冬、玄参、丹参、茯苓、石菖蒲、桔梗,功擅滋阴养血,补心安神,适用于心阴亏虚,虚火内扰之心神不宁证。

【临床应用】

(1) 本品适用于心气虚寒,神志不安证,临床应用以心悸健忘,失眠多梦为辨证要点。

(2) 用于治疗神经衰弱、心律失常见上述证候者。

【注意事项】

(1) 阴虚火旺或肝阳上亢者禁用。

(2) 本品含朱砂,不宜长期服用,肝肾功能不全者禁用。

【药理作用】主要有镇静催眠作用。

枣仁安神胶囊(颗粒)
(《中国药典》2020年版第一部)

【药物组成】炒酸枣仁1 425 g,丹参、醋五味子各285 g。

【制备方法】以上3味,加75%乙醇回流提取2 h,滤过,滤液备用;药渣加60%乙醇回流1 h,滤过,与上述滤液合并,滤液回收乙醇并浓缩至相对密度为1.30(60℃)的稠膏,备用;药渣再加水煎煮两次,第一次2 h,第二次1 h,滤过,合并滤液,滤液浓缩至相对密度为1.30(60℃)的稠膏,加入上述稠膏,浓缩至相对密度为1.40(60℃)的稠膏,加淀粉适量,混匀,制成颗粒,干燥,装入胶囊,制成1 000粒,即得。

【剂型规格】胶囊剂:每粒装0.45 g。颗粒剂:每袋装5 g。

【用法用量】胶囊剂:口服。一次5粒,一日1次。临睡前服用。颗粒剂:口服。一次1袋,临睡前服用。

【功能与主治】养血安神。用于心血不足所致的失眠、健忘、心烦、头晕;神经衰弱症见上述证候者。

【方解】方中炒酸枣仁养心血、安心神,为君药。丹参养心血除烦,活血通经,为臣药。佐以五味子补肾、宁心、敛神、生津。三药合用,共奏养血安神之功。

【临床应用】

(1) 本品适用于心血不足、心神失养证,临床应用以失眠、健忘、心烦、头晕为辨证要点。

（2）临床用于治疗神经衰弱、失眠、轻度抑郁症等见上述证候者。

【注意事项】孕妇慎用。

【药理作用】主要有镇静、抗惊厥等作用。

【附表：常用安神类中成药】

名　称	药物组成	功　用	主　治	用法用量	注意事项
朱砂安神片	朱砂,地黄,当归,黄连,甘草	清心养血,镇惊安神	心火亢盛、阴血不足所致的失眠多梦,惊悸怔忡,心烦神乱,舌红,脉细数	口服。一次4～5片,一日2次	本品中含朱砂,不宜长期服用,肝肾功能不全者禁用
养血安神片	熟地,首乌藤,墨旱莲,合欢皮,地黄,鸡血藤,仙鹤草	滋阴养血,宁心安神	阴虚血少所致的头目眩晕、心悸、失眠健忘	口服。一次5片,一日3次	风寒感冒者应暂停作用
安神补脑液	鹿茸,制何首乌,淫羊藿,干姜,甘草,大枣,维生素B₁	生精补髓,益气养血,强脑安神	肾精不足、气血两亏所致的头晕、乏力、健忘、失眠	口服。一次10 ml,一日2次	
安神补心丸	丹参,蒸五味子,石菖蒲,安神膏(合欢皮,菟丝子,墨旱莲,首乌藤,地黄,珍珠母,女贞子)	养心安神	心血不足、虚火内扰所致的心悸失眠、头晕耳鸣	口服。一次15丸,一日3次	
乌灵胶囊	乌灵菌粉	补肾健脑,养心安神	心肾不交所致的失眠、健忘、心悸心烦、神疲乏力、腰膝酸软、头晕耳鸣、少气懒言,脉细或沉而无力	口服。一次3粒,一日3次	
解郁安神颗粒	柴胡,郁金,炒栀子,胆南星,茯苓,石菖蒲,制远志,百合,炒酸枣仁,龙齿,浮小麦,炙甘草,大枣,制半夏,炒白术,当归	疏肝解郁,安神定志	情志不畅、肝郁气滞所致的失眠、心烦、焦虑、健忘	开水冲服,一次1袋,一日2次	

第八节　开　窍　类

开窍类中成药具有开窍醒神等功能,主要用于治疗神昏窍闭之证。

神昏窍闭证多见于脑血管意外、流行性乙型脑炎、流行性脑脊髓膜炎、肝昏迷、冠心病心绞痛、心肌梗死、小儿高热惊厥等，其临床表现以神志昏迷、牙关紧闭、握拳，或兼有高热、谵语、抽搐等为主。

由于窍闭证有寒、热之别。故开窍类中成药分为凉开和温开两类。

开窍类中成药的组成药物，大都气味芳香，善于辛散走窜，不可久服，以免伤人正气，故临床多用于急救，中病即止；神志昏迷属脱证者忌用开窍类中成药。此外，麝香等药有损胎元，孕妇慎用。本类中成药多为丸散剂或注射剂，丸散剂在使用时宜温开水化服或鼻饲，不宜加热煎煮，以免药性挥发，影响疗效。

一、凉开类

凉开类中成药具有清心开窍，清热解毒的功能，主治热闭证。临床多见神昏谵语，口眼歪斜，半身不遂，牙关紧闭，大小便闭，或高热抽搐，面红烦躁等表现。

代表性中成药：安宫牛黄丸、紫雪散等。

安 宫 牛 黄 丸

（《中国药典》2020 年版第一部）

【药物组成】人工牛黄、黄连、黄芩、栀子、郁金、雄黄、朱砂各 100 g，水牛角浓缩粉 200 g，麝香、冰片各 25 g，珍珠 50 g。

【制备方法】以上 11 味，珍珠水飞或粉碎成极细粉；朱砂、雄黄分别水飞成极细粉；黄连、黄芩、栀子、郁金粉碎成细粉；将牛黄、水牛角浓缩粉、麝香或人工麝香、冰片研细，与上述粉末配研，过筛，混匀，加适量炼蜜制成大蜜丸 600 丸或 1 200 丸，或包金衣，即得。

【剂型规格】丸剂：① 每丸重 1.5 g。② 每丸重 3 g。

【用法用量】口服。一次 2 丸〔规格①〕或一次 1 丸〔规格②〕，一日 1 次；小儿 3 岁以内一次 1/2 丸〔规格①〕或一次 1/4 丸〔规格②〕，四岁至六岁一次 1 丸〔规格①〕或一次 1/2 丸〔规格②〕，一日 1 次；或遵医嘱。

【功能与主治】清热解毒，镇惊开窍。用于热病，邪入心包，高热惊厥，神昏谵语；中风昏迷及脑炎、脑膜炎、中毒性脑病、脑出血、败血症见上述证候者。

【方解】方中人工牛黄豁痰开窍、清心解毒，水牛角浓缩粉清心凉血解毒，麝香开窍醒神，共为君药。黄连、黄芩、栀子泻火解毒；郁金、冰片通窍辟秽，增醒神开窍之功；雄黄豁痰解毒，共为臣药。珍珠、朱砂镇心安神，为佐使药。诸药相合，共奏清热解毒，镇惊开窍之功。

【临床应用】

（1）本品适用于痰热内闭证，临床应用以神昏谵语，伴高热神昏，舌红或绛，脉数为辨证要点。

（2）用于流行性乙型脑炎、流行性脑脊髓膜炎、中毒性脑病、脑出血、败血症、中毒性痢疾、尿毒症、脑血管意外、肝昏迷、重症肺炎、猩红热、化脓性感染、小儿高热痉厥等见上述证候者。

【注意事项】

（1）本品为热闭神昏所设，寒闭证及脱证禁用。

（2）方中含有麝香,芳香走窜,有损胎气,孕妇忌服。

（3）本品含朱砂、雄黄,不宜过量久服,肝肾功能不全者慎用。

（4）在治疗过程中如出现肢寒畏冷,面色苍白,冷汗不止,脉微欲绝,由闭证变为脱证时,应立即停药。

【不良反应】有文献报道不当使用本品致体温过低;亦有使用本品引起汞毒性肾病或过敏反应等报道。

【药理作用】主要有脑保护、镇静、解热、抗炎等作用。

紫　雪　散
（《中国药典》2020 年版第一部）

【药物组成】羚羊角 4.5 g,水牛角浓缩粉、朱砂各 9 g,麝香 3.6 g,石膏、北寒水石、滑石、磁石各 144 g,木香、沉香各 15 g,丁香 3 g,玄参、升麻各 48 g,芒硝 480 g,硝石（精制）96 g,甘草 24 g。

【制备方法】以上 16 味,石膏、北寒水石、滑石、磁石砸成小块,加水煎煮 3 次;玄参、木香、沉香、升麻、甘草、丁香用石膏等煎液煎煮 3 次,合并煎液,滤过,滤液浓缩成膏;芒硝（制）、硝石（精制）粉碎,兑入膏中,混匀,干燥,粉碎成细粉;羚羊角锉研成细粉;朱砂水飞成极细粉;将水牛角浓缩粉、人工麝香研细,与上述粉末配研,过筛,混匀,即得。

【剂型规格】散剂:① 每瓶装 1.5 g。② 每袋装 1.5 g。

【用法用量】口服。一次 1.5～3 g,一日 2 次;周岁小儿一次 0.3 g,5 岁以内小儿每增 1 岁递增 0.3 g,一日 1 次;5 岁以上小儿酌情服用。

【功能与主治】清热开窍,止痉安神。用于热入心包、热动肝风证,症见高热烦躁、神昏谵语、惊风抽搐、斑疹吐衄、尿赤便秘。

【方解】方中羚羊角清肝、息风止痉,水牛角浓缩粉清心、凉血解毒,麝香开窍醒神,共为君药。石膏、滑石、寒水石清热泻火;玄参、升麻清热解毒兼养阴透邪,为臣药。木香、丁香、沉香芳香通窍、行气止痛,助麝香开窍醒神;朱砂、磁石镇心安神;芒硝、硝石泄热通腑,共为佐药。甘草益气和中,调和诸药,为使药。诸药相合,共奏清热开窍,止痉安神之功。

【类方比较】本品与安宫牛黄丸均具有清热开窍之功,主治热闭证。安宫牛黄丸长于清热解毒,适用于邪热偏胜之高热较重者;紫雪散长于息风止痉,适用于热盛动风之高热惊厥者。

【临床应用】

（1）本品适用于热闭证,临床应用以高热烦躁,神昏,痉厥,舌红绛,苔干黄为辨证要点。

（2）用于流行性脑脊髓膜炎、流行性乙型脑炎、重症肺炎、猩红热、化脓性感染、肝昏迷、小儿高热痉厥等见上述证候者。

【注意事项】

（1）虚风内动者忌用。

（2）孕妇忌服。

（3）属高热急症者,应采取综合治疗。

【不良反应】本品过量服用可出现大汗、呕吐、肢冷、气促、心悸、眩晕。

【药理作用】主要有解热、抗惊厥等作用。

二、温开类

温开类中成药具有温散寒邪,宣达气机,开窍醒神的功能,主治寒湿痰浊之邪闭阻心窍所致的寒闭证。临床多见突然昏倒,不省人事,口眼歪斜,半身不遂,牙关紧闭,两手紧握,大小便闭,面白唇暗,静卧不烦,喉中痰鸣,脉沉迟等表现。

代表中成药:苏合香丸等。

苏 合 香 丸
（《中国药典》2020 年版第一部）

【药物组成】苏合香、冰片各 50 g,麝香 75 g,安息香、檀香、沉香、丁香、香附、木香、乳香(制)、朱砂、荜茇、白术、诃子肉各 100 g,水牛角浓缩粉 200 g。

【制备方法】以上 15 味,除苏合香、人工麝香、冰片、水牛角浓缩粉外,朱砂水飞成极细粉;其余安息香等 10 味粉碎成细粉;将人工麝香、冰片、水牛角浓缩粉分别研细,与上述粉末配研,过筛,混匀。再将苏合香炖化,加适量炼蜜与水制成水蜜丸 960 丸,低温干燥;或加适量炼蜜制成大蜜丸 960 丸,即得。

【剂型规格】水蜜丸:每丸重 2.4 g。大蜜丸:每丸重 3 g。

【用法用量】口服。一次 1 丸,一日 1～2 次。

【功能与主治】芳香开窍,行气止痛。用于寒凝气滞所致的痰厥昏迷、中风偏瘫、肢体不利等。

【方解】方中苏合香、安息香、麝香、冰片芳香开窍,辟秽化浊,共为君药。檀香、沉香、丁香、香附、木香、乳香行气解郁、散寒止痛,理气活血,共为臣药。水牛角浓缩粉凉血解毒,朱砂重镇安神,荜茇温中散寒,白术益气健脾、燥湿化浊;诃子温涩敛气,两药一补一敛,防香药辛散太过、耗伤正气,共为佐药。诸药相合,共奏芳香开窍,行气止痛之功。

【临床应用】

(1) 本品适用于寒闭证,临床应用以突然昏倒,不省人事,牙关紧闭,或心腹卒痛,苔白,脉迟为辨证要点。

(2) 用于流行性乙型脑炎、冠心病心绞痛、心肌梗死等见上述证候者。

【注意事项】

(1) 热闭证、脱证不宜服用。

(2) 中风、寒闭属正气不足者应配合扶正中药服用。

(3) 急性脑血管病服用本品,应结合其他抢救措施;对中风昏迷者,可鼻饲给药。

(4) 本品香燥药物过多,易耗散正气,故不宜久服。

(5) 孕妇禁用。

【不良反应】本品有可引起过敏性皮疹,有过敏性休克和过量使用中毒的报道。

【药理作用】主要有耐缺氧、增加冠脉血流量、抗血小板凝聚、抗血栓等作用。

【附表：常用开窍类中成药】

名　称	药物组成	功　用	主　治	用法用量	注意事项
局方至宝散	牛黄，麝香，水牛角浓缩粉，玳瑁，冰片，安息香，朱砂，琥珀，雄黄	清热解毒，开窍镇惊	热病属热入心包、热盛动风证，症见高热惊厥，烦躁不安、神昏谵语及小儿急热惊风	口服，一次 2 g，一日一次；小儿 3 岁以内一次 0.5 g，4～6 岁一次 1 g；或遵医嘱	寒闭神昏者不宜；治疗期间如肢寒畏冷，苍白，冷汗不止，脉微欲绝，应立即停药，采取应急综合疗法；本品用于高热神昏、小儿急惊风，因口服困难，可鼻饲给药
万氏牛黄清心丸	牛黄，当归，川芎，甘草，山药，黄芩，炒苦杏仁，大豆黄卷，去核大枣，炒白术，茯苓，桔梗，防风，柴胡，阿胶，干姜，白芍，人参，炒六神曲，肉桂，麦冬，白蔹，炒蒲黄，麝香，冰片，水牛角浓缩粉，羚羊角，朱砂，雄黄	清热解毒，镇惊安神	热入心包、热盛动风证，症见高热烦躁、神昏谵语及小儿高热惊厥	口服，一次 2 丸，一日 2～3 次	孕妇禁用；虚风内动、脱证神昏者不宜使用；外感热病表证未解时慎用；本品含牛黄、朱砂，不宜长期服用；儿童应在医生指导下使用，并严格控制疗程；肝肾功能不全者及造血系统疾病患者慎用；高热急症者，应采取综合治疗措施
瓜霜退热灵胶囊	西瓜霜，北寒水石，石膏，滑石，磁石，玄参，水牛角浓缩粉，羚羊角，甘草，升麻，丁香，沉香，人工麝香，冰片，朱砂	清热解毒，开窍镇惊	热病热入心包、肝风内动证，症见高热、惊厥、抽搐、咽喉肿痛	口服。周岁以内一次 0.15～0.3 g；1～3 岁一次 0.3～0.6 g；3～6 岁一次 0.6～0.75 g；6～9 岁一次 0.75～0.9 g；9 岁以上一次 0.9～1.2 g；成人一次 1.2～1.8 g，一日 3～4 次	不宜久服，孕妇禁服
十香返生丸	沉香，丁香，檀香，土木香，醋香附，降香，广藿香，醋炙乳香，天麻，麸炒僵蚕，郁金，莲子心，蜜炙瓜蒌子，煅金礞石，诃子，甘草，苏合香，安息香，人工麝香，冰片，朱砂，琥珀，牛黄	开窍化痰，镇静安神	中风痰迷心窍引起的言语不清、神志昏迷、痰涎壅盛、牙关紧闭	口服。一次 1 丸，一日 2 次；或遵医嘱	孕妇禁用
神香苏合丸	人工麝香，冰片，水牛角浓缩粉，制乳香，安息香，白术，香附，木香，沉香，丁香，苏合香	温通宣痹，行气化浊	寒凝心脉、气机不畅所致的胸痹，症见心痛、胸闷、胀满、遇寒加重；冠心病心绞痛见上述证候者	口服，一次 0.7 g，一日 1～2 次	孕妇禁用；阴虚者慎用；在治疗期间，心绞痛持续发作者应及时就诊；脾胃虚弱者慎用

（续表）

名　称	药物组成	功　用	主　治	用法用量	注意事项
冠心苏合丸	苏合香,冰片,制乳香,檀香,土木香	理气,宽胸,止痛	寒凝气滞、心脉不通所致的胸痹,症见胸闷、心前区疼痛;冠心病心绞痛见上述证候者	嚼碎服。一次 1 丸,一日 1～3 次;或遵医嘱	孕妇禁用;若症状未缓解,应及时到医院就诊

第九节　理　气　类

理气类中成药具有疏畅气机,调理脏腑等功能,主要用于治疗肝郁气滞或脾胃气滞病证。

肝郁气滞或脾胃气滞病证多见于急慢性胃炎、胃与十二指肠溃疡、胆囊炎、胆囊结石、慢性肝炎、更年期综合征、经前期紧张综合征等,其临床表现以胁肋胀痛,脘腹胀满,呕恶,呃逆,月经不调或痛经等为主。

由于气滞有肝郁气滞或脾胃气滞的不同,故理气类中成药有行气疏肝和行气和中之分。

理气类中成药辛温香燥,易耗气伤阴,故服用时应适可而止,勿使过量;气虚、孕妇、阴亏火旺者须慎用。服药期间忌生冷、油腻、辛辣等食物。

一、行气疏肝类

行气疏肝类中成药具有行气、疏肝、止痛等功能,主治肝郁气滞证。临床多见胸胁或脘腹胀痛,嗳气吞酸,呕恶食少,月经不调或痛经,脉弦等表现。

代表性中成药:越鞠丸、逍遥丸(水丸、浓缩丸、颗粒)、胆宁片等。

越　鞠　丸
（《中国药典》2020 年版第一部）

【药物组成】香附(醋制)、川芎、栀子(炒)、苍术(炒)、六神曲(炒)各 200 g。

【制备方法】以上 5 味,粉碎成细粉,过筛,混匀,用水泛丸,干燥,即得。

【剂型规格】水丸:每袋装 18 g。

【用法用量】口服。一次 6～9 g,一日 2 次。

【功能与主治】理气解郁,宽中除满。用于胸脘痞闷,腹中胀满,饮食停滞,嗳气吞酸。

【方解】方中香附行气解郁,用治气郁,为君药。川芎活血行气,用治血郁;栀子苦寒清热泻火,用治火郁;苍术燥湿健脾,用治湿郁;神曲消食和胃,用治食郁,四药共为臣佐药。诸药相合,共奏理气解郁,宽中除满之功。

【临床应用】

(1) 本品适用于气郁为主的诸郁证,临床应用以胸膈痞闷,脘腹胀满,饮食不消为辨证要点。

(2) 用于慢性胃炎、胃神经症、胃及十二指肠溃疡、功能性消化不良、肠易激综合征、更年期综合征、慢性胆囊炎、胆囊结石、慢性肝炎、乳腺增生等见上述证候者。

【注意事项】阴虚火旺者慎用。

【药理作用】主要有抗抑郁作用。

逍遥丸（水丸、浓缩丸、颗粒）
（《中国药典》2020年版第一部）

【药物组成】柴胡、当归、白芍、白术（炒）、茯苓各100 g，薄荷20 g，炙甘草80 g。

【制备方法】以上7味，粉碎成细粉，过筛，混匀。每100 g粉末加炼蜜135～145 g制成小蜜丸或大蜜丸，即得。

【剂型规格】丸剂：① 小蜜丸：每100丸重20 g。② 大蜜丸：每丸重9 g。③ 浓缩丸：每8丸相当于饮片3 g。颗粒剂：每袋装15 g；每袋装4 g；每袋装5 g；每袋装6 g；每袋装8 g。

【用法用量】口服。小蜜丸一次9 g，大蜜丸一次1丸，一日2次。水丸一次6～9 g，一日1～2次。浓缩丸一次8丸，一日3次。颗粒剂：开水冲服。一次1袋，一日2次。

【功能与主治】疏肝健脾，养血调经。用于肝郁脾虚所致的郁闷不舒、胸胁胀痛、头晕目眩、食欲减退、月经不调。

【方解】方中柴胡疏肝解郁，调畅肝气，为君药。当归、白芍养血柔肝，共为臣药。君臣相合，补肝体而助肝用。白术、茯苓益气健脾，使气血生化有源，又能实土以御木侮；薄荷疏肝郁透热邪，为佐药。炙甘草调和诸药，为使药。诸药合用，共奏疏肝健脾，养血调经之功。

【类方比较】本品与越鞠丸均能具有理气解郁之功，治疗气郁证。但本品以柴胡、当归、白芍配伍炒白术、茯苓、薄荷、炙甘草，功擅疏肝健脾，养血调经，适用于肝郁脾虚证；越鞠丸以香附配伍川芎、栀子、苍术、六神曲，功擅理气解郁，宽中除满，适用于气郁为主的诸郁证。

【临床应用】

（1）本品适用于肝郁脾虚证，临床使用以胸胁胀痛，神疲食少，或月经不调为辨证要点。

（2）用于经前期紧张综合征、慢性肝炎、胃炎、更年期综合征、乳腺增生、经前乳房胀痛、不孕症、子宫肌瘤、黄褐斑等见上述证候者。

【注意事项】

（1）肝肾阴虚所致的胁肋疼痛、咽干口燥、舌红无苔者慎用。

（2）孕妇忌服。

【不良反应】逍遥丸服用后，有患者出现头昏、身倦、嗜睡、恶心呕吐、心慌、大汗淋漓、血压升高等症状；也有出现肝损害、白带过多等报道。

【药理作用】主要有抗抑郁、抗焦虑等作用。

胆　宁　片
（《中国药典》2020年版第一部）

【药物组成】青皮、陈皮288 g，郁金、白茅根432 g，虎杖、山楂720 g，大黄48 g。

【制备方法】以上7味，大黄粉碎成细粉；陈皮提取挥发油；其余虎杖等5味用70%乙醇加热回流提取2次，每次1 h，提取液回收乙醇并浓缩至适量，减压干燥，粉碎，加入大黄细粉、陈皮挥发油及适量的辅料，混匀，制颗粒，压制成1 000片，包薄膜衣，即得。

【剂型规格】片剂:每片重 0.36 g。

【用法用量】口服。一次 5 片,一日 3 次。饭后服用。

【功能与主治】疏肝利胆,清热通下。用于肝郁气滞、湿热未清所致的右上腹隐隐作痛、食入作胀、胃纳不香、嗳气、便秘;慢性胆囊炎见上述证候者。

【方解】方中青皮疏肝理气,陈皮理气化湿健脾,合用疏肝理脾,为君药。郁金行气解郁,利胆退黄,活血止痛;虎杖清热解毒,利胆排石,通络止痛,共为臣药。山楂消食导滞,活血化瘀;白茅根、大黄清热泻火,利胆退黄,使邪从二便出,共为佐药。全方相合,共奏疏肝利胆,清热通下之功。

【临床应用】

(1) 本品适用于肝郁气滞,湿热未清证,临床应用以胁肋隐痛,食入作胀,或便秘,苔薄腻为辨证要点。

(2) 用于胆囊炎,胆囊结石,胆管炎,胆管结石(胆总管结石、肝胆管结石),胆囊切除术后综合征等见上述证候者。

【注意事项】

(1) 肝肾不足,血虚肝旺所致胁痛者不宜使用。

(2) 孕妇忌用。

(3) 本品主要适用于泥沙样或较小的结石。若结石较大,或出现梗阻,应采取碎石或手术等相应治疗措施。

(4) 服用本品后,每日排便增至 3 次以上者,应酌情减量。

【不良反应】主要不良反应为腹泻,长期使用有可能导致结肠黑变病。

【药理作用】主要有利胆、保肝等作用。

二、行气和中类

行气和中类中成药具有理气止痛、和胃降逆等作用,主治脾胃气滞证。临床多见脘腹胀痛,嗳气吞酸,呕恶食少,嗳气呃逆等表现。

代表性中成药:香砂枳术丸、气滞胃痛颗粒(片)等。

香砂枳术丸
(《中国药典》2020 年版第一部)

【药物组成】白术(麸炒)、木香、砂仁、枳实(麸炒)各 150 g。

【制备方法】以上 4 味,粉碎成细粉,过筛,混匀,用水泛丸,干燥,即得。

【剂型规格】丸剂:每袋装 10 g。

【用法用量】口服。一次 1 袋,一日 2 次。

【功能与主治】健脾开胃,行气消痞。用于脾虚气滞证,症见脘腹胀闷,食欲不振,大便溏软。

【方解】方中白术健脾燥湿,为君药。木香行气和中,砂仁醒脾和胃,为臣药。枳实下气除满,消痞散结,为佐药。诸药相合,共奏健脾开胃,行气消痞之功。

【临床应用】

(1) 本品适用于脾虚气滞证,临床应用以脘腹胀闷,食欲不振,大便溏软为辨证要点。

(2) 用于慢性浅表性胃炎、功能性消化不良等见上述证候者。

【注意事项】

(1) 湿热中阻胃痛、痞满者慎用。

(2) 胃脘灼热,便秘口苦者不宜用。

(3) 儿童、孕妇、年老体弱者慎用。

【药理作用】主要有利胆,促进胰液分泌等作用。

气滞胃痛颗粒(片)
(《中国药典》2020年版第一部)

【药物组成】柴胡360 g,香附(炙)、枳壳、延胡索(炙)各400 g,白芍480 g,炙甘草200 g。

【制备方法】以上6味,取枳壳、醋香附提取挥发油,挥发油及水提液备用,药渣弃去。其余柴胡等四味加水煎煮2次,第一次2 h,第二次1 h,合并水煎液并与枳壳、醋香附的水提液合并,滤过,滤液浓缩至相对密度为1.18~1.23(50℃)的清膏,加蔗糖和糊精适量,制成颗粒,喷入挥发油,混匀,制成1 000 g,即得。

【剂型规格】颗粒剂:每袋装5 g。片剂:① 膜衣片,每片重0.5 g。② 糖衣片,片心重0.25 g。

【用法用量】颗粒剂:开水冲服,一次1袋,一日3次。片剂:口服,膜衣片一次3片;糖衣片6片,一日3次。

【功能与主治】疏肝理气,和胃止痛。用于肝郁气滞,胸痞胀满,胃脘疼痛。

【方解】方中柴胡疏肝理气止痛,为君药。香附加强君药疏肝解郁,行气止痛之力,白芍益阴养血柔肝,共为臣药。延胡索行气活血止痛,枳壳下气宽中,为佐药。炙甘草调和诸药,为使药。诸药相合,共奏疏肝理气,和胃止痛之功。

【临床应用】

(1) 本品适用于肝郁气滞证,临床应用以胸痞胀满,胃脘疼痛为辨证要点。

(2) 用于胃炎、功能性消化不良、胃切除术后综合征等见上述证候者。

【注意事项】

(1) 孕妇慎用。

(2) 肝胃郁火、胃阴不足引起的胃痛慎用。

【药理作用】主要有抗溃疡、调节胃肠道、镇痛等作用。

【附表:常用理气类中成药】

名 称	药物组成	功 用	主 治	用法用量	注意事项
舒肝丸	川楝子,醋延胡索,酒白芍,片姜黄,木香,沉香,豆蔻仁,砂仁,姜厚朴,陈皮,麸炒枳壳,茯苓,朱砂	疏肝和胃,理气止痛	肝郁气滞,胸胁胀满,胃脘疼痛,嘈杂呕吐,嗳气泛酸	口服。水丸一次2.3 g,水蜜丸一次4 g,小蜜丸一次6 g,大蜜丸一次1丸,一日2~3次	孕妇慎用;肝阴不足、瘀血停滞所致胁痛及脾胃虚寒、呕吐泛酸者慎用

（续表）

名　称	药物组成	功　用	主　治	用法用量	注意事项
胆乐胶囊	猪胆汁酸,陈皮,山楂,郁金,连钱草	理气止痛,利胆排石	肝郁气滞所致的胁痛、胆胀,症见胁肋胀痛、纳呆尿黄;慢性胆囊炎、胆石症见上述证候者	口服,一次4粒,一日3次	肝阴不足所致胁痛者慎用;服用过程中如发生黄疸,或发热或剧烈上腹痛者,应立即请外科按急症处理
木香顺气丸	木香,槟榔,醋制香附,制厚朴,炒枳壳,炒苍术,砂仁,陈皮,炒青皮,甘草	行气化湿,健脾和胃	湿浊中阻、脾胃不和所致的胸膈痞闷、脘腹胀痛、呕吐恶心、嗳气纳呆	口服,一次6～9克,一日2～3次	阴液亏损及肝胃郁火胃痛痞满者慎用;孕妇忌用;本品为香燥之品组成,如遇口干舌燥,手足心发热感的阴液亏损者慎用
胃苏颗粒	紫苏梗,香附,陈皮,枳壳,槟榔,香橼,佛手,制鸡内金	理气消胀,和胃止痛	气滞型胃脘痛,症见胃脘胀痛,窜及两胁,得嗳气或矢气则舒,情绪郁怒则加重,胸闷食少,排便不畅,舌苔薄白,脉弦;慢性胃炎及消化性溃疡见上述证候者	开水冲服。一次1袋,一日3次。15日为一个疗程,可服1～3个疗程或遵医嘱	脾胃阴虚或肝胃郁火胃痛者慎用;孕妇慎用

第十节　理血类

理血类中成药具有活血散瘀及止血等功能,主要用于治疗血瘀或出血病证。

血瘀证多见于冠心病、心绞痛、缺血性中风及中风后遗症、脑动脉硬化、高脂血症、跌打损伤、风湿瘀阻痹痛等病,也可见妇女经闭,痛经或产后恶露不行等。其临床表现以痛如针刺有定处,舌质暗,有瘀斑,脉涩等为主。

出血证多见于血小板减少性紫癜、痔疮、功能性子宫出血、肺结核、支气管扩张、胃及十二指肠溃疡等病,其临床表现以衄血、便血、尿血、吐血、咳血、崩漏等为主。

由于血证的不同,理血类中成药有活血化瘀类与止血类的区别。

使用止血类中成药时应注意,病势急剧、突然出血不止者,当着重止血;慢性出血证,病势较缓者,应着重治本或标本兼顾。妇女月经过多,孕妇均当慎用(或禁用)活血化瘀类中成药。服药期间忌生冷、辛辣、油腻食物,忌烟酒。

一、活血化瘀类

活血化瘀类中成药具有通利血脉、促进血行、消散瘀血的功能,主治瘀血证。临床多见痛如针刺有定处,或眩晕、肢体不用、舌质暗、脉涩等表现。

代表性中成药：复方丹参片(滴丸、颗粒)、血府逐瘀口服液(丸、胶囊)、通心络胶囊、消栓通络胶囊(颗粒、片)等。

复方丹参片(滴丸、颗粒)

(《中国药典》2020年版第一部)

【药物组成】丹参450 g，三七141 g，冰片8 g。

【制备方法】以上3味，丹参加乙醇加热回流1.5 h，提取液滤过，滤液回收乙醇并浓缩至适量，备用；药渣加50%乙醇加热回流1.5 h，提取液滤过，滤液回收乙醇并浓缩至适量，备用；药渣加水煎煮2 h，煎液滤过，滤液浓缩至适量。三七粉碎成细粉，与上述浓缩液和适量的辅料制成颗粒，干燥。冰片研细，与上述颗粒混匀，压制成333片，包薄膜衣；或压制成1 000片，包糖衣或薄膜衣，即得。

【剂型规格】片剂：① 薄膜衣小片；每片重0.32 g(相当于饮片0.6 g)。② 薄膜衣大片，每片重0.8 g(相当于饮片1.8 g)。③ 糖衣片(相当于饮片0.6 g)。滴丸：① 每丸重25 mg。② 薄膜衣滴丸每丸重27 mg。颗粒剂：每袋装1 g。

【用法用量】片剂：口服，一次3片[规格①、规格③]或1片[规格②]，一日3次。滴丸：吞服或舌下含服。一次10丸，一日3次。28日为一个疗程；或遵医嘱。颗粒剂：口服，一次1袋，一日3次。

【功能与主治】活血化瘀，理气止痛。用于气滞血瘀所致的胸痹，症见胸闷、心前区刺痛；冠心病心绞痛见上述证候者。

【方解】方中丹参活血化瘀，为君药。三七活血化瘀定痛，冰片开窍行气止痛，为臣药。三药合用，共奏活血化瘀，行气止痛之功。

【临床应用】

(1) 本品适用于气滞血瘀证，临床应用以胸闷、心前区刺痛为辨证要点。

(2) 用于冠心病、心绞痛、血管性头痛、老年性心脑血管病、颅脑外伤、偏头痛等见有上述证候者。

【注意事项】

(1) 脾胃虚寒者慎用，宜饭后服用。

(2) 孕妇慎用。

(3) 治疗期间，心绞痛持续发作，宜加用硝酸酯类药。如果出现剧烈心绞痛、心肌梗死等，应及时救治。

【不良反应】文献报道服用复方丹参片有胃肠道不适、过敏反应、心律失常、头痛、发热、出血等不良反应。

【药理作用】主要有抗心肌缺血、抗心律失常、改善血液流变学、抗动脉粥样硬化、抗脑缺血、抗阿尔茨海默病等作用。

血府逐瘀口服液(丸、胶囊)

(《中国药典》2020年版第一部)

【药物组成】柴胡、甘草各17 g，当归、地黄、红花、牛膝各50 g，赤芍、麸炒枳壳各33 g，桃仁 67 g,川芎、桔梗各 25 g。

【制备方法】以上 11 味,柴胡、当归、麸炒枳壳、川芎蒸馏提取芳香水,备用;药渣与地黄等其余七味加水煎煮 3 次,每次 2 h,合并煎液,滤过,滤液浓缩至相对密度约 1.10(60℃),加乙醇使含醇量达 60%,冷藏 24 h,滤过,滤液回收乙醇至无醇味,加入蔗糖 100 g,蜂蜜 200 g,山梨酸钾 0.5 g及上述芳香水,搅匀,加水至 1 000 ml,混匀,调节 pH 为 5.0,冷藏,滤过,灌装,灭菌,即得。

【剂型规格】口服液:每支装 10 ml。丸剂:每丸重 9 g。胶囊剂:每粒装 0.4 g。

【用法用量】口服液:空腹服,一次 20 ml,一日 3 次。丸剂:空腹时用红糖水送服,一次 1～2 丸,一日 2 次。胶囊剂:口服,一次 6 粒,一日 2 次,1 个月为一个疗程。

【功能与主治】活血祛瘀,行气止痛。用于气滞血瘀所致的胸痹、头痛日久、痛如针刺而有定处、内热烦闷、心悸失眠、急躁易怒。

【方解】方中桃仁、红花活血祛瘀止痛,为君药。川芎、当归、赤芍活血行气、化瘀止痛,助君药之力;牛膝活血通经,引瘀下行,共为臣药。地黄清热凉血,可清瘀血所化之热,又养阴生津,合当归则祛瘀不伤正;柴胡、枳壳疏肝行气,使气行血畅;桔梗宣肺,载药上行,与枳壳相配升降气机,宽胸理气,皆为佐药。甘草调和诸药,为使药。诸药相合,共奏活血祛瘀、行气止痛之功。

【临床应用】

(1) 本品适用于气滞血瘀证,临床应用以胸痛、头痛、痛如针刺、胸闷烦躁、失眠为辨证要点。

(2) 用于冠心病、心绞痛、头痛、失眠等见上述证候者。

【注意事项】

(1) 孕妇禁用。

(2) 气虚血瘀者慎用。

(3) 在治疗期间若心痛持续发作,宜加用硝酸酯类药。如出现剧烈心绞痛、心肌梗死,应及时救治。

【药理作用】主要有抗心肌缺血、抑制心肌纤维化、抗脑缺血、抗血栓、改善微循环、降血脂、保肝等作用。

通 心 络 胶 囊

《中国药典》2020 年版第一部

【药物组成】人参、水蛭、全蝎、赤芍、蝉蜕、䗪虫、蜈蚣、檀香、降香、乳香(制)、酸枣仁(炒)、冰片。

【制备方法】本品系由人参、水蛭、全蝎、赤芍、蝉蜕、䗪虫、蜈蚣、檀香、降香、乳香(制)、酸枣仁(炒)、冰片经加工制成的胶囊。

【剂型规格】胶囊剂:每粒装 0.26 g。

【用法用量】口服。一次 2～4 粒,一日 3 次。

【功能与主治】益气活血,通络止痛。用于气虚血瘀阻络证,症见胸部憋闷,刺痛、绞痛,固定不移,心悸自汗,气短乏力,或半身不遂或偏身麻木,口舌歪斜,言语不利,舌质紫暗或有瘀斑,脉细涩或结代。

【方解】人参补气生血,气旺则血行,为君药。全蝎、蜈蚣、水蛭、䗪虫入络搜风,化瘀通络止痛,共为臣药。降香、檀香、乳香行气活血止痛;赤芍活血散瘀,清热凉血;酸枣仁养血安神;冰片辛香走窜,通达经络;蝉蜕搜风通络,共为佐药。诸药合用,共奏益气活血,通络止痛之功。

【临床应用】

(1)本品适用于气虚血瘀阻络证,临床应用以胸闷,刺痛或绞痛,心悸气短,或半身不遂,口眼歪斜,舌质紫暗或有瘀斑,脉细涩或结代为辨证要点。

(2)用于冠心病、心绞痛、缺血性中风等见上述证候者。

【注意事项】

(1)孕妇及经期妇女慎用。

(2)过敏体质者慎用。

(3)阴虚火旺型中风禁用。

【不良反应】文献报道本品有引起药疹、胃肠道不适等不良反应。

【药理作用】主要有抗心肌缺血、抗脑缺血、抗血栓、改善血液流变学、降血脂等作用。

消栓通络胶囊(颗粒、片)
(《中国药典》2020年版第一部)

【药物组成】川芎287 g,丹参215 g,黄芪431 g,三七、桂枝、郁金、泽泻、山楂各144 g,木香、槐花各72 g,冰片5.7 g。

【制备方法】以上11味,冰片研细,三七粉碎成细粉,其余川芎等九味加水煎煮3次,合并煎液,滤过,滤液减压浓缩至相对密度为1.17~1.19(80℃)的清膏,加入三七细粉,干燥,粉碎,制粒,干燥,加入冰片细粉,混匀,装入胶囊,制成1 000粒,即得。

【剂型规格】胶囊剂:每粒装0.37 g。颗粒剂:① 每袋装6 g(无蔗糖)。② 每袋装12 g。薄膜衣片:每片重0.38 g。片剂:每片重0.38 g。

【用法用量】口服。胶囊剂:一次6粒,一日3次;或遵医嘱。颗粒剂:一次1袋,一日3次。薄膜衣片:一次6片,一日3次。片剂:一次6片,一日3次。

【功能与主治】活血化瘀,温经通络。用于瘀血阻络所致的中风,症见神情呆滞、言语謇涩、手足发凉、肢体疼痛。

【方解】方中川芎活血行气,祛风通络,为君药。丹参活血化瘀,兼宁心安神;黄芪大补元气,使气旺血行;三七活血通络,化瘀生新,增强君药活血化瘀,通经活络之力,共为臣药。桂枝温阳通脉,助君药通络;郁金、木香行气解郁,活血通经;泽泻利水渗湿,化浊降脂;槐花清热凉血,平肝降脂;山楂消积化滞,祛瘀降脂,共为佐药。冰片开窍醒神止痛,引诸药直达病所,为佐使药。诸药相合,共奏活血化瘀,温经通络之功。

【类方比较】本品与血府逐瘀口服液、通心络胶囊均具有活血化瘀之功,可用于治疗瘀血阻滞证。但本品以川芎、丹参、三七、山楂配伍黄芪、桂枝、郁金、泽泻等,功擅活血化瘀,温经通络,适用于瘀血阻络之中风;血府逐瘀口服液以桃红四物汤合四逆散加减,功擅活血祛瘀,行气止痛,适用于气滞血瘀证;通心络胶囊以人参配伍水蛭、全蝎、赤芍、蝉蜕、䗪虫、蜈蚣、檀香、降香、乳香、酸枣仁、冰片,功擅益气活血,通络止痛,适用于气虚血瘀阻络证。

【临床应用】

(1)本品适用于瘀血阻络证,临床应用以言语謇涩、手足发冷、肢体疼痛为辨证要点。

(2)用于缺血性中风、高脂血症等见上述证候者。

【注意事项】

（1）阴虚内热、风火、痰热证者慎用。

（2）出血性中风禁用。

（3）孕妇禁用。

【不良反应】有口服消栓通络片出现过敏反应的个案报道。

【药理作用】主要有抗血栓、抗脑缺血、改善微循环、降血脂等作用。

二、止血类

止血类中成药具有止血、凉血等功能，主治各种出血证。临床多见吐血、衄血、咳血、便血、尿血、崩漏等表现。

代表性中成药：荷叶丸、三七血伤宁胶囊等。

荷 叶 丸

《中国药典》2020 年版第一部

【药物组成】荷叶 320 g，地黄（炭）、棕榈炭、茅根炭、玄参各 96 g，藕节、知母、黄芩炭、栀子（焦）、白芍 64 g，大蓟炭、小蓟炭各 48 g，当归 32 g，香墨 8 g。

【制备方法】以上 14 味，将荷叶 160 g 炒炭，剩余的荷叶用黄酒 240 g 浸拌，置罐中，加盖封闭，隔水炖至酒尽，取出，低温干燥，与其余藕节等 13 味粉碎成细粉，过筛，混匀。每 100 g 粉末加炼蜜 140～150 g 制成大蜜丸，即得。

【剂型规格】丸剂：每丸重 9 g。

【用法用量】口服。一次 1 丸，一日 2～3 次。

【功能与主治】凉血止血。用于血热所致的咯血、衄血、尿血、便血、崩漏。

【方解】方中荷叶味苦、涩，性平，凉血止血，为君药。大蓟（炭）、小蓟（炭）、藕节、白茅根凉血止血，棕榈（炭）收涩止血，共为臣药。黄芩、栀子、知母清热泻火，折起上逆之势；地黄清热养阴、凉血止血，当归、白芍补血，香墨增强清热凉血之功，共为佐药。全方合用，共奏凉血止血之功。

【临床应用】

（1）本品适用于血热妄行证，临床应用以上部出血或下部出血，血色鲜红为辨证要点。

（2）用于支气管咯血、上消化道出血、功能性子宫出血等见上述证候者。

【注意事项】

（1）虚寒性出血者不宜使用。

（2）体弱年迈者慎服。

（3）出血量大者，应立即采取综合急救措施。

三七血伤宁胶囊

《中国药典》2020 年版第一部

【药物组成】三七 56 g，重楼 168 g，制草乌 76 g，大叶紫珠 200 g，山药 26 g，黑紫藜芦 12 g，冰片 2 g。

【制备方法】上7味,冰片研细;部分大叶紫珠粉碎成细粉,剩余大叶紫珠加水煎煮3次,滤过,滤液合并,浓缩至适量,加入大叶紫珠细粉,拌匀,干燥,粉碎成细粉;取8g黑紫藜芦及其余三七等粉碎成细粉,与上述大叶紫珠细粉及适量的滑石粉混匀,制颗粒,加入冰片细粉,混匀,装入胶囊,制成1000粒,即得。保险子:取剩余的黑紫藜芦,粉碎成细粉,用水泛丸,制成100丸,包薄膜衣,即得。

【剂型规格】胶囊剂:每粒装0.4g,每100丸保险子重4g。每10粒胶囊配装1丸保险子。

【用法用量】温开水送服。一次1粒(重症者2粒),一日3次,每隔4h服一次,初服者若无副作用,可如法连服多次;小儿2~5岁一次1/10粒,5岁以上一次1/5粒。跌打损伤较重者,可先用酒送服1丸保险子。瘀血肿痛者,用酒调和药粉,外擦患处;如外伤皮肤破损或外伤出血,只需内服。

【功能与主治】止血镇痛,祛瘀生新。用于瘀血阻滞、血不归经所致的各种出血证及瘀血肿痛。

【方解】方中三七功善止血,又能活血化瘀,具止血不留瘀之功,兼能消肿止痛;大叶紫珠止血散瘀、清热解毒,共为君药。重楼苦寒、清热解毒、消肿止痛;冰片清热消肿止痛,共为臣药。制草乌、黑紫藜芦温通经络止痛;少量山药扶助正气,共为佐药。诸药相合,共奏止血镇痛,祛瘀生新之功。

【类方比较】本品与荷叶丸均能止血,治疗出血证。但本品以三七、重楼、大叶紫珠配伍制草乌、山药、黑紫藜芦、冰片,长于止血镇痛,祛瘀生新,适用于瘀血阻络,血不循经之出血证;荷叶丸以大蓟炭、小蓟炭、茅根炭、藕节、地黄炭、棕榈炭、黄芩炭配伍荷叶、玄参、知母、焦栀子、白芍、当归、香墨,长于凉血止血,兼清热泻火、滋阴养血,适用于血热妄行之出血证。

【临床应用】

(1) 本品适用于瘀血阻络,血不循经证,临床应用以各部出血或皮肤青紫肿胀疼痛为辨证要点。

(2) 用于支气管扩张出血、肺结核咯血、胃及十二指肠溃疡出血、外伤出血、痔疮出血、功能性子宫出血等见上述证候者。

【注意事项】

(1) 孕妇忌用。

(2) 本品含制草乌,应在医生指导下使用,不可过量、久服。

(3) 出血量大者,应立即采取综合急救措施。

【药理作用】主要有止血、抗炎、镇痛等作用。

【附表:常用理血类中成药】

名　称	药物组成	功　用	主　治	用法用量	注意事项
丹参片	丹参	活血化瘀	瘀血闭阻所致的胸部疼痛、痛处固定、舌质紫黯	口服。一次3~4片,一日3次	月经期及有出血倾向者禁用;孕妇慎用;在治疗期间,心绞痛持续发作,宜加用硝酸酯类药,若出现剧烈心绞痛、心肌梗死,或见气促、汗出、面色苍白者,应及时救治

（续表）

名　称	药物组成	功　用	主　治	用法用量	注意事项
速效救心丸	川芎,冰片	行气活血,祛瘀止痛	气滞血瘀型冠心病,心绞痛	含服。一次4～6丸,一日3次;急性发作时,一次10～15丸	孕妇禁用;寒凝血瘀、阴虚血瘀胸痹心痛不宜单用;有过敏史者慎用;伴有中重度心力衰竭的心肌缺血者慎用;在治疗期间,心绞痛持续发作,宜加用硝酸酯类药
麝香保心丸	麝香,人参,肉桂,苏合香,蟾酥,人工牛黄,冰片	芳香温通,益气强心	气滞血瘀所致的胸痹,症见心前区疼痛、固定不移	口服。一次1～2丸,一日3次;或症状发作时服用	孕妇禁用;本品中蟾酥有强心作用,不宜过用、久用;亦不宜与洋地黄类药物同用;心绞痛持续发作,服药后不能缓解时,应加用硝酸甘油等药物。如出现剧烈心绞痛,心肌梗死,应及时急诊救治
血栓心脉宁片	川芎,槐花,丹参,水蛭,毛冬青,人工牛黄,人工麝香,人参茎叶总皂苷,冰片,蟾酥	益气活血,开窍止痛	气虚血瘀所致的中风、胸痹,症见头晕目眩、半身不遂、胸闷心痛、心悸气短	口服。一次2片,一日3次	孕妇忌服;寒凝、阴虚血瘀胸痹心痛者不宜单用;久服易伤脾胃,餐后服用为宜;本品中蟾酥为有毒中药,使用时需加以注意,不宜过用、久用;慎与洋地黄类药物同用
地奥心血康胶囊	薯蓣科植物黄山药或穿龙薯蓣的根茎提取物	活血化瘀,行气止痛	预防和治疗冠心病、心绞痛及瘀血内阻之胸痹、眩晕、气短、心悸、胸闷或痛	口服。一次1～2粒,一日3次	出血性疾患、孕妇及妇女经期慎用;过敏体质者慎用
血塞通片	三七总皂苷	活血祛瘀,通脉活络	脑络瘀阻,中风偏瘫,心脉瘀阻,胸痹心痛	口服。一次50～100 mg,一日3次	孕妇慎用;阴虚阳亢或肝阳化风者,不宜单用本品
脑得生片	三七,川芎,葛根,红花,去核山楂	活血化瘀,通经活络	瘀血阻络所致的肢体不用、言语不利及头晕目眩等症	口服。一次6片,一日3次	孕妇禁用;脑出血急性期禁用
杏灵片	银杏酮酯	活血化瘀	血瘀型胸痹及血瘀型轻度脑动脉硬化引起的眩晕、冠心病、心绞痛	口服。一次1片,一日3次	心力衰竭者、孕妇慎用

（续表）

名　称	药物组成	功　用	主　治	用法用量	注意事项
血脂康胶囊	红曲	化浊降脂，活血化瘀，健脾消食	痰阻血瘀所致的高脂血症，症见气短、乏力、头晕、头痛、胸闷、腹胀、食少纳呆；也可用于高脂血症及动脉粥样硬化所致的其他的心脑血管疾病的辅助治疗	口服。一次 2 粒，一日 2 次，早晚饭后服用；轻、中度患者一日 2 粒，晚饭后服用。或遵医嘱	服药期间应定期检查血脂、血清氨基转移酶和肌酸磷酸激酶，有肝病史者服用本品时要注意肝功能的监测；活动性肝炎或无法解释的血清氨基转移酶升高者禁用；在本品治疗过程中，如血清氨基转移酶增高达到正常高限 3 倍，或血清肌酸磷酸激酶显著增高时，应停用本品；孕妇及哺乳期妇女慎用；对本品过敏者禁用
华佗再造丸	川芎，吴茱萸，冰片等	活血化瘀，化痰通络，行气止痛	痰瘀阻络之中风恢复期和后遗症，症见半身不遂、拘挛麻木、口眼歪斜、言语不清	口服。一次 4～8 g，一日 2～3 次；重症一次 8～16 g；或遵医嘱	孕妇忌服；脑出血急性期者禁用；中风痰热壅盛者不宜使用
断血流片	断血流	凉血止血	血热妄行所致的月经过多、崩漏、吐血、衄血、咯血、尿血、便血、血色鲜红或紫红；功能失调性子宫出血、子宫肌瘤出血及多种出血症、单纯性紫癜、原发性血小板减少性紫癜见上述证候者	口服。一次 3～6 片，一日 3 次	妊娠期出血者不宜使用；脾虚证、肾虚证、血瘀证者不宜使用；暴崩者慎用
云南白药胶囊	保密方	化瘀止血，活血止痛，解毒消肿	跌打损伤，瘀血肿痛，吐血，咳血，便血，痔血，崩漏下血，手术出血，疮疡肿毒及软组织挫伤，闭合性骨折，支气管扩张及肺结核咳血，溃疡病出血，以及皮肤感染性疾病	口服。一次 1～2 粒，一日 4 次（2～5 岁按 1/4 剂量服用；6～12 岁按 1/2 剂量服用）。凡遇较重的跌打损伤可先服保险子 1 粒，轻伤及其他病症不必服	孕妇忌用；服药一日内，忌食蚕豆、鱼类及酸冷食物

第十一节　治风类

治风类中成药具有疏散外风、平息内风等功能,主要用于治疗风病。

风病有外风和内风之分,外风多见于感冒、流行性感冒、偏头痛、慢性鼻炎、鼻窦炎、风湿性关节炎、类风湿关节炎,也可见于从皮肤破伤处侵入人体而致的破伤风等;内风则多见于血管神经性头痛、原发性高血压等。

风病的临床表现以头痛、眩晕、恶风、肢体麻木、筋骨挛痛、关节屈伸不利、癫痫抽搐或牙关紧闭、角弓反张、身热、昏睡、痰涎壅盛等为主。

由于风病有外风和内风之分,故治风类中成药有疏散外风、平息内风的不同。

应用治风类中成药,应根据患者感邪的轻重,体质的强弱,病邪的兼夹,病位的不同等各个方面,分清主次,全面照顾。服药期间,忌烟、酒及辛辣、炙煿、生冷、油腻食物。

一、疏散外风类

疏散外风类中成药具有辛散疏风、发汗、止痛的功能,主治外风证,临床多见头痛目眩、肢体麻木、筋骨挛痛、关节屈伸不利,或牙关紧闭、角弓反张等表现。

代表性中成药:川芎茶调丸(颗粒、片)、正天丸(胶囊)、通天口服液等。

川芎茶调丸(颗粒、片)
《中国药典》2020年版第一部

【药物组成】川芎、荆芥各120 g,白芷、羌活、甘草各60 g,细辛30 g,防风45 g,薄荷240 g。

【制备方法】以上8味,粉碎成细粉,过筛,混匀,用水泛丸,低温干燥,即得。

【剂型规格】浓缩丸剂:每8丸相当于原药材3 g。颗粒剂:每袋装4 g。片剂:每片中0.48 g。

【用法用量】丸剂:饭后清茶送服。一次8 g,一日3次。颗粒剂:饭后用温开水或浓茶冲服。一次1袋,一日2次,儿童酌减。片剂:饭后清茶送服。一次4～6片,一日3次。

【功能与主治】疏风止痛。用于外感风邪所致的头痛,或有恶寒、发热、鼻塞。

【方解】方中川芎既能上行头目,又能行气活血,祛风止痛,尤擅治少阳、厥阴头痛,为君药。羌活散风邪,除寒湿,善治太阳经头项强痛;白芷祛风止痛、芳香通窍,善治阳明经头痛;两者共为臣药。荆芥、防风配合应用,善于疏散上部风邪;薄荷用量较重,能清利头目,加强疏散风邪之力;细辛善治少阴经头痛,并能通窍止痛,更以清茶调服,既可上清头目,又可防诸风药过于温燥与升散,共为佐药。甘草调和诸药,为使药。诸药相合,共奏疏风止痛之功。

【临床应用】

(1) 本品适用于外感风邪证。临床应用以头痛,或有恶寒、发热、鼻塞为辨证要点。

(2) 用于外感头痛、紧张型头痛、血管神经性头痛、血管性头痛、偏头痛、卒中头痛、急慢性鼻窦炎、三叉神经痛、耳源性、中枢性眩晕、上呼吸道感染等见上述证候者。

【注意事项】

(1) 久病气虚、血虚,或肝肾不足,肝阳上亢之头痛慎用。

（2）方中含有辛香走窜之品,故孕妇应禁用。

【药理作用】主要有解热、抗炎、镇痛、镇静、抗氧化以及改善脑缺血等作用。

正天丸（胶囊）
（《中国药典》2020 年版第一部）

【药物组成】钩藤 112 g,白芍 67 g,川芎 101 g,当归、地黄、白芷、防风、羌活、细辛、麻黄、黑顺片各 56 g,桃仁、红花、独活各 34 g,鸡血藤 169 g。

【制备方法】以上 15 味,粉碎成细粉,混匀,制成水丸,干燥,包衣,打光,制成 1 000 g,即得。

【剂型规格】丸剂：① 每瓶装 60 g。② 每袋装 6 g。胶囊剂：每粒装 0.45 g。

【用法用量】丸剂：饭后服用。一次 6 g,一日 2～3 次。15 日为一个疗程。胶囊剂：口服。一次 2 粒,一日 3 次。

【功能与主治】疏风活血,养血平肝,通络止痛。用于外感风邪、瘀血阻络、血虚失养、肝阳上亢引起的偏头痛、紧张性头痛、神经性头痛、颈椎病型头痛、经前头痛。

【方解】方中川芎为诸经头痛之要药,善于祛风活血而止头痛;钩藤清热平肝,息风定惊,为治头痛眩晕之良品,两药共为君药。羌活、细辛、白芷祛风散寒,通窍止痛;鸡血藤、当归活血补血,通络止痛,达"治风先治血,血行风自灭"之意,五药相合,助君药祛风活血止痛之效,为臣药。黑顺片、防风、麻黄、独活祛风散寒,除湿止痛;桃仁、红花活血祛瘀止痛;白芍、地黄滋阴养血,柔肝缓急,并制诸药之温燥,皆为佐药。诸药相合,共奏疏风活血、养血平肝、通络止痛之功。

【临床应用】

（1）本品适用于外感风邪、瘀血阻络证。临床应用以头痛、固定不移或跳痛为辨证要点。

（2）用于治疗神经性头痛、紧张性头痛、偏头痛、经前头痛、颈椎病型头痛等见上述证候者。

【注意事项】

（1）婴幼儿、孕妇、哺乳期妇女、肾功能不全及对本品过敏者禁用。

（2）高血压、心脏病患者,过敏体质者慎用;有心脏病史者,用药期间注意监测心律情况。

（3）本品中黑顺片（附子）有毒,不宜过量或长期服用。

（4）用药期间注意血压监测。

【不良反应】有报道口服本品可引起口干、口苦、胃部不适、便秘或腹泻等胃肠道反应,以及过敏反应、荨麻疹型药疹、神经性尿潴留、泌乳等不良反应。

【药理作用】主要有抗偏头痛、改善脑血流动力学、抑制血小板聚集等作用。

通天口服液
（《中国药典》2020 年版第一部）

【药物组成】川芎 127 g,赤芍、菊花各 53 g,天麻、甘草各 21 g,羌活、白芷各 42 g,细辛 10 g,薄荷 84 g,防风 15 g,茶叶 63 g。

【制备方法】以上 11 味,川芎、羌活、细辛、菊花、防风、薄荷加水蒸馏,收集蒸馏液 800 ml,蒸馏后的水溶液另器收集;药渣与赤芍、天麻、白芷、甘草加水煎煮 2 次,每次 1 h,合并煎液,滤过;茶叶加新鲜沸水浸泡 2 次,每次 20 min,合并浸出液,滤过,加入上述滤液及蒸馏后的水溶液,减压浓缩至相对密度为 1.14(70℃)的清膏,静置;冷至室温后加乙醇使含醇量达 65%,搅匀,冷藏 24 h,滤过,滤液减压回收乙醇至相对密度为 1.18(70℃)的清膏,加入上述蒸馏液(用适量聚山梨酯 80 增溶),加水至 980 ml,再用 10%氢氧化钠溶液调节 pH 至 4.5~6.5,加水至 1 000 ml,搅匀,静置,滤过,即得。

【剂型规格】口服液:每支装 10 ml。

【用法用量】口服。第一日:即刻、服药 1 h 后、2 h 后、4 h 后各服 10 ml,以后每 6 h 服 10 ml。第二日、第三日:一次 10 ml,一日 3 次。3 日为一个疗程,或遵医嘱。

【功能与主治】活血化瘀,祛风止痛。主治瘀血阻滞、风邪上扰所致的偏头痛,症见头部胀痛或刺痛、痛有定处、反复发作、头晕目眩,或恶心呕吐、恶风。

【方解】方中川芎上达头目,长于祛风活血止痛,为诸经头痛要药,为君药。薄荷、菊花疏风散邪,清肝解郁,清利头目;赤芍活血化瘀止痛,寓治风先治血,血行风自灭之意,三药加强川芎祛风活血止痛之力,共为臣药。羌活、白芷、细辛、防风祛风散寒止痛;天麻平肝潜阳,息风止眩,祛风通络,皆为佐药。炙甘草调和诸药;茶叶清利头目,并制约风药的过于温燥与升散,寓降于升,共为佐使药。诸药相合,共奏活血化瘀,祛风止痛之效。

【类方比较】本品与川芎茶调丸、正天丸均含有川芎、防风、羌活、白芷、细辛,具有祛风活血止头痛之功,可用于治疗头痛。但本品配伍赤芍、天麻、菊花、薄荷、甘草、茶叶,功擅活血化瘀,祛风止痛,适用于瘀血阻滞,风邪上扰之头痛;川芎茶调丸配伍荆芥、甘草、薄荷,长于疏风止痛,适用于外感风邪引发的头痛;正天丸配伍钩藤、麻黄、黑顺片、白芍、当归、地黄、桃仁、红花、独活、鸡血藤,长于养血活血,平肝通络止痛,适用于瘀血阻络,血虚阳亢,外感风邪之头痛。

【临床应用】

(1)本品适用于瘀血阻滞,风邪上扰证。临床应用以头部胀痛或刺痛,痛有定处,眩晕恶心,遇风加重为辨证要点。

(2)用于治疗血管神经性头痛、紧张型头痛、偏头痛、原发性高血压病、椎基底动脉供血不足等见上述证候者。

【注意事项】

(1)出血性脑血管病、阴虚阳亢、肝火上炎所致的头痛禁服。

(2)辛散之力较强,有碍胎气,孕妇禁服。

【药理作用】主要有抗脑缺血、改善血流动力学、抗炎镇痛等作用。

二、平息内风类

平息内风类中成药具有平肝息风,定惊止痉的功能,主治内风证,临床多见眩晕、头痛、震颤、肢体麻木、四肢抽搐、口眼㖞斜等表现。

代表性中成药:全天麻胶囊、清脑降压片(胶囊、颗粒)、医痫丸等。

全 天 麻 胶 囊

《中国药典》2020 年版第一部

【药物组成】天麻 500 g。

【制备方法】取天麻,锉成最细粉,混匀,装入胶囊,即得。

【剂型规格】胶囊剂:每粒装 0.5 g。

【用法用量】口服。一次 2～6 粒,一日 3 次。

【功能与主治】平肝,息风,止痉。用于肝风上扰所致的眩晕、头痛、肢体麻木、癫痫抽搐。

【方解】天麻味甘性平,既能息风止痉,又能平降肝阳,为治肝阳上亢、风阳上扰所致眩晕、头痛及外感风湿引起的风湿痹痛,拘挛麻木等之要药。

【临床应用】

(1) 本品适用于肝风上扰证。临床应用以眩晕、头痛、肢体麻木、癫痫抽搐为辨证要点。

(2) 用于治疗原发性高血压,功能性眩晕,偏头痛,血管性头痛,脑梗死恢复期,痫病,风湿性关节炎、类风湿关节炎等见上述证候者。

【注意事项】气血亏虚引起的眩晕,应根据情况辨证用药,不宜单独使用本品。

【不良反应】有口服本品致泌乳的个案报道。

【药理作用】主要有改善脑血流、镇痛、镇静、抗惊厥、改善学习记忆能力等作用。

清脑降压片(胶囊、颗粒)
(《中国药典》2020 年版第一部)

【药物组成】黄芩、当归、决明子各 100 g,夏枯草、槐米、煅磁石、牛膝、钩藤各 60 g,地黄、丹参、珍珠母各 40 g,水蛭、地龙各 20 g。

【制备方法】以上 13 味,珍珠母、煅磁石、当归、钩藤粉碎成细粉,过筛;其余黄芩等九味加水煎煮 2 次,第一次 3 h,第二次 2 h,合并煎液,滤过,滤液减压浓缩成膏,加入珍珠母等细粉,混匀,制成颗粒,干燥,压制成 1 000 片,包糖衣,即得。

【剂型规格】片剂:① 薄膜衣片,每片重 0.33 g。② 糖衣片(片心重 0.30 g)。胶囊剂:每粒装 0.55 g。颗粒剂:每袋装 2 g。

【用法用量】片剂:口服。一次 4～6 片,一日 3 次。胶囊剂:口服。一次 3～5 粒,一日 3 次。颗粒剂:开水冲服。一次 2～3 g,一日 3 次。

【功能与主治】平肝潜阳。用于肝阳上亢所致的眩晕,症见头晕、头痛、项强、口苦、舌红、脉弦数。

【方解】方中以黄芩、夏枯草、决明子清肝明目,泻火通便,共为君药。钩藤、磁石、珍珠母平肝潜阳,息风定惊,共为臣药。佐以牛膝、地黄、当归补益肝肾,引血下行;槐米、丹参凉血活血,清心除烦;地龙、水蛭破血逐瘀,清热息风,通经活络。诸药合用,共奏平肝潜阳之功。

【临床应用】

(1) 本品适用于肝阳上亢证。临床应用以头晕,头痛,项强,口苦,舌红,脉弦数为辨证要点。

(2) 用于治疗原发性高血压等见上述证候者。

【注意事项】

(1) 本品含有破血药,孕妇忌服。

(2) 有出血倾向者慎用。

（3）气血不足所致头晕、头痛者慎用。

【药理作用】主要有降压、降低血黏度等作用。

医 痫 丸
（《中国药典》2020 年版第一部）

【药物组成】生白附子 40 g，天南星（制）、半夏（制）、僵蚕（炒）、乌梢蛇（制）各 80 g，猪牙皂 400 g，蜈蚣 2 g，全蝎、朱砂各 16 g，白矾 120 g，雄黄 12 g。

【制备方法】以上 11 味，朱砂、雄黄分别水飞成极细粉；其余生白附子等九味粉碎成细粉，与上述粉末配研，过筛，混匀，用水泛丸，干燥，即得。

【剂型规格】水丸：每 100 粒重 6 g。

【用法用量】口服。一次 3 g，一日 2～3 次；小儿酌减。

【功能与主治】祛风化痰，定痫止搐。用于痰阻脑络所致的癫痫，症见抽搐昏迷、双目上吊、口吐涎沫。

【方解】方中白附子、天南星性味辛温，功能燥湿化痰，祛风止痉，共为君药。半夏燥湿化痰；白矾、猪牙皂祛痰开窍，助君药除痰浊，通心窍；配乌梢蛇、僵蚕、蜈蚣、全蝎走窜之品，息风止痉，通络止痛；七药共为臣药。雄黄燥湿祛痰定惊，朱砂镇心定惊，为佐药。诸药相合，共奏祛风化痰、定痫止搐之功。

【临床应用】

（1）本品适用于风痰阻络证。临床应用以抽搐昏迷、双目上吊、口吐涎沫为辨证要点。

（2）用于治疗原发性、继发性癫痫等见上述证候者。

【注意事项】

（1）本品含朱砂、雄黄、天南星、白附子等有毒中药，不宜过服、久用。

（2）孕妇禁用。

【不良反应】有报道长期口服本品致砷角化病的个案。

【药理作用】主要有镇静、抗惊厥等作用。

【附表：常用治风类中成药】

名 称	药 物 组 成	功 用	主 治	用 法 用 量	注 意 事 项
小活络丸	胆南星，制川乌，制草乌，地龙，制乳香，制没药	祛风散寒，化痰除湿，活血止痛	风寒湿邪闭阻、痰瘀阻络所致的痹病，症见肢体关节疼痛，或冷痛，或刺痛，或疼痛夜甚、关节屈伸不利、麻木拘挛	黄酒或温开水送服。小蜜丸一次 3 g（15 丸）；大蜜丸一次 1 丸，一日 2 次	本品含川乌、草乌毒性药物，不可过量服用；孕妇禁用；湿热瘀阻或阴虚有热者慎用
清眩片	川芎，白芷，薄荷，荆芥穗，石膏	散风解热	风热所致的头晕目眩，偏正头痛，鼻塞、牙痛	口服。一次 4 片，一日 2 次	孕妇禁用；阴虚阳亢头痛、眩晕者慎用

（续表）

名　称	药物组成	功　用	主　治	用法用量	注意事项
天麻丸	天麻，羌活，独活，盐杜仲，牛膝，粉草薢，附子(黑顺片)，当归，地黄，玄参	祛风除湿，通络止痛，补益肝肾	风湿瘀阻、肝肾不足所致的肢体拘挛、手足麻木，腰腿酸痛	口服。水蜜丸一次 6 g，小蜜丸一次 9 g，大蜜丸一次 1 丸，一日 2～3 次	孕妇慎用；湿热痹证慎用
松龄血脉康胶囊	鲜松叶，葛根，珍珠层粉	平肝潜阳，镇心安神	肝阳上亢所致的头痛、眩晕、急躁易怒、心悸、失眠；高血压病及原发性高脂血症见上述证候者	口服。一次 3 粒，一日 3 次，或遵医嘱	气血不足证慎用
山菊降压片	山楂，菊花，盐泽泻，夏枯草，小蓟，炒决明子	平肝潜阳	阴虚阳亢所致的头痛眩晕、耳鸣健忘、腰膝酸软、五心烦热、心悸失眠；高血压病见上述证候者	口服。一次 5 片，一日 2 次；或遵医嘱	孕妇禁用；气血两虚眩晕者慎用

第十二节　祛 湿 类

祛湿类中成药具有祛湿利水的功能，主要用于治疗各种水湿内停病证。

水湿内停病证可见于急慢性胃肠炎、胃肠神经症、胆囊炎、急慢性肝炎、急慢性肾炎、肾盂肾炎、膀胱炎、尿路结石等；也可见于风湿性关节炎或类风湿关节炎等。据发病部位不同，临床表现各异。其中消化系统的水湿病症临床表现以脘腹痞满、呕吐泻利或黄疸等为主；泌尿系统的水湿病症临床表现以小便不利、水肿等为主；风湿类病证临床表现则以关节疼痛肿胀等为主。

根据湿邪停留的部位和性质的不同，祛湿类中成药的功能和主治也不同，分为燥湿和胃、清热祛湿、渗湿利水、温化水湿、祛风除湿五类。

祛湿类中成药大多芳香辛燥，易耗伤津液，且久用亦耗伤正气，故素体阴虚津亏者不宜使用；病后体弱及孕妇水肿者，也当慎用。服用期间饮食应选择清淡易消化食物，忌食油腻生湿之品，尤忌烟酒，以免再生湿邪。

一、燥湿和胃类

燥湿和胃类中成药具有苦温燥湿与芳香化湿的功能，主治湿浊内盛、脾胃失和证。临床多见脘腹痞满，嗳气吞酸，呕吐泄泻，食少体倦等表现。

代表性中成药：藿香正气软胶囊(口服液、滴丸)、香砂平胃丸等。

藿香正气软胶囊（口服液、滴丸）

（《中国药典》2020 年版第一部）

【药物组成】广藿香油 1.95 ml，紫苏叶油 0.98 ml，白芷、茯苓、大腹皮各 293 g，生半夏、苍术、陈皮、厚朴（姜制）各 195 g，甘草浸膏 24.4 g。

【制备方法】以上 10 味，苍术、陈皮、厚朴（姜制）、白芷用乙醇提取两次，合并乙醇提取液，浓缩成清膏；茯苓、大腹皮加水煎煮两次，煎液滤过，滤液合并；生半夏用冷水浸泡，每 8 h 换水 1 次，泡至透心后，另加干姜 16.5 g，加水煎煮 2 次，煎液滤过，滤液合并；合并 2 次滤液，浓缩后醇沉，取上清液浓缩成清膏；甘草浸膏打碎后水煮化开，醇沉，取上清液浓缩制成清膏；将上述各清膏合并，加入广藿香油、紫苏叶油与适量辅料，混匀，制成软胶囊 1 000 粒，即得。

【剂型规格】软胶囊：每粒装 0.45 g。口服液：每支装 10 ml。滴丸：每袋装 2.6 g。

【用法用量】口服。软胶囊：一次 2～4 粒，一日 2 次。口服液：一次 5～10 ml，一日 2 次，用时摇匀。滴丸：一次 1～2 袋，一日 2 次。

【功能与主治】解表化湿，理气和中。用于外感风寒、内伤湿滞或夏伤暑湿所致的感冒，症见头痛昏重、胸膈痞闷、脘腹胀痛、呕吐泄泻；胃肠型感冒见上述证候者。

【方解】方中藿香油外散风寒，内化湿滞，辟秽和中，为君药。紫苏叶油、白芷辛香发散，外解风寒，兼化湿浊；半夏燥湿和胃，降逆止呕，助藿香解表化湿以升清降浊，三药共为臣药。陈皮理气和中；厚朴、大腹皮行气消胀；茯苓、苍术健脾运湿，和中止泻，五药共为佐药。甘草浸膏健脾和胃，调和诸药，为使药。诸药相合，共奏解表化湿，理气和中之功。

【临床应用】

（1）本品适用于外感风寒，内伤湿滞证。临床应用以胸膈痞闷，脘腹胀痛，呕吐泄泻为辨证要点。

（2）用于胃肠型感冒，急性胃肠炎，水土不服等见上述证候者。

【注意事项】风热表证感冒，阴虚火旺者不宜服用。

【药理作用】主要有镇吐、镇痛、抗过敏及抗菌、抗病毒等作用。

香 砂 平 胃 丸

（《中国药典》2020 年版第一部）

【药物组成】苍术、陈皮、厚朴（姜制）各 200 g，木香、砂仁各 100 g，甘草 75 g。

【制备方法】以上 6 味，粉碎成细粉，过筛，混匀，用水泛丸，干燥，即得。

【剂型规格】丸剂：每瓶装① 6 g。② 60 g。

【用法用量】丸剂：口服，一次 6 g，一日 1～2 次。

【功能与主治】健胃，舒气，止痛。用于胃肠衰弱，消化不良，胸膈满闷，胃痛呕吐。

【方解】方中苍术燥湿运脾，为君药。厚朴理气宽中、化湿除满，木香行气和胃、芳香化湿，共为臣药。砂仁、陈皮行气化湿、醒脾和中，同为佐药。甘草和中，为使药。全方合用，共奏健胃，舒气，止痛之功。

【临床应用】

（1）本品适用于湿浊中阻、脾胃不和证。临床应用以胃脘闷痛、恶心呕吐为辨证要点。

（2）用于胃肠功能紊乱、慢性胃肠炎、胃神经症、消化不良、急慢性胃炎、胃及十二指肠溃疡、肝炎等见上述证候者。

【注意事项】脾胃阴虚者不宜使用。

【药理作用】主要有抗溃疡、抑菌、利胆等作用。

二、清热祛湿类

本类中成药具有清热燥湿或清热利水通淋的功能，主治湿热黄疸、痢疾、泄泻及湿热下注证。临床多见身黄、目黄、尿黄，或足膝红肿热痛，或带下，或阴囊湿痒等表现。

代表性中成药：二妙丸、正清风痛宁片、八正合剂等。

二　妙　丸

（《中国药典》2020 年版第一部）

【药物组成】苍术(炒)、黄柏(炒)各 500 g。

【制备方法】以上 2 味，粉碎成细粉，过筛，混匀，用水泛丸，干燥，即得。

【剂型规格】丸剂：每 100 粒重 6 g。

【用法用量】口服。一次 6～9 g，一日 2 次。

【功能与主治】燥湿清热。用于湿热下注，足膝红肿热痛，下肢丹毒，白带，阴囊湿痒。

【方解】方中黄柏苦寒，善清下焦湿热，苍术苦温燥湿运脾，二药合用，加强清热燥湿之力。

【临床应用】

（1）本品适用于湿热下注证。临床应用以足膝红肿热痛，或带下，或阴囊湿痒为辨证要点。

（2）用于类风湿关节炎、急性痛风性关节炎、骨性关节炎、丹毒、慢性盆腔炎、外阴湿疹等见上述证候者。

【注意事项】寒湿痹阻、脾胃虚寒者忌用。

【药理作用】主要有免疫功能调节作用。

正清风痛宁片

（《中国药典》2020 年版第一部）

【药物组成】秦艽 350 g，黄柏、延胡索、赤芍、川牛膝、泽泻、车前子各 250 g，土茯苓 150 g。

【制备方法】以上 8 味，土茯苓粉碎成细粉备用。其余 7 味，加水浸泡 12 h，煎煮 2 次，合并煎液，滤过，滤液浓缩至适量，与上述细粉及适量淀粉混匀，制粒，干燥，粉碎，过筛，装入胶囊，制成 1 000 粒，即得。

【剂型规格】胶囊剂：每粒装 0.4 g。

【用法用量】口服。一次 4 粒，一日 3 次。

【功能与主治】清热祛湿，活血通络定痛。用于湿热瘀阻所致的痹病，症见关节红肿热痛，伴有发热、汗出不解、口渴心烦、小便黄、舌红苔黄腻、脉滑数。

【方解】方中秦艽祛风湿,清湿热,止痹痛,为君药。黄柏清热燥湿,川牛膝活血通经,共为臣药。延胡索活血行气止痛,赤芍清热凉血、散瘀止痛,泽泻、车前子利水渗湿消肿,土茯苓解毒除湿,通利关节,共为佐药。全方合用,共奏清热祛湿,活血通络定痛之功。

【临床应用】

(1)本品适用于湿热瘀阻证。临床应用以关节红肿热痛,伴口渴心烦、小便黄、舌红苔黄腻、脉滑数为辨证要点。

(2)用于痛风性关节炎见上述证候者。

【注意事项】孕妇禁用。

【不良反应】有报道服用本品可致胃痛、纳差等胃肠反应。

【药理作用】主要有抗炎作用。

八 正 合 剂

(《中国药典》2020 年版第一部)

【药物组成】瞿麦、萹蓄、川木通、车前子、滑石、栀子、大黄、灯心草、甘草各 118 g。

【制备方法】以上 9 味,车前子用 25%乙醇浸渍,收集浸渍液。大黄用 50%乙醇作溶剂,浸渍 24 h 后进行渗漉,收集渗漉液,减压回收乙醇。其余瞿麦等 7 味加水煎煮 3 次,煎液滤过,滤液合并,滤液浓缩至约 1 300 ml,与浸渍液、渗漉液合并,静置,滤过,滤液浓缩至近 1 000 ml,加入苯甲酸钠 3 g,加水至 1 000 ml,搅匀,分装,即得。

【剂型规格】合剂:每瓶装① 100 ml。② 120 ml。③ 200 ml。

【用法用量】口服。一次 15～20 ml,一日 3 次,用时摇匀。

【功能与主治】清热,利尿,通淋。用于湿热下注,小便短赤,淋沥涩痛,口燥咽干。

【方解】方中瞿麦、萹蓄善清湿热,利小便,通淋浊,为君药。川木通、车前子、滑石清热利尿,为臣药。栀子利三焦湿热,大黄泻火通利,两药泻湿热于下,共为佐药。灯心草清心除烦,甘草调和诸药,为使药。全方合用,共奏清热、利尿、通淋之功。

【类方比较】本品与二妙丸均能治疗湿热下注证,但本品以瞿麦、萹蓄、川木通、车前子、滑石、栀子、大黄、灯心草、甘草组方,长于清热利尿通淋,适用于湿热下注之小便淋浊证;二妙丸以苍术配伍黄柏,功擅燥湿清热,适用于湿热下注之足膝红肿热痛,或带下,或阴囊湿痒。

【临床应用】

(1)本品适用于湿热下注证。临床应用以小便短赤,淋沥涩痛,苔黄腻为辨证要点。

(2)用于泌尿系感染或结石、急性膀胱炎、尿道炎、前列腺炎、肾盂肾炎见上述证候者。

【注意事项】

(1)孕妇禁用。

(2)肾虚淋证者不宜使用。

【药理作用】主要有利尿、抑菌、解热、抗炎、镇痛等作用。

三、利水渗湿类

本类中成药具有利水渗湿的功能,主治水湿壅盛证。临床多见小便不利,水肿,泄泻或癃闭等表现。

代表性中成药：五苓散、萆薢分清丸等。

五 苓 散

（《中国药典》2020 年版第一部）

【药物组成】泽泻 300 g，茯苓、猪苓、白术(炒)各 180 g，肉桂 120 g。

【制备方法】以上 5 味，粉碎成细粉，过筛，混匀，分装，即得。

【剂型规格】散剂：每袋装① 6 g。② 12 g。

【用法用量】口服。一次 6～9 g，一日 2 次。

【功能与主治】温阳化气，利湿行水。用于阳不化气、水湿内停所致的水肿，症见小便不利、水肿腹胀、呕逆泄泻、渴不思饮。

【方解】方中重用泽泻，咸寒入肾、膀胱，利水渗湿，为君药。茯苓、猪苓助君淡渗利湿，通调水道，为臣药。白术健脾化湿，桂枝温化阳气，共为佐药。诸药相合，共奏温阳化气，利湿行水之功。

【临床应用】

（1）本品适用于膀胱气化不利，水湿内停证。临床应用以小便不利，水肿腹胀为辨证要点。

（2）用于慢性肾炎、肝硬化水肿、尿潴留、慢性支气管炎、慢性肠炎等见上述证候者。

【注意事项】

（1）湿热下注，气滞水停，风水泛溢所致水肿不宜使用。

（2）痰热犯肺，气喘咳嗽者不宜使用。

（3）湿热下注，伤食所致泄泻不宜使用。

（4）本品含温热及渗利药物，孕妇慎用。

【药理作用】主要有利尿、降压等作用。

四、温化寒湿类

本类成药具有温化水湿的功能，主治阳虚水湿不化或寒湿中阻等证。多见小便频数、膏淋、白浊、腹痛吐泻等临床表现。

代表性中成药：萆薢分清丸等。

萆薢分清丸

（《中国药典》2020 年版第一部）

【药物组成】粉萆薢 320 g，盐益智仁 40 g，乌药 80 g，石菖蒲 60 g，甘草 160 g。

【制备方法】以上 5 味，粉碎成细粉，过筛，混匀，用水泛丸，干燥。将滑石粉碎成极细粉包衣，打光，干燥，即得。

【剂型规格】丸剂：每 20 丸重 1 g。

【用法用量】口服。一次 6～9 g，一日 2 次。

【功能与主治】分清化浊,温肾利湿。用于肾不化气、清浊不分所致的白浊、小便频数。

【方解】方中粉萆薢善分清泌浊,为君药。益智仁温肾散寒缩尿,为臣药。乌药温肾化气,石菖蒲化浊通窍,共为佐药。甘草调和诸药,为使药。全方合用,共奏分清化浊,温肾利湿之功。

【临床应用】

(1) 本品适用于肾阳亏虚、肾不化气、清浊不分证。临床应用以小便频数,混浊不清为辨证要点。

(2) 用于肾盂肾炎,乳糜尿,前列腺炎,慢性肾炎,慢性盆腔炎等见上述证候者。

【注意事项】膀胱湿热壅盛所致小便白浊及尿频、淋沥涩痛者不宜使用。

【药理作用】主要有抗菌、消炎、利尿、通淋等作用。

五、祛风除湿类

本类成药具有祛风散寒,除湿通络的功能,主治风寒湿痹。临床多见肢体疼痛、沉重麻木、筋脉拘挛等表现。其中风邪偏胜者,痛处游走不定;寒邪偏胜者,痛处较剧,喜暖畏寒;湿邪偏胜者,肢体重着,或肿痛麻痹。

代表性中成药:独活寄生合剂、舒筋活络酒等。

独活寄生合剂
(《中国药典》2020年版第一部)

【药物组成】独活98 g,桑寄生、秦艽、防风、细辛、当归、白芍、川芎、熟地、党参、杜仲(盐炙)、川牛膝、茯苓、甘草、桂枝各65 g。

【制备方法】以上15味,秦艽、白芍和盐杜仲,用70%乙醇作溶剂,浸渍,渗漉,收集渗漉液,回收乙醇;独活、细辛、桂枝、防风、川芎和当归提取挥发油;药渣与其余桑寄生等六味加水煎煮2次,第一次3 h,第二次2 h,煎液滤过,滤液合并,浓缩至适量,与上述浓缩液合并,静置,滤过,浓缩至约760 ml,放冷,加入乙醇240 ml和上述挥发油,加水至1 000 ml,搅匀,即得。

【剂型规格】合剂:每瓶装① 20 ml。② 100 ml。

【用法用量】口服。一次15~20 ml,一日3次;用时摇匀。

【功能与主治】养血舒筋,祛风除湿,补益肝肾。用于风寒湿闭、肝肾两亏、气血不足所致的痹病,症见腰膝冷痛、屈伸不利。

【方解】方中独活善祛下半身风湿,配桑寄生补肝肾,祛风湿,共为君药。牛膝、杜仲助君药补益肝肾、强壮筋骨,秦艽、防风、细辛祛周身风寒湿邪,桂枝湿通血脉,共为臣药。川芎、当归、熟地黄、芍药补血活血,党参、茯苓、甘草益气健脾,共为佐药。甘草调和诸药,为使药。全方合用,共奏养血疏筋,祛风除湿,补益肝肾之功。

【临床应用】

(1) 本品适用于气血两虚,肝肾不足,风寒湿痹证。临床应用以腰部冷痛,腰膝酸软,麻木不仁为辨证要点。

(2) 用于风湿性关节炎、类风湿关节炎、坐骨神经痛、腰肌劳损、腰椎间盘突出症、老年腰椎间盘突出症、骨质增生症、肩周炎、强直性脊柱炎等见上述证候者。

【注意事项】

(1) 关节红肿热痛,热痹实证者忌用。

(2) 本品中有活血温散之品,有碍胎元,孕妇慎用。

【不良反应】有文献报道服用本品出现恶心呕吐,咽喉部水肿,心跳加快,呼吸抑制,四肢麻木等毒性反应。

【药理作用】主要有增强免疫功能、抗炎、镇痛等作用。

舒 筋 活 络 酒
（《中国药典》2020 年版第一部）

【药物组成】玉竹 240 g,川牛膝、白术各 90 g,桑寄生 75 g,防风、蚕沙、川芎各 60 g,木瓜、当归、红花各 45 g,独活、羌活、续断、甘草各 30 g,红曲 180 g。

【制备方法】以上 15 味,除红曲外,其余木瓜等 14 味粉碎成粗粉,然后加入红曲;另取红糖 555 g,溶解于白酒 11 100 ml 中,用红糖酒作溶剂,浸渍 48 h 后,以每分钟 1～3 ml 的速度缓缓渗漉,收集漉液,静置,滤过,即得。

【剂型规格】酒剂：每瓶装 500 ml。

【用法用量】口服。一次 20～30 ml,一日 2 次。

【功能与主治】祛风除湿,活血通络,养阴生津。用于风湿阻络,血脉瘀阻兼有阴虚所致的痹证。症见关节疼痛,屈伸不利,四肢麻木。

【方解】方中羌活、独活祛一身之风寒湿邪,舒筋止痛,为君药。配牛膝、桑寄生、续断补肝肾、强筋骨、祛风湿,防风、蚕沙、木瓜祛风行血止痛,共为臣药。玉竹养阴生津,当归、川芎、红花补血活血,白术益气健脾,共为佐药。红曲活血健胃,甘草调和诸药,共为使药。诸药合用,共奏祛风除湿,舒筋活络之功。

【类方比较】本品与独活寄生合剂均含有独活、寄生、川牛膝、防风、川芎、当归、甘草,具有祛风除湿、通经活络之功,可用于风湿痹证。但本品配伍羌活、续断、蚕沙、木瓜、红花、玉竹、白术、红曲,功擅祛风除湿,活血通络,兼以养阴生津,适用于风湿阻络,血脉瘀阻兼有阴虚之痹证;独活寄生合剂配伍秦艽、细辛、白芍、熟地、党参、杜仲(盐炙)、茯苓、桂枝,功擅祛风湿、止痹痛、补肝肾、益气血,适用于气血两虚,肝肾不足之风寒湿痹证。

【临床应用】

(1) 本品适用于风湿阻络,血脉瘀阻证。临床应用以关节疼痛,屈伸不利或四肢麻木为辨证要点。

(2) 用于骨关节炎、坐骨神经痛及急性软组织损伤等见上述证候者。

【注意事项】

(1) 实热证者忌用。

(2) 本品含有活血药物,孕妇慎用。

(3) 酒精过敏者忌用。

【药理作用】主要有抗炎、解热、镇痛、解痉等作用。

【附表：常用祛湿类中成药】

名 称	药物组成	功 用	主 治	用法用量	注意事项
纯阳正气丸	广藿香,苍术,肉桂,陈皮,姜半夏,茯苓,白术,木香,丁香,煅金礞石,硝石,朱砂,硼砂,雄黄,麝香,冰片	温中散寒	暑天感寒受湿,腹痛吐泻,胸膈胀满,头痛恶寒,肢体酸重	口服。一次1.5～3g,一日1～2次	本品含有朱砂、硼砂、雄黄有毒之品及走窜力强之麝香、冰片,不宜过量、久服;孕妇禁用
香砂胃苓丸	木香,砂仁,麸炒苍术,姜厚朴,麸炒白术,陈皮,茯苓,泽泻,猪苓,肉桂,甘草	祛湿运脾,行气和胃	水湿内停之呕吐,泄泻,水肿,眩晕,小便不利	口服。一次6g,一日2次	
消炎利胆片	穿心莲,溪黄草,苦木	清热,祛湿,利胆	肝胆湿热所致的胁痛、口苦;急性胆囊炎、胆管炎见上述证候者	口服。一次6片或3片	脾胃虚寒者慎用;孕妇慎用;用于治疗急性胆囊炎感染时,应密切观察病情变化,若发热、黄疸、上腹痛等症加重时,应及时请外科处理;本品含苦木有一定毒性,不宜久服
三金片	金樱根,羊开口,金沙藤,积雪草,菝葜	清热解毒,利湿通淋,益肾	下焦湿热所致的热淋、小便短赤、淋沥涩痛、尿急频数;急慢性肾盂肾炎、膀胱炎、尿路感染见上述证候者;慢性非细菌性前列腺炎肾虚湿热下注证	口服。慢性非细菌性前列腺炎:大片一次3片,一日3次。疗程为4周。其他适应证:小片一次5片,大片一次3片,一日3～4次	偶见血清谷丙转氨酶(ALT)、血清谷草转氨酶(AST)轻度升高,血尿素氮(BUN)轻度升高,血白细胞(WBC)轻度降低;用药期间请注意肝肾功能的监测
肾康宁片	黄芪,淡附片,益母草,锁阳,丹参,茯苓,泽泻,山药	补脾温肾,渗湿活血	脾肾阳虚,湿阻血瘀所致的水肿,症见水肿、乏力、腰酸、冷痛;慢性肾炎见上述证候者	口服。一次5片,一日3次	孕妇慎用;肝肾阴虚及湿热下注所致的水肿慎用
冯了性风湿跌打药酒	丁公藤,麻黄,桂枝,羌活,当归,川芎,白芷,补骨脂,乳香,猪牙皂,陈皮,苍术,厚朴,香附,木香,枳壳,白术,山药,黄精,菟丝子,小茴香,苦杏仁,泽泻,五灵脂,蚕沙,牡丹皮,没药	祛风除湿,活血止痛	风寒湿痹,手足麻木,腰腿酸痛;跌扑损伤,瘀滞肿痛	口服。一次10～15ml,一日2～3次。外用,擦于患处;若有肿痛瘀黑,用生姜捣碎炒热,加入药酒适量,擦患处	孕妇禁内服,忌擦腹部

（续表）

名　称	药 物 组 成	功　用	主　治	用法用量	注 意 事 项
尪痹颗粒	地黄,熟地,续断,制附子,独活,骨碎补,桂枝,淫羊藿,防风,威灵仙,皂角刺,羊骨,白芍,制狗脊,知母,伸筋草,红花	补肝肾,强筋骨,祛风湿,通经络	肝肾不足、风湿阻络所致的尪痹,症见肌肉、关节疼痛,局部肿大,僵硬畸形,屈伸不利,腰膝酸软,畏寒乏力;类风湿关节炎见上述证候者	开水冲服。一次6 g,一日3次	孕妇慎用

第十三节　祛痰止咳平喘类

　　祛痰、止咳、平喘类中成药具有祛痰、止咳平喘的功能,主要用于治疗痰饮、咳嗽、气喘等病证。

　　痰、咳、喘证多见于急、慢性气管炎,喘息性支气管炎,支气管哮喘,肺炎,肺气肿,胸膜炎,百日咳等,其临床表现以痰盛、咳嗽、气喘等为主。

　　由于痰、咳、喘有寒热虚实之分,故祛痰、止咳、平喘类中成药也有温、清、补、泻的不同,可分为温化寒痰、清热化痰、润肺化痰、益肺平喘四类。

　　痰、咳、喘三者互为因果,应用本类中成药,应分清痰、咳、喘之间孰轻孰重;辨明因果关系,以选用治本之药。祛痰、止咳、平喘类中成药有宣肺、清肺、温肺、益肺之别,故应用时必须根据病情,选择与病情相适应的中成药进行治疗。凡燥咳、肺阴不足或咳痰夹血,不宜应用药性温燥的中成药。外感咳喘初起或痰壅咳喘者,不宜应用敛肺止咳中成药或服药期间同时服用滋补类中成药。痰、咳、喘证患者在服药期间忌烟、酒及辛辣、炙煿、生冷、鱼腥、油腻类食物。

一、温化寒痰类

　　温化寒痰类中成药具有温化寒痰的功能,主治寒痰证。临床多见咳嗽痰多,色白清稀,胸膈满闷或气急而喘或兼见口鼻气冷,肢冷恶寒,舌苔白滑,脉滑等表现。

　　代表性中成药:小青龙合剂、通宣理肺丸、桂龙咳喘宁胶囊(颗粒)等。

小青龙合剂

（《中国药典》2020 年版第一部）

　　【药物组成】麻黄、桂枝、白芍、干姜、五味子、甘草(蜜炙)各 125 g,细辛 62 g,法半夏188 g。

　　【制备方法】以上 8 味,细辛、桂枝蒸馏提取挥发油,蒸馏后的水溶液另器收集;药渣与白芍、麻黄、五味子、炙甘草加水煎煮 2 次,第一次 2 h,第二次 1.5 h,合并煎液,滤过,滤液和蒸馏后的水溶液合并,浓缩至约 1 000 ml。法半夏、干姜用 70％乙醇作溶剂,浸渍 24 h 后进行渗漉,收集渗漉液回收乙醇并浓缩至适量,与上述药液合并,静置,滤过,滤液浓缩至 1 000 ml,加入苯甲酸钠 3 g 与细辛和桂枝的挥发油,搅匀,即得。

【剂型规格】合剂: ① 每支装 10 ml。② 每瓶装 100 ml。③ 每瓶装 120 ml。

【用法用量】口服。一次 10～20 ml,一日 3 次。用时摇匀。

【功能与主治】解表化饮,止咳平喘。用于风寒水饮,恶寒发热,无汗,喘咳痰稀。

【方解】方中麻黄、桂枝发汗解表,宣肺平喘,为君药。干姜、细辛温肺化饮,并助麻桂、桂枝解表,为臣药。五味子、白芍敛肺止咳;半夏燥湿化痰、和胃降逆,共为佐药。炙甘草益气和中,调和诸药,为使药。诸药相合,共奏解表化饮、止咳平喘之功。

【临床应用】

(1) 本品适用于外感风寒,内停水饮证。临床应用以恶寒发热,喘咳痰稀为辨证要点。

(2) 用于感冒、支气管炎、喘息性支气管炎见上述证候者。

【注意事项】

(1) 本品含麻黄,高血压、青光眼患者慎用。

(2) 孕妇禁用。

(3) 内热咳喘及虚喘患者忌服。

【药理作用】主要有抗过敏、平喘、镇咳、抗炎、解热等作用。

通 宣 理 肺 丸

《中国药典》2020 年版第一部

【药物组成】紫苏叶 144 g,麻黄、前胡、桔梗、陈皮、茯苓、枳壳(炒)、黄芩各 96 g,苦杏仁、半夏(制)、甘草各 72 g。

【制备方法】以上 11 味,粉碎成细粉,过筛,混匀。每 100 g 粉末用炼蜜 35～45 g 加适量的水泛丸,干燥,制成水蜜丸;或加炼蜜 130～160 g 制成大蜜丸,即得。

【剂型规格】水蜜丸: 每 100 丸重 10 g。大蜜丸: 每丸重 6 g。

【用法用量】口服。水蜜丸一次 7 g,大蜜丸一次 2 丸,一日 2～3 次。

【功能与主治】解表散寒,宣肺止嗽。用于风寒束表、肺气不宣所致的感冒咳嗽,症见发热、恶寒、咳嗽、鼻塞流涕、头痛、无汗、肢体酸痛。

【方解】方中紫苏叶、麻黄解表散寒,宣肺平喘,共为君药。前胡、杏仁肃肺化痰止嗽,制半夏、茯苓、陈皮理气化痰,共为臣药。桔梗与枳壳升降开泄,使肺气宣降正常;黄芩清肺中郁热,共为佐药。甘草化痰止咳,和中调药,为佐使药。诸药合用,共奏解表散寒、宣肺止咳之功。

【类方比较】本品与小青龙合剂均有麻黄、制半夏,均能解表散寒,化痰平喘,用于治疗风寒感冒咳嗽。但本品配伍紫苏叶、苦杏仁、前胡、桔梗、陈皮、茯苓、枳壳、黄芩、甘草,功擅解表散寒,宣肺止嗽,理气化痰,适用于风寒束表、肺气不宣所致的感冒咳嗽;小青龙合剂配伍桂枝、干姜、细辛、法半夏、白芍、五味子、炙甘草,功擅解表散寒,温肺化饮,止咳平喘,适用于外感风寒,内有寒饮之咳喘证。

【临床应用】

(1) 本品适用于外感风寒表证。临床应用以发热,恶寒,咳嗽,无汗为辨证要点。

(2) 用于感冒、上呼吸道感染、急性支气管炎、急慢性鼻炎、荨麻疹等见上述证候者。

【注意事项】

(1) 风热感冒及寒郁化热之咽痛、舌红、痰黄者,不宜应用。

(2) 方中含有麻黄,高血压、心动过速患者慎用。

(3) 孕妇慎用。

【药理作用】主要有止咳、镇痛、抑菌等作用。

桂龙咳喘宁胶囊(颗粒)
(《中国药典》2020 年版第一部)

【药物组成】桂枝 147 g,龙骨、牡蛎各 287.4 g,白芍、生姜、大枣、瓜蒌皮各 143.7 g,法半夏、炒苦杏仁各 129.3 g,炙甘草 86.2 g,黄连 28.7 g。

【制备方法】以上 11 味,桂枝与部分白芍粉碎成细粉,过筛,混匀;剩余的白芍与其余生姜等九味加水煎煮 3 次,第一次 2 h,第二次 1 h,第三次 0.5 h,合并煎液,滤过,滤液减压浓缩至相对密度为 1.25～1.30(60℃),加入上述细粉,混匀,低温干燥,粉碎成细粉,过筛,混匀,装入胶囊,制成 1 000 粒即得。

【剂型规格】胶囊剂:每粒装 0.5 g(相当于饮片 1.67 g)。颗粒剂:每袋装 6 g。

【用法用量】胶囊剂:口服。一次 3 粒,一日 3 次。颗粒剂:开水冲服。一次 1 袋,一日 3 次。

【功能与主治】止咳化痰,降气平喘。用于外感风寒、痰湿阻肺引起的咳嗽、气喘、痰涎壅盛。

【方解】方中桂枝发汗解肌、散寒通络,为君药。白芍敛阴和营,配合桂枝调和营卫;苦杏仁降气止咳平喘、润肠通便;瓜蒌皮涤痰散结;法半夏燥湿化痰,共为臣药。龙骨、牡蛎重镇降气、敛阴纳气,防辛散太过而耗散肺气;生姜解表散寒、化痰止咳,大枣配生姜补益脾胃、调和营卫;黄连清热解毒,佐制诸药温燥之性,共为佐药。甘草化痰止咳,调和诸药,共为使药。诸药合用,共奏止咳化痰,降气平喘之功。

【临床应用】

(1) 本品适用于外感风寒、痰湿阻肺证。临床应用以咳嗽、气喘、痰涎壅盛为辨证要点。

(2) 用于急慢性支气管炎、喘息性支气管炎、支气管哮喘、慢性咽炎、矽肺合并慢性支气管炎、空调病、咳嗽变异型哮喘等见上述证候者。

【注意事项】

(1) 外感风热咳喘证慎用。

(2) 孕妇慎用。

【不良反应】用报道服用本品出现心慌、胸闷、憋气、呼吸困难的过敏反应。

【药理作用】主要有镇咳、祛痰、平喘、抗炎、增强免疫功能等作用。

二、清热化痰类

清热化痰类成药具有清热化痰、泻肺平喘等功能,主治热痰咳嗽或肺热喘咳证。临床多见咳嗽、痰黄色稠、胸闷,或身热口渴、喘促气逆等表现。

代表性中成药:蛇胆川贝散、急支糖浆、止嗽定喘口服液等。

蛇 胆 川 贝 散

（《中国药典》2020 年版第一部）

【药物组成】蛇胆汁 100 g，川贝母 600 g。

【制备方法】以上 2 味，川贝母粉碎成细粉，与蛇胆汁混匀，干燥，粉碎，过筛，即得。

【剂型规格】散剂：① 每瓶装 0.3 g。② 每瓶装 0.6 g。

【用法用量】口服。一次 0.3～0.6 g，一日 2～3 次。

【功能与主治】清肺，止咳，除痰。用于肺热咳嗽，症见咳嗽，痰多黄稠，舌苔黄腻，脉滑数等。

【方解】方中蛇胆汁清热解毒、化痰止咳，为君药。川贝母润肺化痰，止咳定喘，为臣药。两者相配，共奏清肺、止咳、除痰之功。

【临床应用】

(1) 本品适用于肺热咳嗽证。临床应用以咳嗽，咯痰黄稠为辨证要点。

(2) 用于感冒、流行性感冒、急慢性支气管炎、肺炎、百日咳等见上述证候者。

【注意事项】

(1) 本品性味苦寒，孕妇慎用。

(2) 风寒咳嗽，痰湿犯肺，久咳不止者慎用。

【不良反应】有报道服用本品后分别出现全身荨麻疹样药疹、弥漫性红斑型药疹、水肿性紫癜型药疹的过敏反应及急性喉水肿、胸腹皮肤灼痛等不良反应。

【药理作用】主要有止咳、祛痰、平喘等作用。

急 支 糖 浆

（《中国药典》2020 年版第一部）

【药物组成】鱼腥草、金荞麦、四季青各 150 g，麻黄 30 g，紫菀 75 g，前胡、枳壳各 45 g，甘草 15 g。

【制备方法】以上 8 味，鱼腥草、枳壳加水蒸馏，收集蒸馏液；药渣与其余金荞麦等六味加水煎煮二次，滤过，合并滤液，浓缩至适量；取适量蔗糖，加水煮沸，滤过，滤液与上述蒸馏液和浓缩液合并，加入苯甲酸和山梨酸钾适量，或加入苯甲酸、山梨酸钾和矫味剂适量，加水至1 000 ml，混匀，分装，即得。

【剂型规格】糖浆剂：① 每瓶装 100 ml。② 每瓶装 200 ml。

【用法用量】口服。一次 20～30 ml，一日 3～4 次；儿童周岁以内一次 5 ml，1～3 岁一次 7 ml，3～7 岁一次 10 ml，7 岁以上一次 15 ml，一日 3～4 次。

【功能与主治】清热化痰，宣肺止咳。用于外感风热所致的咳嗽，症见发热、恶寒、胸膈满闷、咳嗽咽痛。

【方解】方中鱼腥草善于清热解毒，排脓消痈，为君药。金荞麦、四季青清肺化痰，为臣药。麻黄宣肺平喘，前胡降气祛痰，紫菀化痰止咳，枳壳宽胸理气，共为佐药。甘草止咳化痰，调和诸药，为使药。诸药合用，共奏清热化痰，宣肺止咳之功。

【临床应用】

（1）本品适用于外感风热或痰热壅肺证。临床应用以发热，胸膈满闷，咳嗽，咯痰黄稠为辨证要点。

（2）用于急性支气管炎、慢性支气管炎急性发作等见上述证候者。

【注意事项】

（1）风寒外感或寒痰证患者不宜服用。

（2）本品含有麻黄，高血压、心脏病患者应慎用。

（3）孕妇禁用；糖尿病患者禁服。

【不良反应】有报道服用本品后出现药疹等反应。

【药理作用】主要有镇咳、平喘、祛痰、抗炎等作用。

止嗽平喘口服液

（《中国药典》2020 年版第一部）

【药物组成】麻黄、苦杏仁、石膏、甘草各 1 000 g。

【制备方法】以上 4 味，除苦杏仁外，其余石膏等三味加水煎煮 2 次，每次 1.5 h，合并煎液，滤过，滤液浓缩至相对密度为 1.05～1.10（50℃）的清膏，放冷，加乙醇适量，静置，吸取上清液，余液滤过，滤液与上清液合并，加 40% 氢氧化钠溶液调节 pH 至 8～8.5，静置，滤过，滤液浓缩至 1 000 ml。苦杏仁配制成杏仁水备用。将上述浓缩液用适量蒸馏水稀释，搅匀，加苦杏仁水及蜂蜜、聚山梨酯 80、苯甲酸钠等适量，加水至全量，用枸橼酸调节 pH 至 4.5～5.5，搅匀，滤过，静置，灌装，灭菌，即得。

【剂型规格】口服液：每支装 10 ml。

【用法用量】口服。一次 10 ml，一日 2～3 次；儿童酌减。

【功能与主治】辛凉宣泄，清肺平喘。用于表寒里热，身热口渴，咳嗽，喘促气逆，胸膈满闷。

【方解】方中麻黄辛散，宣肺平喘，为君药。石膏清泄肺热，生津止渴，为臣药。君臣相配，宣肺而不助热，清肺而不凉遏。苦杏仁降气止咳，与麻黄相配，宣降相因，止咳平喘，为佐药。甘草止咳，调和诸药，为使药。诸药合用，共奏辛凉宣泄，清肺平喘之功。

【临床应用】

（1）本品适用于肺热喘咳证。临床应用以身热口渴，咳嗽或喘促为辨证要点。

（2）用于急性支气管炎、喘息性支气管炎等见上述证候者。

【注意事项】

（1）孕妇禁用。

（2）本品含有麻黄，高血压、心脏病患者应慎用。

（3）运动员禁用。

【药理作用】主要有镇咳、解热、改善肺功能等作用。

三、润肺化痰类

润肺化痰类成药具有滋阴润燥化痰等功能，主治燥痰证。临床多见咳嗽痰少，咯痰稠而黏,咽喉干燥,甚则呛咳,声音嘶哑或干咳无痰或痰中带血等表现。

代表性中成药:养阴清肺膏、二母宁嗽丸等。

养阴清肺膏
(《中国药典》2020 年版第一部)

【药物组成】地黄 100 g,玄参 80 g,麦冬 60 g,白芍、牡丹皮、川贝母各 40 g,薄荷 25 g,甘草 20 g。

【制备方法】以上 8 味,川贝母用 70% 乙醇作溶剂,浸渍 18 h 后,以每分钟 1～3 ml 的速度缓缓渗漉,俟可溶性成分完全漉出,收集漉液,回收乙醇;牡丹皮与薄荷分别用水蒸汽蒸馏,收集蒸馏液,分取挥发性成分另器保存;药渣与其余地黄等 5 味加水煎煮 2 次,每次 2 h,合并煎液,静置,滤过,滤液与川贝母提取液合并,浓缩至适量,加炼蜜 500 g,混匀,滤过,滤液浓缩至规定的相对密度,放冷,加入牡丹皮与薄荷的挥发性成分,混匀,即得。

【剂型规格】膏剂:每瓶装 100 ml。

【用法用量】口服。一次 10～20 ml,一日 2～3 次。

【功能与主治】养阴润燥,清肺利咽。用于阴虚肺燥,咽喉干痛,干咳少痰或痰中带血。

【方解】方中地黄、玄参养阴润燥,清肺利咽,为君药。麦冬、白芍助地黄、玄参养阴润燥,牡丹皮助地黄、玄参凉血解毒而消散痈肿,共为臣药。川贝母清热化痰、润肺止咳,薄荷清利咽喉,共为佐药。使药以甘草泻火解毒,调和诸药,为使药。诸药合用,共奏养阴润燥,清肺利咽之功。

【临床应用】

(1) 本品适用于阴虚肺燥证。临床应用以咽喉肿痛,鼻干唇燥,脉数无力为辨证要点。

(2) 用于治疗慢性咽喉炎、急慢性支气管炎、小儿肺炎恢复期咳嗽等见上述证候者。

【注意事项】

(1) 脾虚便溏,痰多湿盛的咳嗽慎用。

(2) 孕妇慎用。

【药理作用】主要有镇咳、祛痰、抗炎等作用。

二母宁嗽丸
(《中国药典》2020 年版第一部)

【药物组成】川贝母、知母各 225 g,石膏 300 g,炒栀子、黄芩各 180 g,蜜桑白皮、茯苓、炒瓜蒌子、陈皮、麸炒枳实各 150 g,炙甘草、五味子(蒸)各 30 g。

【制备方法】以上 12 味,粉碎成细粉,过筛,混匀。每 100 g 粉末加炼蜜 40～60 g 及适量水制成水蜜丸,干燥;或加炼蜜 115～135 g 制成大蜜丸,即得。

【剂型规格】大蜜丸:每丸重 9 g。水蜜丸:每 100 丸重 10 g。

【用法用量】口服。大蜜丸一次 1 丸,水蜜丸一次 6 g,一日 2 次。

【功能与主治】清肺润燥,化痰止咳。用于燥热蕴肺,症见咳嗽、痰黄而黏不易咳出、胸闷气促、久咳不止、声哑喉痛。

【方解】方中知母、川贝母清肺润燥,化痰止咳,共为君药。石膏、黄芩、炒栀子清泄肺热,桑白皮泻肺平喘,瓜蒌子润肺化痰,共为臣药。陈皮、枳实理气化痰,茯苓健脾利湿,五味子敛肺止咳,共为佐药。甘草润肺止咳,调和诸药,为使药。诸药合用,共奏清肺润燥,化痰止咳之功。

【类方比较】本品与养阴清肺膏均有清肺润燥之功,可治疗肺燥咳嗽。但本品以川贝母、知母、石膏配伍炒栀子、黄芩、蜜桑白皮、炒瓜蒌子、陈皮、茯苓等,功擅清肺热、润肺燥、化痰止咳,适用于燥热犯肺之咳嗽;养阴清肺膏以地黄、玄参、麦冬配伍白芍、牡丹皮、川贝母、薄荷、甘草,功擅养阴润燥,清肺利咽,适用于阴虚肺燥之咳嗽。

【临床应用】

(1)本品适用于燥热犯肺证。临床应用以咳嗽、痰黄而黏不易咳出、胸闷气促、久咳声哑为辨证要点。

(2)用于治疗急慢性支气管炎、咽喉炎等见上述证候者。

【注意事项】

(1)外感咳嗽,痰涎壅盛者禁用。

(2)孕妇慎用。

(3)脾胃虚寒者慎服。

【药理作用】主要有镇咳、祛痰、抑菌、解热等作用。

四、益肺平喘类

益肺平喘类成药具有止咳平喘及滋补等功能,主治肺虚哮喘病证。临床多见喘嗽气急,或兼有动辄汗出、食少纳呆、周身乏力等表现。

代表性中成药:固本咳喘片、蛤蚧定喘胶囊等。

固本咳喘片

(《中国药典》2020 年版第一部)

【药物组成】党参、麸炒白术、盐补骨脂、麦冬各 151 g,茯苓 100 g,醋五味子、炙甘草各 75 g。

【制备方法】以上 7 味,取茯苓 34.5 g,粉碎成细粉,备用;剩余的茯苓与其余党参等六味加水煎煮 3 次,第一次 3 h,第二次 2 h,第三次 1 h,煎液滤过,滤液合并,静置 24 h,取上清液,滤过,滤液减压浓缩至适量,冷却,加入茯苓细粉与适量的糊精,混匀,低温干燥,粉碎成细粉,加入适量的淀粉、饴糖,制成颗粒,压制成 1 000 片,包薄膜衣,即得。

【剂型规格】片剂:每片重 0.4 g。

【用法用量】口服。一次 3 片,一日 3 次。

【功能与主治】益气固表,健脾补肾。用于脾虚痰盛、肾气不固所致的咳嗽、痰多、喘息气促、动则喘剧。

【方解】方中党参、白术益气健脾固表,为君药。茯苓健脾渗湿,补骨脂温脾补肾、纳气平喘,共为臣药。麦冬、五味子滋肾敛肺、养阴生津,共为佐药。甘草益气和中,调和诸药,为使药。诸药合用,共奏益气固表,健脾补肾之效。

【临床应用】

(1) 本品适用于脾虚痰盛、肾气不固证。临床应用以咳嗽痰多、喘促、动则喘剧为辨证要点。

(2) 用于治疗慢性支气管炎,肺气肿,支气管哮喘等见上述证候者。

【注意事项】

(1) 外感咳嗽忌用。

(2) 本品为扶正固本之剂,急性发作期不宜单独使用。

【药理作用】主要有调节免疫、抗炎等作用。

蛤蚧定喘胶囊

《中国药典》2020 年版第一部

【药物组成】蛤蚧 28.2 g,炒紫苏子、石膏、煅石膏各 64.1 g,瓜蒌子、苦杏仁、醋鳖甲、黄芩、麦冬、甘草各 128.2 g,麻黄 115.4 g,紫菀、百合各 192.3 g,黄连 76.9 g。

【制备方法】以上 14 味,取麻黄粉碎成细粉;蛤蚧 19.7 g、黄芩 89.7 g、黄连 53.8 g、煅石膏 44.8 g 粉碎成细粉,剩余的蛤蚧、黄芩、黄连、煅石膏与其余甘草等九味加水煎煮 2 次,每次 3 h,合并煎液,滤过,滤液合并,浓缩至相对密度为 1.16～1.20(80℃)的清膏,干燥,粉碎,与上述细粉混匀,加入滑石粉、明胶及淀粉适量,制粒,干燥,装入胶囊,制成 1 000 粒,即得。

【剂型规格】胶囊剂:每粒装 0.5 g。

【用法用量】口服。一次 3 粒,一日 2 次,或遵医嘱。

【功能与主治】滋阴清肺,止咳平喘。用于肺肾两虚、阴虚肺热所致的虚劳咳喘、气短胸满、自汗盗汗。

【方解】方中蛤蚧补肺益肾、止咳平喘,百合养阴清热,两药共为君药。紫苏子、苦杏仁降气平喘,紫菀化痰止咳,瓜蒌子润肺化痰,麻黄宣肺平喘,共为臣药。黄芩、黄连、煅石膏清泄肺热,鳖甲养阴敛汗,麦冬养阴润肺,共为佐药。甘草调和诸药,为使药。诸药合用,共奏滋阴清肺,止咳平喘之功。

【类方比较】本品与固本咳喘片均具有益肾、止咳平喘之功,可用于治疗肾虚咳喘。但本品以蛤蚧、百合配伍炒紫苏子、紫菀、麻黄、石膏、瓜蒌子、苦杏仁、醋鳖甲、黄芩、麦冬、甘草、黄连,功擅滋阴清肺,止咳平喘,适用于肺肾两虚,阴虚肺热之咳喘证;固本咳喘片以党参、麸炒白术、茯苓、炙甘草配伍盐补骨脂、麦冬、醋五味子,功擅益气固表,健脾补肾,适用于脾虚痰盛、肾气不固之咳喘证。

【临床应用】

(1) 本品适用于肺肾两虚,阴虚内热证。临床应用以干咳、气短胸满、动则尤甚、自汗盗汗为辨证要点。

(2) 用于治疗喘息性支气管炎、肺气肿、慢性支气管炎等见上述证候者。

【注意事项】

(1) 外感咳嗽新发者忌用。

(2) 孕妇慎用。

(3) 本品含有麻黄,高血压、心脏病、青光眼患者慎用。

【药理作用】主要有平喘、祛痰、镇咳、抗炎、抗变态反应等作用。

【附表：常用祛痰止咳平喘类中成药】

名　称	药物组成	功用	主治	用法用量	注意事项
消咳喘胶囊	满山红	止咳,祛痰,平喘	寒痰阻肺所致的咳嗽气喘、咯痰色白;慢性支气管炎见上述证候者	口服。一次 2 粒;一日 3 次,小儿酌减	糖尿病患者慎用;过敏体质者慎用
川贝枇杷糖浆	川贝母流浸膏,枇杷叶,桔梗,薄荷脑	清热宣肺,化痰止咳	风热犯肺、痰热内阻所致的咳嗽痰黄或咯痰不爽、咽喉肿痛、胸闷胀痛;感冒、支气管炎见上述证候者	口服。一次 10 ml,一日 3 次	
复方鲜竹沥液	鲜竹沥,鱼腥草,生半夏,生姜,枇杷叶,桔梗,薄荷素油	清热化痰,止咳	痰热咳嗽,痰黄黏稠	口服。一次 20 ml,一日 2～3 次	
橘红丸	化橘红,浙贝母,陈皮,制半夏,茯苓,甘草,苦杏仁,炒紫苏子,桔梗,紫菀,款冬花,瓜蒌皮,石膏,地黄,麦冬	清肺,化痰,止咳	痰热咳嗽,痰多,色黄黏稠,胸闷口干	口服。水蜜丸一次 7.2 g,小蜜丸一次 12 g,大蜜丸一次 2 丸(每丸重6 g)或 4 丸(每丸重 3 g),一日 2 次	气虚咳喘及阴虚燥咳者忌用
祛痰灵口服液	鲜竹沥,鱼腥草	清肺化痰	痰热壅肺所致的咳嗽、痰多、喘促	口服,一次 30 ml,一日 3 次;2 岁以下一次 15 ml,一日 2 次;2 ～ 6 岁一次 30 ml,一日 2 次;6 岁以上一次 30 ml,一日 2～3 次;或遵医嘱	便溏者慎用;风寒咳嗽、湿痰阻肺者慎用
咳喘宁口服液	麻黄,石膏,苦杏仁,桔梗,百部,罂粟壳,甘草	宣通肺气,止咳平喘	痰热阻肺所致的咳嗽频作、咯痰色黄、喘促胸闷	一次 10 ml,一日 2 次,或遵医嘱	寒痰咳喘及正虚邪恋者慎用;不可过量、久用;高血压、心脏病患者慎用
蜜炼川贝枇杷膏	枇杷叶,水半夏,川贝母,杏仁,款冬花,北沙参,陈皮,桔梗,五味子,薄荷脑	清热润肺,化痰止咳	肺燥所致咳嗽痰黄而黏,胸闷,咽喉疼痛或痒,声音嘶哑	口服。一次 15 ml,一日 3 次,小儿酌减	外感风寒咳嗽慎用
固肾定喘丸	熟地,附片(黑顺片),牡丹皮,牛膝,盐补骨脂,砂仁,车前子,茯苓,盐益智仁,肉桂,山药,泽泻,金樱子肉	温肾纳气,健脾化痰	肺脾气虚、肾不纳气所致的咳嗽、气喘、动则尤甚;慢性支气管炎、肺气肿、支气管哮喘见上述证候者	口服。一次 1.5～2.0 g,一日 2～3 次,可在发病预兆前服用,也可预防久喘复发,一般服 15 日为一个疗程	孕妇禁用

（续表）

名　称	药物组成	功　用	主　治	用法用量	注意事项
宣肺止嗽合剂	荆芥,前胡,桔梗,蜜百部,蜜紫菀,陈皮,鱼腥草,薄荷,蜜罂粟壳,蜜甘草	疏风宣肺,止咳化痰	用于咳嗽属风邪犯肺证,症见咳嗽、咽痒、鼻塞流涕、恶寒发热、咯痰	口服。一次 20 ml,一日 3 次	痰热咳嗽者不宜服用

第十四节　消导类

消导类中成药具有消食导积或健脾消食作用,主要用于治疗食积不消证。

食积之病多因饮食不节,暴饮暴食,或脾虚饮食难消所致,故消导类中成药可分为消食化滞和健脾消食两类。

消导类中成药属于渐消缓散之剂,作用虽较为缓和,但属攻伐之品,不宜久服,纯虚无实者不宜使用。服药期间忌食生冷、辛辣、油腻及不易消化食物。

一、消食化滞类

消食化滞类中成药具有消食和胃、行气导滞等作用,主治食积内停证,临床多见胸脘痞闷、嗳腐吞酸、呕恶厌食、腹痛泄泻、苔腻、脉滑等表现。

代表性中成药:保和丸(片、颗粒)等。

保和丸(片、颗粒)
《中国药典》2020 年版第一部

【药物组成】焦山楂 500 g,六神曲(炒)、半夏(制)、茯苓各 100 g,陈皮、连翘、炒麦芽、炒莱菔子各 50 g。

【制备方法】以上 8 味,粉碎成细粉,过筛,混匀。每 100 g 粉末加炼蜜 125～155 g 制成小蜜丸或大蜜丸,即得。

【剂型规格】大蜜丸:每丸重 9 g。薄膜衣片:每片重 0.4 g。颗粒剂:袋装 4.5 g。

【用法用量】丸剂:口服。一次 1～2 丸,一日 2 次;小儿酌减。片剂:口服。一次 4 片,一日 3 次。颗粒剂:开水冲服。一次 1 袋,一日 2 次;小儿酌减。

【功能与主治】消食,导滞,和胃。用于食积停滞,症见脘腹胀满、嗳腐吞酸、不欲饮食等。

【方解】方中山楂善消油腻肉食之积,为君药。六神曲健脾消食助运,善化酒食陈腐之积;莱菔子下气消食,善消米面之积;炒麦芽行气消食,健脾开胃,善治米面薯芋之积,共为臣药。半夏、陈皮行气化滞,和胃止呕;茯苓健脾助运;连翘清热散结,以防食积化热,共为佐药。诸药相合,共奏消食、导滞、和胃之功。

【临床应用】

（1）本品适用于食积内停证。临床应用以脘腹胀满，嗳腐吞酸为辨证要点。

（2）用于消化不良，急慢性胃炎、慢性胆囊炎、婴幼儿腹泻等见上述证候者。

【注意事项】体虚无积滞者不宜服用。

【药理作用】主要有调节胃肠运动、调节胃肠激素分泌、降血脂、抗动脉粥样硬化等作用。

二、健脾消食类

健脾消食类中成药具有健脾和胃、消食化积等作用，主治脾虚食积证，临床多见脘腹痞满、不思饮食、面黄体瘦、倦怠乏力、大便溏薄等表现。

代表性中成药：健脾丸（糖浆）等。

健脾丸（糖浆）
（《中国药典》2020年版第一部）

【药物组成】党参、陈皮、枳实（炒）、炒麦芽各200 g，炒白术300 g，炒山楂150 g。

【制备方法】以上6味，粉碎成细粉，过筛，混匀。每100 g粉末加炼蜜130～160 g制成小蜜丸或大蜜丸，即得。

【剂型规格】大蜜丸：每丸重9 g。糖浆剂：每瓶装120 ml。

【用法用量】口服。丸剂：一次1丸，一日2次；小儿酌减。糖浆剂：一次10～15 ml，一日2次。

【功能与主治】健脾开胃。用于脾胃虚弱、食积内停，症见脘腹胀满，食少便溏，神疲乏力。

【方解】方中重用党参健脾益气，为君药。白术健脾益气，燥湿止泻；山楂、麦芽消食导滞，共为臣药。陈皮、枳实行气消胀除满，为佐药。诸药相合，共奏健脾开胃之效。

【类方比较】本品与保和丸均为消导类中成药，用治食积证，但虚实有别。保和丸以山楂为君，配伍炒莱菔子、六神曲、炒麦芽、半夏等，功专消食导滞和胃，主治食积停滞之脘腹胀满、嗳腐吞酸、不欲饮食等，证属单纯食积而脾胃不虚者。本方虽以消导为主，但其性平和，对食积不甚而轻度化热者尤宜。健脾丸则用白术、党参与山楂、麦芽、陈皮等配伍，属消补兼施之剂，宜于虚实夹杂之脾虚食积证，见脘腹胀满，食少便溏，舌淡苔白或少，脉细或虚弱者。

【临床应用】

（1）本品适用于脾胃虚弱，消化不良证。临床应用以脘腹胀满，食少便溏为辨证要点。

（2）用于消化不良、慢性胃炎、慢性肠炎、过敏性结肠炎、肠结核等见上述症状者。

【注意事项】

（1）暴饮暴食，饮食不节致食积不消者非本品所宜。

（2）湿热内蕴所致胃痛、痞满、泄泻者慎用。

【药理作用】主要有促进胃肠消化、抗胃溃疡、增强免疫功能等作用。

【附表：常用消导类中成药】

名　称	药物组成	功用	主治	用法用量	注意事项
大山楂丸	山楂,麸炒六神曲,炒麦芽	开胃消食	食积内停所致的食欲不振,消化不良,脘腹胀闷等	口服。一次1～2丸,一日1～3次;小儿酌减	空腹时不宜大量服用,尤其是胃溃疡、十二指肠溃疡患者
枳实导滞丸	炒枳实,大黄,姜汁炙黄连,黄芩,炒六神曲,炒白术,茯苓,泽泻	消积导滞,清利湿热	饮食积滞、湿热内阻所致的脘腹胀痛、不思饮食、大便秘结、痢疾里急后重	口服。一次6～9g,一日2次	孕妇禁用;虚寒痢疾慎用;久病正虚、年老体弱者慎用
枳术丸	炒枳实,麸炒白术,荷叶	健脾消食,行气化湿	脾胃虚弱,食少不化,脘腹痞满	口服。一次6g,一日2次	湿热中阻之痞满者慎用
和中理脾丸	党参,麸炒白术,米泔炙苍术,茯苓,甘草,陈皮,法半夏,木香,砂仁,麸炒枳壳,姜厚朴,豆蔻,醋香附,广藿香,南山楂,麸炒六神曲,炒麦芽,炒莱菔子	健脾和胃,理气化湿	脾胃不和所致的胸膈痞闷、脘腹胀闷、恶心呕吐、不思饮食、大便不调	口服。一次1丸,一日2次	肝胃郁火、胃阴不足或湿热中阻所致胃痛、呕吐、泄泻者慎用

第十五节　驱虫类

驱虫类中成药具有驱虫或杀虫作用,主要用于治疗人体寄生虫病证。

应用驱虫类中成药应注意空腹服用,忌食油腻食物;有些驱虫药含有毒性,多服、久服易伤正气,甚或中毒,应掌握剂量,中病即止;年老体虚及孕妇应慎用或禁用;服用驱虫药后,应注意调理脾胃,扶助正气。

代表性中成药:乌梅丸。

乌梅丸
（《中国药典》2020年版第一部）

【药物组成】乌梅肉120g,花椒、当归各12g,细辛、黄柏、附子（制）、桂枝、人参各18g,黄连48g,干姜30g。

【制备方法】以上10味,粉碎成细粉,过筛,混匀。用水泛丸,干燥,制成水丸;或每100g粉末加炼蜜120～130g,制成大蜜丸,即得。

【剂型规格】水丸:每袋（瓶）装3g。大蜜丸:每丸重3g。

【用法用量】口服。水丸一次3g,大蜜丸一次2丸,一日2～3次。

【功能与主治】缓肝调中,清上温下。用于蛔厥,久痢,厥阴头痛,症见腹痛下痢、巅顶头痛、时发时止、躁烦呕吐、手足厥冷者。

【方解】方中乌梅味酸,酸能使蛔静而痛止,并能涩肠止泻,为君药。花椒、细辛味辛能驱蛔,性温能温脏祛寒;黄连、黄柏味苦性寒,能清热下蛔,且能清热燥湿以治泻痢,共为臣药。附子、桂枝、干姜温脏祛寒;人参、当归补气养血以扶正气,为佐药。诸药合用,酸辛苦同施,寒热并用,邪正兼顾,为温下清上,安蛔补虚之要剂。关于久泻久痢,多呈脾胃虚寒,肠滑失禁,气血不足,而湿热积滞未去之寒热虚实错杂证候,乌梅丸酸收涩肠,温阳补虚,清热燥湿诸法于一方,切中病机,故可奏效。

【临床应用】

(1)本品适用于脏寒蛔厥证,或脾胃虚损、寒热错杂证,临床应用以腹痛时作,烦闷呕吐,手足厥冷为辨证要点。

(2)用于胆道蛔虫、慢性菌痢、肠炎、肠易激综合征见上述证候者。

【注意事项】

(1)孕妇禁服。

(2)肾脏病患者、新生儿慎用。

【药理作用】主要有麻醉蛔虫虫体、促进胆汁分泌、抗炎、促进黏膜损伤修复、调节胃肠功能、增强免疫调节、抗氧化、降血糖及抗肝纤维化等作用。

第九章
外科用中成药

第一节　解毒消肿类

本类中成药具有解毒消肿等功能，主要用于疮疡肿毒、水火烫伤、毒蛇咬伤等外科病证。

疮疡肿毒多见于急性淋巴结炎、蜂窝织炎、化脓性骨髓炎、化脓性关节炎及面部、手部急性感染，急性淋巴管炎等体表急性化脓性炎症。水火烫伤多见于因燃烧物及灼热的液体、固体、气体等直接作用于人体肌肤而引起的损伤。以上诸证与毒蛇咬伤的局部疮口，临床上均可见有红、肿、热、痛，或功能障碍的表现。

疮疡疾患、水火烫伤或毒蛇咬伤者应视具体情况酌情处理，不得延误，以免造成生命危险。服药期间忌烟、酒及辛辣、炙烤、油腻、海鲜等食物。

代表性中成药：如意金黄散等。

如意金黄散
（《中国药典》2020 年版第一部）

【药物组成】天花粉 320 g，大黄、黄柏、白芷、姜黄各 160 g，生天南星、苍术、厚朴、陈皮、甘草各 64 g。

【制备方法】以上 10 味，粉碎成细粉，过筛，混匀，即得。

【剂型规格】散剂：每袋 15 g。

【用法用量】外用。红肿，烦热，疼痛，用清茶调敷；漫肿无头，用醋或葱酒调敷，亦可用植物油或蜂蜜调敷。一日数次。

【功能与主治】清热解毒，消肿止痛。用于热毒瘀滞肌肤所致疮疡肿痛、丹毒流注，症见肌肤红、肿、热、痛，亦可用于跌打损伤。

【方解】方中重用天花粉消散痈肿，大黄清热解毒、活血祛瘀，黄柏泻火解毒、清热燥湿；三药合用，解毒消肿，清热除湿，共为君药。姜黄、白芷活血行气，消肿止痛，为臣药。天南星、苍术、厚朴、陈皮燥湿化痰，行气止痛，为佐药。甘草调和诸药，为使药。诸药合用，共奏清热解毒，消肿止痛之功。

【临床应用】

（1）本品适用于痈疡疮疖初起。临床应用以局部红肿热痛为辨证要点。也可用于跌仆损伤、丹毒流注、乳痈初起等肿胀疼痛者。

（2）用于皮肤化脓性炎症、体表多发性脓肿、蜂窝织炎、急性淋巴腺炎、流行性腮腺炎、静脉炎、软组织挫伤、褥疮、慢性盆腔炎、阑尾周围囊肿、慢性前列腺炎、毒蛇咬伤肢肿等见上述证候者。

【注意事项】痈疽疮疡已溃者忌用。

【不良反应】有报道本品外敷引起过敏性皮疹的个案。

【药理作用】主要有抑菌、抗炎、止痛等作用。

第二节 生肌敛疮类

本类中成药具有拔毒化腐，生肌敛疮等功能，主要用于疮疡溃后，久不收口等外科病证。

痈疡后期，临床多见有疮疡溃破，皮肤腐烂，脓毒外泄，津水渗出，或溃后腐肉不去，伤口难以生肌愈合等表现，本类中成药可去腐生肌，收湿敛疮。服药期间忌生冷、油腻、海鲜食物。

代表性中成药：烫伤油、九一散等。

烫 伤 油

（《中国药典》2020 年版第一部）

【药物组成】马尾连、黄芩各 93 g，紫草、地榆、大黄各 62.4 g，冰片 5 g。

【制备方法】以上 6 味，取马尾连、大黄、紫草、地榆、黄芩用麻油 1 300 g 浸泡 24 h 后炸至枯黄，滤过，立即加入蜂蜡 20 g，待油温降至 60℃左右，加入冰片，搅拌使溶解，降至室温，加入苯酚 4.5 ml，搅匀，即得。

【剂型规格】油剂：每瓶装 30 g。

【用法用量】外用。创面经消毒清洗后，用棉球将药涂于患处，盖于伤面，必要时可用纱布浸药盖于创面。

【功能与主治】清热解毒，凉血去腐止痛。用于Ⅰ、Ⅱ度烧烫伤和酸碱灼伤。

【方解】方中马尾连清热解毒，为君药。大黄、黄芩清热燥湿，紫草、地榆凉血活血，共为臣药。冰片辛苦微寒，清热消肿止痛，为佐药。诸药合用，共奏清热解毒，凉血去腐止痛之功。

【临床应用】

（1）本品适用于因外来热源所致烧烫伤。临床应用以局部皮肤色红或水泡，或疱下基底部皮色鲜红、疼痛为辨证要点。

（2）用于烧烫伤等见上述证候者。

【注意事项】用药后出现皮肤过敏者需及时停用。

九 一 散

（《中国药典》2020 年版第一部）

【药物组成】石膏（煅）900 g，红粉 100 g。

【制备方法】以上 2 味，煅石膏研磨、红粉水飞，分别制成极细粉，配研，过绢筛（不得用金属筛），混匀，即得。

【剂型规格】散剂：每瓶装 1.5 g。

【用法用量】本品专供外用，不可入口。

【功能与主治】提脓拔毒,去腐生肌。用于热毒壅盛所致的溃疡,症见疮面鲜活、脓腐将尽。

【方解】方中用煅石膏清热收湿、敛疮生肌,为君药。红粉拔毒排脓,去腐生肌为臣药。两药合用,共奏提脓拔毒,去腐生肌之功。

【临床应用】

(1)本品适用于热毒壅盛所致的溃疡。临床应用以疮疡痈疽溃后、疮面鲜活、脓腐将尽为辨证要点。

(2)用于体表急性感染、慢性褥疮、肛瘘、头颈部肿瘤手术后并发咽瘘等见上述证候者。

【注意事项】

(1)本品专供外用,不可入口。

(2)凡肌薄无肉处不能化脓,或仅有稠水者忌用。

(3)对红粉有过敏反应者忌用。

【药理作用】主要有腐蚀坏死组织、促进创面愈合等作用。

第三节 消核散结类

本类中成药具有消核散结的功能,主要用于瘰疬、乳房肿块等病证。

瘰疬多见于淋巴结结核、慢性淋巴结炎等。乳房肿块多见于乳房囊性增生病(包括慢性囊性增生和小叶增生)及乳房纤维瘤等。

本类中成药由于含有活血药物,孕妇慎用。有些方中含有生川乌、生草乌、生附子等有毒之品,故不宜久服。服用期间忌烟、酒及辛辣、生冷、油腻、海鲜等食物。

代表性中成药:夏枯草膏、小金丸(片、胶囊)、乳块消片(胶囊、颗粒)等。

夏 枯 草 膏

（《中国药典》2020 年版第一部）

【药物组成】夏枯草 2 500 g。

【制备方法】取夏枯草,加水煎煮 3 次,每次 2 h,合并煎液,滤过,滤液浓缩成相对密度为 1.21～1.25(80～85℃)的清膏。每 100 g 清膏加炼蜜 200 g 或蔗糖 200 g,加热溶化,混匀,浓缩,制成 1 000 g,即得。

【剂型规格】膏剂:每瓶装 200 g。

【用法用量】口服。一次 9 g,一日 2 次。

【功能与主治】清火,散结,消肿。用于火热内蕴所致的头痛、眩晕、瘰疬、瘿瘤、乳痈肿痛。

【方解】夏枯草辛以散结,苦以泄热,主入肝经,善于清泄肝火,消肿散结,尤其适用于痰火凝结之瘰疬、瘿瘤等证。

【临床应用】

(1)本品适用于火热内蕴所致的瘰疬,瘿瘤,乳痈肿痛等证;临床应用以局部肿块、按之较坚为辨证要点。

(2)用于甲状腺腺瘤,淋巴结核,乳腺增生病,原发性高血压见上述证候者。

【注意事项】

(1) 感冒时暂停服用。

(2) 孕妇慎用。

【药理作用】主要有抗甲状腺炎作用。

<h2 align="center">小金丸(片、胶囊)</h2>

(《中国药典》2020 年版第一部)

【药物组成】制草乌、木鳖子(去壳去油)、五灵脂(醋炒)、地龙、枫香脂各 150 g,乳香(制)、没药(制)、当归(酒炒)各 75 g,麝香或人工麝香 30 g,香墨 12 g。

【制备方法】以上 10 味,除麝香外,其余木鳖子(去壳去油)等九味粉碎成细粉,将麝香研细,与上述粉末配研,过筛。每 100 g 粉末加淀粉 25 g,混匀,另用淀粉 5 g 制稀糊,泛丸,低温干燥,即得。

【剂型规格】丸剂:① 每 100 丸重 3 g。② 每 100 丸重 6 g。③ 每 10 丸重 6 g。④ 每瓶(袋)装 0.6 g。片剂:每片重 0.36 g。胶囊剂:① 每粒装 0.35 g。② 每粒装 0.30 g。

【用法用量】丸剂:打碎后口服。一次 1.2～3 g,一日 2 次,小儿酌减。片剂:口服。一次 2～3 片,一日 2 次,小儿酌减。胶囊剂:口服。一次 3～7 粒〔规格①〕,一次 4～10 粒〔规格②〕,一日 2 次,小儿酌减。

【功能与主治】散结消肿,化瘀止痛。用于痰气凝滞所致的瘰疬、瘿瘤、乳岩、乳癖,症见肌肤或肌肤下肿块一处或数处,推之能动,或骨及骨关节肿大,皮色不变,肿硬作痛。

【方解】方中草乌祛风除湿、温经止痛,木鳖子解毒散结、消肿止痛,共为君药。五灵脂、地龙、枫香脂活血祛瘀、通络止痛,共为臣药。乳香、没药、当归活血化瘀、消肿定痛,麝香辛香走窜、活血通络、散结开壅,香墨消肿化痰,共为佐药。诸药相合,共奏散结消肿,化瘀止痛之功。

【类方比较】本方与夏枯草膏皆能散结消肿,用于瘰疬,瘿瘤。但小金丸以草乌、木鳖子为主,功能散结消肿、化瘀止痛,适用于痰气凝滞、气血壅滞所致的瘰疬、瘿瘤。夏枯草膏用夏枯草清热泻火、散结消肿,适用于痰火凝结之瘰疬、瘿瘤。

【临床应用】

(1) 本品适用于阴疽初起,证属痰气凝滞者。临床以皮色不变,肿硬作痛为辨证要点。

(2) 用于甲状腺瘤、淋巴结炎、淋巴结核、肿瘤型肺门淋巴结炎、乳腺增生、前列腺炎等见上述证候者。

【注意事项】本品含草乌、木鳖子有毒药物,麝香、当归、乳香、没药等活血药物,故孕妇禁用。

【不良反应】有报道口服本品后可引起皮肤过敏性反应、胃部不适等不良反应。

【药理作用】主要有改善血液流变学、抗炎镇痛、抗乳腺增生、抗肿瘤、提高免疫力等作用。

<h2 align="center">乳块消片(胶囊、颗粒)</h2>

(《中国药典》2020 年版第一部)

【药物组成】橘叶、丹参各 825 g,炒王不留行、川楝子、皂角刺、地龙各 550 g。

— 155 —

【制备方法】以上 6 味,除地龙、炒王不留行外,其余橘叶等 4 味加水煎煮 2 次,每次 1 h,滤过,滤液合并,浓缩成清膏,放冷,备用;地龙、炒王不留行用 70% 乙醇回流提取 2 次,第一次 2 h,第二次 1 h,滤过,滤液合并,加入上述清膏中,加乙醇使含醇量达 70%,搅拌均匀,静置,回收乙醇并浓缩至稠膏状,干燥,粉碎,加辅料适量,混匀,制成颗粒,干燥,压制成 1 000 片,包糖衣或薄膜衣,即得。

【剂型规格】片剂:① 薄膜衣片,每片重 0.36 g。② 糖衣片,片心重 0.35 g。胶囊剂:每粒装 0.3 g。颗粒剂:每袋装 10 g。

【用法用量】片剂:口服。一次 4～6 片,一日 3 次。胶囊剂:口服。一次 4～6 粒,一日 3 次。颗粒剂:开水冲服。一次 1 袋,一日 3 次或遵医嘱。

【功能与主治】疏肝理气,活血化瘀,消散乳块。用于肝气郁结,气滞血瘀,乳腺增生,乳房胀痛。

【方解】方中橘叶疏肝理气、解郁散结,丹参活血祛瘀、通络止痛,两者合用行气活血,共为君药。川楝子疏肝行气、散结消肿,王不留行活血通络、散结止痛,两者助君药增强行气化瘀之力,为臣药。地龙活血通络止痛,皂角刺软坚散结,又能消肿止痛,共为佐药。诸药相合,共奏疏肝理气,活血化瘀,消散乳块之功。

【临床应用】

(1) 本品适用于肝气郁结,气滞血瘀证。临床应用以乳房肿块、胀痛为辨证要点。

(2) 用于乳腺增生见上述证候者。

【注意事项】

(1) 孕妇慎服。

(2) 服药期间应当定期到医院检查。

【不良反应】有报道服用本品可致血压升高的个案。

【药理作用】主要有抗炎、抗血栓形成等作用。

第四节　清肠化痔类

本类中成药具有清肠化痔的功能,主要用于痔疮等肛门疾病。

痔疮是直肠下端痔静脉扩大和曲张所引起的内痔、外痔、混合痔等各类肛门疾病。临床多见有大便出血,时时发作,感觉有东西脱出肛门外,或肛门外肿痛,或痔核脱出,排便不畅等表现,便血日久还可以引起贫血。服药期间忌烟、酒及辛辣、生冷、油腻、海鲜等食物。

代表性中成药:马应龙麝香痔疮膏、地黄槐角丸等。

马应龙麝香痔疮膏

《中国药典》2020 年版第一部

【药物组成】人工麝香 0.4 g,人工牛黄 0.5 g,珍珠 0.38 g,炉甘石(煅)108.6 g,硼砂 10 g,冰片 45 g,琥珀 0.15 g。

【制备方法】以上 7 味,分别粉碎成细粉,混匀。取凡士林 785 g 及羊毛脂 50 g,加热,滤过,放冷至约 50℃,加入人工麝香等细粉,搅匀至半凝固状,制成 1 000 g,即得。

【剂型规格】软膏剂:每支 10 g。

【用法用量】外用。涂擦患处。

【功能与主治】清热燥湿,活血消肿,去腐生肌。用于湿热瘀阻所致的各类痔疮、肛裂,症见大便出血,或疼痛、有下坠感;亦用于肛周湿疹。

【方解】方中麝香辛香走窜,活血通经,消肿止痛,为君药。牛黄清热解毒,为臣药。珍珠、炉甘石、硼砂、琥珀解毒生肌、收湿敛疮,冰片清热解毒、防腐生肌,共为佐药。诸药合用,共奏清热燥湿,活血消肿,去腐生肌之功。

【临床应用】

(1) 本品适用于湿热瘀阻所致的痔疮肿痛。临床以痔核突出、糜烂、出血或肛裂疼痛为辨证要点。

(2) 用于内痔、外痔、混合痔等各类痔疮及肛裂、肛周湿疹、肛门疾病术后并发症等见上述证候者。

【注意事项】

(1) 孕妇慎用或遵医嘱。

(2) 本品为软膏剂,不宜用于溃烂处。

(3) 用毕洗手,切勿接触眼睛、口腔等黏膜处。

(4) 保持大便通畅。

【不良反应】偶有过敏反应。另有报道,本品使用不当可引起皮肤溃烂,妇女月经不调。

【药理作用】主要有抗炎、镇痛、止血、促进组织修复及抗病原微生物等作用。

地 榆 槐 角 丸
(《中国药典》2020 年版一部)

【药物组成】地榆炭、炒槐花、黄芩、地黄 72 g,蜜槐角 108 g,大黄、当归、赤芍、防风、荆芥穗、麸炒枳壳 36 g,红花 9 g。

【制备方法】以上 12 味,粉碎成细粉,过筛,混匀。每 100 g 粉末加炼蜜 140～160 g 制成大蜜丸,或加炼蜜 30～40 g 及适量水制成水蜜丸,干燥,即得。

【剂型规格】丸剂:① 水蜜丸,每 100 丸重 10 g。② 大蜜丸,每丸重 9 g。

【用法用量】口服。水蜜丸一次 5 g,大蜜丸一次 1 丸,一日 2 次。

【功能与主治】疏风凉血,泻热润燥。用于脏腑实热、大肠火盛所致的肠风便血,痔疮肛瘘,湿热便秘,肛门肿痛。

【方解】方中地榆、槐角、槐花清热解毒,凉血止血,为君药。黄芩清热解毒、凉血燥湿,大黄泻火凉血、祛瘀生新、导滞通便,增强君药凉血之功,二药共为臣药。当归、红花养血活血,地黄清热凉血、养阴生津,赤芍凉血祛瘀;防风、荆芥穗祛风止血,枳壳破气消积,七药共为佐药。诸药合用,共奏疏风凉血,泻热润燥之功。

【临床应用】

(1) 本品适用于脏腑实热、大肠火盛证。临床应用以便血、肛裂、肛门肿痛为辨证要点。

(2) 用于 Ⅰ～Ⅲ 期内痔、血栓性外痔、炎性外痔、混合痔、肛周湿疹、结肠炎、消化性溃疡出血见上述证候者。

【注意事项】脾胃虚寒者慎用。

【药理作用】主要有抗炎、镇痛和止血等作用。

【附表：常用外科中成药】

名　称	药 物 组 成	功　用	主　治	用 法 用 量	注 意 事 项
连翘败毒丸	连翘,金银花,苦地丁,天花粉,黄芩,黄连,黄柏,大黄,苦参,荆芥穗,防风,白芷,羌活,麻黄,薄荷,柴胡,当归,赤芍,甘草	清热解毒,消肿止痛	疮疖溃烂,灼热发烧,流脓流水,丹毒疮疖,疥癣瘙痒	水丸：口服,一次1袋,一日2次；大蜜丸：一次1丸,一日2次	疮疡阴证者慎用；肝功能不良者在医生指导下使用
京万红软膏	黄连,黄芩,黄柏,栀子,大黄,地榆,槐米,半边莲,金银花,紫草,苦参,胡黄连,白蔹,地黄,桃仁,红花,当归,川芎,血竭,赤芍,木鳖子,䗪虫,穿山甲,乳香,没药,木瓜,罂粟壳,五倍子,乌梅,棕榈,血余炭,白芷,苍术,冰片	清热解毒,凉血化瘀,消肿止痛,去腐生肌	轻度水、火烫伤,疮疡肿痛,创面溃烂	用生理盐水清理创面,涂敷本品或将本品涂于消毒纱布上,敷盖创面,用消毒纱布包扎,一日1次	若用药后出现皮肤过敏反应需及时停用；不可内服、不可久用
獾油搽剂	獾油,冰片	清热解毒,消肿止痛	烧伤,烫伤,皮肤肿痛	外用。涂抹患处	用药后出现皮肤过敏反应需及时停用；烧、烫伤感染者慎用；不可内服
牛黄醒消丸	牛黄,麝香,制乳香,制没药,雄黄	清热解毒,活血祛瘀,消肿止痛	热毒壅滞、痰瘀互结所致的痈疽发背,瘰疬流注,乳痈,乳岩,无名肿毒	用温黄酒或温开水送服,一次3g,一日1～2次；患在上部,临睡前服；患在下部,空腹时服	疮疡阴证者慎用；脾胃虚弱、身体虚者慎用；不宜长期使用；用药后出现皮肤过敏反应需及时停用
季德胜蛇药	七叶一枝花,蟾蜍皮,蜈蚣,地锦草等	清热解毒,消肿止痛	毒蛇、毒虫咬伤	口服。第一次20片,以后每隔6h连续服10片；危急重症者将剂量增加10～20片并适当缩短服药间隔时间。不能口服药者,可行鼻饲法给药。外用,被毒虫咬伤后,以本品和水外搽,即可消肿止痛	脾胃虚寒者慎用；肝肾功能不全者慎用；不可过量、久用；用药后出现皮肤过敏反应需及时停用

（续表）

名　称	药物组成	功　用	主　治	用法用量	注意事项
复方珍珠散	煅石决明,煅龙骨,煅白石脂,煅石膏,珍珠,人工麝香,冰片	收湿敛疮,生肌长肉	热毒蕴结所致的溃疡,症见疮面鲜活、脓腐将尽	外用。取药粉适量,敷患处	肿疡阴证者禁用;孕妇禁用
康复新液	美洲大蠊干燥虫体	通利血脉,养阴生肌	用于金疮、外伤、溃疡、瘘管、烧伤、烫伤、褥疮之创面	外用,用医用纱布浸透药液后敷患处,感染创面先清创后再用本品冲洗,并用浸透本品的纱布填塞或敷用,每日一日为宜	大面积烧伤、烫伤以浸透药液纱布覆盖为宜,换药时患者略有疼痛属正常;疮面较大时,应该合用抗生素治疗;过敏体质者慎用
消瘿丸	昆布,海藻,蛤壳,浙贝母,桔梗,夏枯草,陈皮,槟榔	散结消瘿	痰火郁结所致的瘿瘤初起;单纯型地方性甲状腺肿见上述证候者	口服,一次1丸,一日3次,饭前服用;小儿酌减	瘿瘤阴证者慎用
阳和解凝膏	鲜牛蒡草,鲜凤仙透骨草,生川乌,桂枝,大黄,当归,生草乌,生附子,地龙,僵蚕,赤芍,白芷,白蔹,白及,川芎,续断,防风,荆芥,五灵脂,木香,香橼,陈皮,肉桂,乳香,没药,苏合香,麝香	温阳化湿,消肿散结	脾肾阳虚,痰瘀互结所致的阴疽、瘰疬未溃,寒湿痹痛	外用,加温软化,贴于患处	疮疡阳证者慎用;不可久用、不可内服;用药后出现皮肤过敏反应需及时停用
内消瘰疬丸	夏枯草,海藻,煅蛤壳,连翘,白蔹,大青盐,天花粉,玄明粉,浙贝母,枳壳,当归,地黄,熟大黄,玄参,桔梗,薄荷,甘草	化痰,软坚,散结	痰湿凝滞所致的瘰疬,症见皮下结块、不热不痛	口服,一次8丸,一日3次	疮疡阳证者慎用
乳癖消胶囊	鹿角,鸡血藤,红花,三七,牡丹皮,赤芍,蒲公英,连翘,天花粉,玄参,夏枯草,漏芦,昆布,海藻,木香	软坚散结,活血消痈,清热解毒	痰热互结所致的乳癖、乳痛,症见乳房结节、数目不等、大小形态不一、质地柔软,或产后乳房结块、红热疼痛;乳腺增生、乳腺炎早期见上述证候者	口服,一次5～6粒,一日3次	因服该药引起全身不适者需及时停药

名 称	药 物 组 成	功 用	主 治	用 法 用 量	注 意 事 项
化痔栓	苦参，黄柏，洋金花，冰片，次没食子酸铋	清热燥湿，收涩止血	大肠湿热所致的内外痔、混合痔疮	将药栓单个撕开，再从塑料片分离处撕开取出药栓，患者取侧卧位，置入肛门 2～2.5 cm 深处。一次 1 粒，一日 1～2 次	肠胃虚寒腹泻者慎用；用药后未能控制便血者，应及时就诊；血栓外痔较大未效者，应考虑手术治疗；本品宜便后置入肛门深处
消痔软膏	熊胆粉，地榆，冰片	凉血止血，消肿止痛	炎性、血栓性外痔及Ⅰ、Ⅱ期内痔属风热瘀阻或湿热壅滞证	外用。用药前用温水清洗局部，治疗内痔：将注入头轻轻插入肛内，把药膏推入肛内治疗外痔：将药膏均匀涂敷患处，外用清洁纱布覆盖。一次 2～3 g，一日 2 次	
肛泰栓	盐酸小檗碱，地榆炭，五倍子，人工麝香，冰片	凉血止血，清热解毒，燥湿敛疮，消肿止痛	内痔、外痔、混合痔等出现的便血、肿胀、疼痛等	肛门给药。一次 1 g，一日 1～2 次，或遵医嘱。睡前或便后外用。使用时先将患部用温水洗净，擦干，然后将药管上的盖拧下，用盖上的尖端刺破管口，每次用药前取出一个给药管，套在药管上拧紧，插入肛门内适量给药或外涂于患部	孕妇禁用

第十章
妇科用中成药

第一节　理血调经类

本类中成药具有调理月经等功能,主要用于治疗月经不调、痛经、闭经等妇科疾病。

月经不调是指月经的周期,经期,经量,颜色,质地的异常。多见于青春期月经紊乱,内分泌失调,功能性子宫出血,盆腔炎或子宫内膜炎等。临床多见月经先期,月经后期或先后不定期,月经过多或过少,甚至点滴即净等表现。气滞血瘀、血热妄行、肝郁气滞、气血不和、气虚等均可导致月经不调,必须注意辨证选药。服药期间,应注意忌食生冷、油腻、辛辣及不易消化的食物。

代表性中成药:八珍益母丸(胶囊)、调经促孕丸、女金丸(胶囊)、固经丸、妇科通经丸、痛经宝颗粒等。

八珍益母丸(胶囊)
(《中国药典》2020 年版第一部)

【药物组成】益母草 200 g,党参、麸炒白术、茯苓、酒白芍、川芎各 50 g,甘草 25 g,当归、熟地各 100 g。

【制备方法】以上 9 味,粉碎成细粉,过筛,混匀。每 100 g 粉末用炼蜜 40～50 g 加适量的水泛丸,干燥,制成水蜜丸;或加炼蜜 120～140 g 制成小蜜丸或大蜜丸,即得。

【剂型规格】丸剂:① 大蜜丸,每丸重 9 g。② 水蜜丸,每 10 丸重 1 g。胶囊剂:每粒装 0.28 g。

【用法用量】丸剂:口服。水蜜丸一次 6 g,小蜜丸一次 9 g,大蜜丸一次 1 丸,一日 2 次。胶囊:口服。一次 3 粒,一日 3 次。

【功能与主治】益气养血,活血调经。用于气血两虚兼有血瘀所致的月经不调,症见月经周期错后、行经量少、淋漓不净、精神不振、肢体乏力。

【方解】方中益母草活血祛瘀以调经,为君药。当归、熟地补血养阴,党参、白术补气健脾,共为臣药。白芍养血敛阴、缓急止痛,川芎活血行气,茯苓健脾利湿,共为佐药。甘草调和诸药,为佐使。诸药合用,共达益气养血,活血调经之功。

【临床应用】

(1) 本品适用于气血两虚兼夹瘀血证,临床应用以月经周期错后、量少不净、体倦乏力,面色无华为辨证要点。

(2) 用于功能性子宫出血、人流后出血、经行身痛、产后恶露不绝等见上述证候者。

【注意事项】

（1）湿热蕴结致月经不调者慎用。

（2）孕妇、月经过多者禁用。

【不良反应】有报道本品可致四肢、口唇、颈部出现大小不等紫红色斑疹及水疱，伴瘙痒，全身不适。

【药理作用】主要有雌激素样作用、调节子宫平滑肌的收缩、促进造血功能和提高免疫功能等作用。

调 经 促 孕 丸

（《中国药典》2020 年版第一部）

【药物组成】鹿茸（去毛）5 g，炙淫羊藿、仙茅、续断、桑寄生、枸杞子、覆盆子、莲子（去芯）、黄芪、酸炒枣仁、钩藤各 10 g，菟丝子、茯苓、白芍、丹参、赤芍各 15 g，山药、鸡血藤各 30 g。

【制备方法】以上 18 味，粉碎成细粉，过筛，混匀。每 100 g 粉末用炼蜜 40～50 g 加适量的水泛丸，干燥，制成水蜜丸，包胶衣，即得。

【剂型规格】水蜜丸：每 100 丸重 10 g。

【用法用量】口服。一次 5 g（50 丸），一日 2 次。自月经周期第五日起连服 20 日；无周期者每月连服 20 日，连服 3 个月或遵医嘱。

【功能与主治】温肾健脾，活血调经。用于脾肾阳虚、瘀血阻滞所致的月经不调、闭经、痛经、不孕，症见月经错后、经水量少、有血块、经行小腹冷痛、闭经、久不受孕、腰膝冷痛。

【方解】方中鹿茸温壮脾肾之阳，淫羊藿温肾壮阳、散寒除湿，共为君药。黄芪益气，白芍养血敛阴，共为臣药。茯苓、莲子健脾，山药补脾肾之气，枸杞子、鸡血藤滋养阴血，酸枣仁养血安神，续断、桑寄生、菟丝子、覆盆子、仙茅补肝肾、强筋骨；钩藤清热平肝；丹参、赤芍凉血散瘀，以上共为佐药。以白蜜调和诸药，为使药。全方合用，共奏温肾健脾，活血调经之功。

【临床应用】

（1）本品适用于脾肾阳虚之证，临床应用以月经不调，久不受孕，四肢厥冷，大便稀溏，小便清长，舌淡苔白，脉沉细无力为辨证要点。

（2）用于不孕症、月经失调、继发性闭经、黄体功能欠佳等见上述证候者。

【注意事项】

（1）患有外感疾病、阴虚火旺、月经量过多者不宜服用。

（2）孕妇禁用。

女金丸（胶囊）

（《中国药典》2020 年版第一部）

【药物组成】当归、陈皮各 140 g，白芍、川芎、熟地、炒白术、茯苓、甘草、肉桂、牡丹皮、没药（制）、醋延胡索、藁本、白芷、黄芩、白薇、煅赤石脂、阿胶各 70 g，党参 55 g，益母草 200 g，醋香附、鹿角霜各 150 g，砂仁 50 g。

【制备方法】以上 23 味，粉碎成细粉，过筛，混匀。每 100 g 粉末用炼蜜 35～50 g 加适量的水泛丸,干燥,制成水蜜丸;或加炼蜜 120～150 g 制成小蜜丸或大蜜丸,即得。

【剂型规格】丸剂:① 大蜜丸每丸重 9 g。② 小蜜丸每 100 丸重 20 g。③ 水蜜丸每 10 丸重2 g。胶囊剂:每粒装 0.38 g。

【用法用量】丸剂:口服。水蜜丸一次 5 g,小蜜丸一次 9 g(45 丸),大蜜丸一次 1 丸,一日 2 次。胶囊剂:口服。一次 3 粒,一日 2 次。30 日为一个疗程。

【功能与主治】益气养血,理气活血,止痛。用于营血不足、气滞血瘀所致的月经不调,症见月经提前、月经错后、月经量多、神疲乏力、经水淋漓不净、经行腹痛。

【方解】方中当归、熟地、益母草、鹿角霜补养精血并能活血,共为君药。白芍、阿胶养血敛阴,川芎、牡丹皮活血祛瘀,香附、没药、延胡索、砂仁、陈皮理气活血定痛,共为臣药。党参、白术、茯苓、甘草补气以助生血,肉桂温下元,藁本、白芷祛风止痛,黄芩、白薇防诸药温燥生热,赤石脂收敛止血,共为佐药。甘草调药和中,为使药。全方合用,共奏益气养血,理气活血,止痛之功。

【临床应用】

(1) 本品适用于营血不足,气滞血瘀证。临床应用以月经周期不定、月经量多或淋漓不净、痛经为辨证要点。

(2) 用于功能性子宫出血、原发性痛经、人流后出血、经行身痛、产后恶露不绝等见上述证候者。

【注意事项】

(1) 湿热蕴结、阴虚火旺所致月经失调者慎用。

(2) 月经量多者服药后经量不减,应请医生诊治。

(3) 孕妇禁用。

【药理作用】主要有抑制子宫平滑肌收缩、镇痛等作用。

固 经 丸

(《中国药典》2020 年版第一部)

【药物组成】盐关黄柏、炒白芍各 300 g,酒黄芩 200 g,麸炒椿皮、醋香附各 150 g,醋龟甲 400 g。

【制备方法】以上 6 味,粉碎成细粉,过筛,混匀,用水泛丸,干燥,即得。

【剂型规格】水丸:每袋装 6 g。

【用法用量】口服。一次 6 g,一日 2 次。

【功能与主治】滋阴清热,固经止带。用于阴虚血热,月经先期,经血量多、色紫黑,赤白带下。

【方解】方中龟甲滋阴益肾、潜阳制火,白芍敛阴养血、柔肝止痛,与龟甲配伍可增强滋阴敛血之功,共为君药。黄芩清热泻火以止血,黄柏清肾火而坚阴,共为臣药。椿根皮清热固经止血,香附疏肝理气以调血,共为佐药。诸药合用,共奏滋阴清热,固经止血之功。

【临床应用】

(1) 本品适用于阴虚血热之证。临床应用以月经先期,月经量多,血色深红或紫黑,赤白带下为辨证要点。

(2) 用于功能性子宫出血、带下病等见上述证候者。

【注意事项】

(1) 脾胃虚寒,食欲不振,畏寒肢冷者不宜服用。

(2) 孕妇服用,请向医生咨询。

妇 科 通 经 丸
(《中国药典》2020 年版第一部)

【药物组成】巴豆(制)80 g,干漆(炭)、大黄(醋炙)各 160 g,醋香附 200 g,红花、木香各 225 g,沉香、醋莪术、醋三棱、郁金、黄芩、醋鳖甲、醋山甲各 163 g,艾叶(炭)75 g,硇砂(醋制)100 g。

【制备方法】以上 15 味,除制巴豆外,其余香附等 14 味粉碎成细粉,过筛,与制巴豆混匀。每 100 g 粉末加黄蜡 100 g 泛丸。每 500 g 蜡丸用朱砂粉末 7.8 g 包衣,打光,即得。

【剂型规格】丸剂:每 10 丸重 1 g。

【用法用量】每早空腹,小米汤或黄酒送服。一次 3 g,一日 1 次。

【功能与主治】破瘀通经,软坚散结。用于气血瘀滞所致的闭经、痛经、癥瘕,症见经水日久不行、小腹疼痛、拒按、腹有癥块、胸闷、喜叹息。

【方解】方中红花活血通经、祛瘀止痛,木香行气止痛,共为君药。制巴豆大辛大热,借其荡涤泻下之力,以助通经;醋大黄苦寒,泄热逐瘀;穿山甲、莪术、三棱,活血消瘀,通经止痛,五药共为臣药。香附、郁金行气活血,艾叶炭温经止血、散寒止痛,沉香温肾降气,硇砂消积软坚、破瘀散结,干漆活血化瘀,鳖甲滋养阴血,黄芩防止诸药温热伤血,共为佐药。全方合用,共奏破瘀通经,软坚散结之功。

【临床应用】

(1) 本品适用于气血瘀滞所致之痛经、闭经。临床应用以经期延长,经行腹痛,胸闷腹胀为辨证要点。

(2) 用于痛经、闭经、子宫肌瘤见上述证候者。

【注意事项】

(1) 气血虚弱引起的经闭腹痛者慎用。

(2) 脾虚便溏者慎用。

(3) 孕妇禁用。

痛 经 宝 颗 粒
(《中国药典》2020 年版一部)

【药物组成】红花、丹参、延胡索(醋制)各 750 g,当归、三棱、莪术、五灵脂各 500 g,木香、肉桂各 300 g。

【制备方法】以上 9 味,肉桂、木香提取挥发油;药渣与其余红花等 7 味加水煎煮 3 次,第一次 1 h,第二次、第三次各 30 min,合并煎液,滤过,静置,取上清液,浓缩至相对密度为 1.10(80℃),放冷,加乙醇使含醇量达 70%,搅匀,静置,取上清液,回收乙醇并浓缩至适量,加蔗糖、糊精适量,制成颗粒,干燥,喷入上述挥发油的乙醇溶液,混匀,制成 1 000 g;或加辅料适量,制成无蔗糖颗粒,干燥,喷入上述挥发油的乙醇溶液,混匀,制成 400 g,即得。

【剂型规格】颗粒剂:① 每袋装 10 g。② 每袋装 4 g(无蔗糖)。

【用法用量】温开水冲服。一次 1 袋,一日 2 次。于月经前 1 周开始,持续至月经来 3 日后停服,连续服用 3 个月经周期。

【功能与主治】温经化瘀,理气止痛。用于寒凝气滞血瘀,妇女痛经,少腹冷痛,月经不调,经色暗淡。

【方解】方中红花活血祛瘀止痛,延胡索活血理气止痛,共为君药。当归活血养血,肉桂温肾散寒,木香行气止痛,共为臣药。三棱、莪术、五灵脂活血祛瘀、行气止痛,丹参凉血散血,共为佐药。全方合用,共奏温经化瘀,理气止痛之功。

【类方比较】本方与妇科通经丸均含有红花、三棱、莪术、木香,功能活血祛瘀、理气消肿止痛,用于血瘀气滞之痛经、月经不调。但痛经宝颗粒中配伍延胡索、五灵脂、丹参、肉桂,功能温经化瘀、行气止痛,适用于寒凝血瘀气滞之痛经、月经不调。妇科痛经丸中配伍干漆、穿山甲、香附、郁金、沉香、艾叶活血祛瘀、行气止痛之功益著,以制巴豆、制大黄增强本方攻逐瘀血之功,以醋鳖甲、硇砂增消积软坚、散结祛瘀之功,故本方逐瘀消肿、通经散结之功较强,适用于气血瘀滞所致的闭经、痛经、癥瘕。

【临床应用】

(1)本品适用于寒凝气滞血瘀之痛经。临床应用以经行腹痛,少腹冷痛,月经不调,经血黯淡,畏寒肢冷,舌质黯苔薄白,脉沉细涩为辨证要点。

(2)用于痛经、月经不调见上述证候者。

【注意事项】

(1)血热瘀滞致痛经者慎用。

(2)月经过多者慎用。

(3)孕妇禁用。

【药理作用】主要有抗炎及镇痛等作用。

第二节　祛湿止带类

本类中成药具有祛湿止带等功能,主要用于治疗带下过多等妇科疾病。

带下过多可见于阴道炎、宫颈炎、盆腔炎及肿瘤等妇科疾病。临床多见白带、黄带、赤白带等表现。

带下病以湿邪为患,故其病缠绵,反复发作,不易速愈,而且常伴发月经不调、闭经、不孕、癥瘕等疾病,是妇科常见病,应予重视。

代表性中成药:千金止带丸、妇宝颗粒等。

千 金 止 带 丸

《中国药典》2020 年版一部

【药物组成】醋香附、鸡冠花、椿皮(炒)各 200 g,当归、川芎各 100 g,党参、炒白术、白芍、木香、砂仁、小茴香(盐炒)、醋延胡索、盐杜仲、续断、盐补骨脂、青黛、煅牡蛎各 50 g。

【制备方法】以上 17 味,粉碎成细粉,过筛,混匀,用水泛丸,干燥,即得。

【剂型规格】水丸:每袋装 6 g。大蜜丸:每丸重 9 g。

【用法用量】水丸:口服。一次 6～9 g,一日 2～3 次。大蜜丸:口服。一次 1 丸,一日 2 次。

【功能与主治】健脾补肾,调经止带。用于脾肾两虚所致的月经不调、带下病,症见月经先后不定期、量多或淋漓不净、色淡无块,或带下量多、色白清稀、神疲乏力、腰膝酸软。

【方解】方中椿皮、鸡冠花收涩固经止带,共为君药。党参、白术补脾益气,续断、补骨脂、杜仲补肝肾,益冲任,共为臣药。当归、白芍、川芎、香附、延胡索调冲任、止腹痛,木香、砂仁、小茴香行气化湿、理气止痛,青黛清肝经湿热,牡蛎固经止带,共为佐药。全方合用,共奏健脾补肾,调经止带之功。

【临床应用】

(1) 本品适用于脾肾两虚,带下失约之证。临床应用以带下量多,色白清稀,或月经不调,腰膝酸软为辨证要点。

(2) 用于功能性月经失调、盆腔炎性疾病、宫颈炎、阴道炎等见上述证候者。

【注意事项】

(1) 肝郁血瘀证、湿热带下证、热毒证者慎用。

(2) 孕妇禁用。

妇 宝 颗 粒

(《中国药典》2020 年版第一部)

【药物组成】地黄、忍冬藤、酒白芍、侧柏叶(炒)、莲房炭、大血藤各 133 g,盐续断、麦冬、炒川楝子、醋延胡索各 100 g,杜仲叶(盐炙)183 g,甘草 33 g。

【制备方法】以上 12 味,除醋延胡索外,其余 11 味加水煎煮 2 次,每次 2 h,醋延胡索同法另煎,合并煎液,滤过,滤液浓缩至相对密度为 1.08～1.18(60℃)的清膏,加乙醇使含醇量为 65%,搅匀,静置 48 h,取上清液,回收乙醇,滤过,滤液浓缩至相对密度为 1.33～1.45(60℃)的稠膏,加水适量,搅匀,静置 24 h,取上清液,浓缩至相对密度为 1.36～1.41(60℃)的稠膏,加蔗糖 485 g 和糊精适量,制成颗粒,干燥,混匀,制成 1 000 g;或将上清液浓缩至相对密度为 1.10(60℃)清膏,加甜菊素 5 g 及糊精适量,喷雾制粒,制成 500 g(无蔗糖),即得。

【剂型规格】颗粒剂:① 每袋装 10 g。② 每袋装 5 g(无蔗糖)。

【用法用量】开水冲服。一次 2 袋,一日 2 次。

【功能与主治】益肾和血,理气止痛。用于肾虚夹瘀所致的腰酸腿软、小腹胀痛、白带量多或赤白相兼、经漏等症。

【方解】方中地黄益肾滋阴,为君药。白芍养血敛阴、柔肝止痛,续断、杜仲叶补肝肾,共为臣药。侧柏叶、莲房炭收涩止带,大血藤、川楝子、延胡索活血行气止痛,忍冬藤通络止痛,麦冬养阴生津,共为佐药。甘草调和诸药,为使药。诸药合用,共奏益肾和血、理气止痛之功。

【类方比较】本方与千金止带丸均含有杜仲(叶)、续断、延胡索,具有补肾调经、止带止痛之功,用于肾虚月经不调或带下症。但本方配以地黄、白芍、麦冬滋肾养肝、生津润燥,大血藤、川楝子、忍冬藤、侧柏叶、莲房炭、甘草活血调经,收涩止带,适用于肾虚夹瘀所致的带下或经漏证。千金止带丸中配伍鸡冠花、炒椿皮、牡蛎、党参、炒白术、补骨脂固经止带、健脾益肾,当归、川芎、白芍、醋香附、木香、砂仁、小茴香(盐炒)、青黛调经止痛、行气化湿,适用于脾肾两虚,带下失约证。

【临床应用】

(1) 本品适用于肾虚夹瘀证。临床应用以腰腿酸软,小腹胀痛,白带量多或赤白相兼为辨证要点。

(2) 用于慢性盆腔炎、附件炎等见上述证候者。

【注意事项】

(1) 虚寒腹痛及湿热带下者慎用。

(2) 孕妇禁用。

【药理作用】主要有抗炎、镇痛、提高免疫、抗血栓等作用。

第三节 化瘀生新类

本类中成药具有化瘀生新的功能,主要用于产后病如出血过多、恶露不绝等。

产后病多见于产后血晕,产后腹痛,产后发热,产后身痛,恶露不绝等。临床多见产后虚脱、休克,产褥感染,腹痛,恶露不绝等表现。

产后调理用药有"三禁",即禁大汗,以防亡阳;禁峻下,以防亡阴;禁通利小便,以防亡津液。

代表性中成药:加味生化颗粒、益母草膏等。

加味生化颗粒
(《中国药典》2020年版第一部)

【药物组成】当归、桃仁、益母草各266 g,赤芍、艾叶、川芎、炙甘草、炮姜、荆芥各200 g,阿胶34 g。

【制备方法】以上10味,除阿胶外,其余当归等9味加水煎煮2次,每次2 h,合并煎液,滤过,滤液减压浓缩至适量,静置24 h,取上清液,备用,另取阿胶加适量水加热溶化后,加入上述备用液中,继续浓缩至相对密度约1.20的清膏,加入蔗糖和糊精适量,混匀,制成颗粒,干燥,制成1 000 g,即得。

【剂型规格】颗粒剂:每袋15 g。

【用法用量】开水冲服。一次1袋,一日3次。

【功能与主治】活血化瘀,温经止痛。用于瘀血不尽,冲任不固所致的产后恶露不绝,症见恶露不止、色紫暗或有血块、小腹冷痛。

【方解】方中桃仁活血祛瘀,益母草活血利水,两者共为君药。当归、川芎、赤芍活血祛瘀,当归亦能养血,共为臣药。艾叶、炮姜温暖胞宫,阿胶养血,合当归使活血祛瘀而不伤正,祛瘀生新;荆芥祛血中之风,四药共为佐药。炙甘草调和诸药,为使药。全方合用,共奏活血化瘀,温经止痛之功。

【临床应用】

(1)本品适用于产后瘀血不尽,冲任不固证。临床应用以产后见恶露不尽,色紫暗,小腹冷痛,舌质淡苔白,脉沉细弱为辨证要点。

(2)用于产后子宫复旧不全见上述证候者。

【注意事项】

(1)血热证者慎用。

(2)产后大出血者禁用。

益 母 草 膏
(《中国药典》2020 年版第一部)

【药物组成】益母草。

【制备方法】取益母草 1 000 g,切碎,加水煎煮 2 次,每次 2 h,合并煎液,滤过,滤液浓缩至相对密度为 1.21～1.25(80℃)的清膏。每 100 g 清膏加红糖 200 g,加热溶化,混匀,浓缩至规定的相对密度,即得。

【剂型规格】煎膏剂:① 每瓶装 120 g。② 每瓶装 125 g。③ 每瓶装 250 g。

【用法用量】口服。一次 10 g,一日 1～2 次。

【功能与主治】活血调经。用于血瘀所致的月经不调、产后恶露不绝,症见月经量少、淋漓不净、产后出血时间过长。

【方解】本品为益母草经加工制成的煎膏。益母草苦泄辛散,主入血分,善于活血调经,祛瘀通经,为妇产科要药。

【类方比较】本方与加味生化颗粒均含有益母草,具有活血调经之功,可用于瘀血阻滞所致的产后恶露不绝。益母草膏独用、重用益母草,效专力宏,适用于瘀血所致的月经不调或产后恶露不绝证。加味生化颗粒配以当归、桃仁化瘀生新,赤芍、川芎、艾叶、炙甘草、炮姜、荆芥、阿胶暖宫祛瘀、养血祛风,适用于产后瘀血不尽,冲任不固证。

【临床应用】

(1)本品适用于血瘀证。临床应用以月经量少或产后恶露不绝,淋漓不净为辨证要点。

(2)用于功能性月经失调、产后子宫复旧不全等见上述证候者。

【注意事项】

(1)月经量多者慎用。

(2)不宜过量服用。

【不良反应】有报道服用本品出现皮肤发红、胸闷心慌、呼吸增快的不良反应。过量服用后出现腹泻、腹痛的不适症状。

【药理作用】主要有促进子宫平滑肌收缩、抗炎、镇痛、抗凝血、改善微循环等作用。

第四节 通络下乳类

本类中成药具有通络下乳等功能,主要用于治疗产后缺乳。

产后缺乳是指产妇在哺乳期间乳汁甚少或全无,亦称产后乳汁不行,多发于初产妇。乳汁的分泌与乳母的精神、情绪、营养、休息都有关系,凡气血亏虚、肝气郁滞、痰浊阻滞均可导致产后缺乳。

代表性中成药:通乳颗粒等。

通 乳 颗 粒
（《中国药典》2020 年版第一部）

【药物组成】黄芪、党参、当归、漏芦、瞿麦、通草、路路通各 44.44 g,熟地、白芍(酒炒)、川芎、天花粉、柴胡各 33.33 g,穿山甲(烫)3.17 g,王不留行 66.67 g,鹿角霜 22.22 g。

【制备方法】以上 15 味,除漏芦、当归、川芎、柴胡外,其余黄芪等 11 味,加水煎煮 2 次,第一次 2 h,第二次 1.5 h,合并煎液,滤过,滤液浓缩成稠膏,备用。取漏芦等 4 味,加 6 倍量 70% 乙醇加热回流 2 次,每次 1 h,滤过,合并滤液,回收乙醇并浓缩成稠膏,与上述稠膏合并。加入蔗糖适量,制成颗粒,干燥,制成 1 000 g;或加入适量的可溶性淀粉、糊精、甜菊素,制成颗粒,干燥,制成 333 g(无蔗糖),即得。

【剂型规格】颗粒剂:① 每袋装 15 g。② 每袋装 30 g。③ 每袋装 5 g(无蔗糖)。

【用法用量】口服。一次 30 g 或 10 g(无蔗糖),一日 3 次。

【功能与主治】益气养血,通络下乳。用于产后气血亏损,乳少,无乳,乳汁不通。

【方解】方中黄芪补脾益气,熟地滋补阴血,共为君药。党参、当归、白芍、川芎助君药补气血,共为臣药。漏芦、瞿麦、通草、路路通、穿山甲、王不留行活血通经下乳,天花粉清热生津,鹿角霜补肾阳、益精血,柴胡疏肝经之郁滞以助通乳,共为佐药。诸药合用,共奏益气养血,通络下乳之功。

【临床应用】

(1) 本品适用于产后气血两虚、乳少或乳汁不通。临床应用以无乳或乳少或乳汁不下,体倦乏力,面色无华为辨证要点。

(2) 用于缺乳及乳汁不通见上述证候者。

【注意事项】

(1) 产后缺乳属肝郁气滞证者慎用。

(2) 孕妇忌用。

【药理作用】主要有催乳、升高血红蛋白和红细胞数等作用。

第五节 除烦安神类

本类中成药具有补肾除烦安神的功能,主要用于治疗更年期综合征。

妇女在绝经前后因卵巢功能减退,临床多见月经紊乱,烦躁易怒,头晕耳鸣,心悸失眠,潮热,易汗出等表现。

代表性中成药:更年安片(胶囊)等。

更年安片(胶囊)

(《中国药典》2020 年版第一部)

【药物组成】地黄、泽泻、麦冬、熟地、玄参、五味子、制何首乌各 40 g,茯苓、仙茅、磁石、珍珠母、首乌藤、浮小麦、钩藤各 80 g,牡丹皮 26.67 g。

【制备方法】以上 15 味,浮小麦、磁石、珍珠母粉碎成细粉;地黄、熟地、玄参、茯苓、仙茅、麦冬加水煎煮 2 次,第一次 3 h,第二次 2 h,滤过,滤液浓缩至适量;其余五味子等 6 味用 60% 乙醇作溶剂进行渗漉,收集渗漉液,回收乙醇,浓缩至适量,与上述地黄等六味的浓缩液及浮小麦等 3 味的细粉混匀,制成粗颗粒,干燥,粉碎,过筛,制颗粒,低温干燥,过筛,加入硬脂酸镁,混匀,压制成 1 000 片,包糖衣或薄膜衣,即得。

【剂型规格】片剂:① 薄膜衣片,每片重 0.31 g。② 糖衣片(片芯重 0.3 g)。胶囊:每粒装 0.3 g。

【用法与用量】片剂:口服。一次 6 片,一日 2～3 次。胶囊:口服。一次 3 粒,一日 3 次。

【功能与主治】滋阴清热,除烦安神。用于肾阴虚所致的绝经前后诸证,症见烦热出汗、眩晕耳鸣、手足心热、烦躁不安。

【方解】方中生地、麦冬、玄参滋阴清热,共为君药。熟地、制何首乌滋补肝肾,钩藤平肝潜阳,浮小麦敛汗安神,共为臣药。五味子、首乌藤、仙茅滋补肝肾,珍珠母、磁石平肝潜阳、安神定志;茯苓健脾渗湿,泽泻利湿泻浊,牡丹皮清血中之热,共为佐药。全方合用,共奏滋阴清热,除烦安神之功。

【临床应用】

(1) 本品适用于肾阴亏虚证。临床应用以更年期出现的潮热汗出,眩晕,失眠,烦躁不安为辨证要点。

(2) 用于更年期综合征见上述证候者。

【注意事项】

(1) 脾肾阳虚者慎用。

(2) 孕妇禁用。

【药理作用】主要有镇静、抗疲劳、抗氧化、降血脂、增强记忆及雌激素样作用。

第六节 活血消癥类

本类中成药具有活血化瘀、缓消癥块等功能,主要用于治疗瘀血留滞胞宫所致癥块诸症。

癥块主要由瘀血内阻所致,临床多见于子宫肌瘤、卵巢囊肿、子宫内膜异位症、附件炎及慢性盆腔炎等病证。有出血倾向者慎用。

代表性中成药:桂枝茯苓丸(片)等。

桂枝茯苓丸（片）

（《中国药典》2020 年版第一部）

【药物组成】桂枝、茯苓、牡丹皮、赤芍、桃仁各 100 g。

【制备方法】以上 5 味，粉碎成细粉，过筛，混匀。每 100 g 粉末加炼蜜 90～110 g 制成大蜜丸，即得。

【剂型规格】丸剂：每丸重 6 g。片剂：每片重 0.32 g。

【用法用量】丸剂：口服。一次 1 丸，一日 1～2 次。片剂：一次 3 片，一日 3 次。饭后服，经期停服。

【功能与主治】活血，化瘀，消癥。用于妇人宿有癥块，或血瘀经闭，经行腹痛，产后恶露不尽。

【方解】方中桂枝味辛甘而性温，能温通经脉而行瘀滞，为君药。桃仁味苦甘平，为化瘀消癥之要药；牡丹皮既能散血行瘀，又能清退瘀久所化之热；芍药和血养血，与诸祛瘀药合用，有活血养血之功，共为臣药。茯苓消痰利水，健脾渗湿，以助消癥之力，为佐药。白蜜为丸，缓和诸药破泄之力，为使药。诸药相合，共奏活血化瘀，缓消癥块之功。

【临床应用】

（1）本品适用于瘀阻胞宫之证。临床应用以经行腹痛或产后恶露不尽，下血色黑黯淡，腹痛拒按为辨证要点。

（2）用于子宫肌瘤、慢性盆腔炎包块、痛经、继发性闭经、子宫内膜异位症、卵巢囊肿、产后子宫复旧不全、前列腺炎等见上述证候者。

【注意事项】

（1）素有癥瘕，妊娠后漏下不止，胎动不安者需遵医嘱，以免误用伤胎。

（2）体弱、阴道出血量多者不宜使用。

（3）经期及经后 3 日禁用。

（4）孕妇忌用。

【药理作用】主要有调节内分泌、改善微循环、抗凝血、抗炎、镇痛、镇静等作用。

[附表：常用妇科中成药]

名 称	药物组成	功 用	主 治	用 法 用 量	注 意 事 项
八宝坤顺丸	人参，白术，茯苓，甘草，熟地，当归，白芍，川芎，橘红，沉香，木香，砂仁，益母草，地黄，黄芩，琥珀，牛膝	益气养血调经	气血两虚所致的经期错后，经血量少，经行腹痛	口服。一次 1 丸，一日 2 次	实热证者慎用；孕妇禁用
当归养血丸	当归，炙黄芪，炒白芍，地黄，阿胶，炒白术，茯苓，炒杜仲，牡丹皮，制香附	益气养血调经	气血两虚所致的月经提前，经血量少或量多，经期延长，肢体乏力	口服。一次 9 g，一日 3 次	湿热蕴结致月经不调者不宜使用

（续表）

名　　称	药 物 组 成	功　用	主　治	用 法 用 量	注 意 事 项
定坤丹	熟地,当归,白芍,阿胶,红参,白术,鹿茸,鹿角霜,枸杞子,西红花,三七,川芎,茺蔚子,香附,延胡索,黄芩等	滋补气血,调经舒郁	气血两虚,气滞血瘀所致的月经不调、经行腹痛、崩漏下血、赤白带下、血晕血脱、产后诸虚、骨蒸潮热	口服。一次半丸至一丸,一日2次	出现血晕、血脱时,应中西医结合救治;崩漏患者用药后症状不减者请医生诊治;孕妇禁用
香附丸	醋香附,当归,炒白芍,熟地黄,炒白术,川芎,陈皮,砂仁,黄芩	疏肝健脾,养血调经	肝郁血虚、脾失健运所致的经行前后不定期,经量或多或少,有血块,经期胸闷心烦,双乳胀痛,食欲不振	用黄酒或温开水送服。水蜜丸一次9～13g,大蜜丸一次1～2丸,一日2次	湿热蕴结所致月经失调者慎用;保持心情舒畅;孕妇禁用
复方滇鸡血藤膏	滇鸡血藤膏粉,川牛膝,续断,红花,黑豆	活血养血,益肾	瘀血阻络、肾失所养所致的经水错后,经量少,有血块,腰酸,小腹下坠,手足麻木,关节疼痛	将膏研碎,用水、酒各半炖化服。一次6～10g,一日2次	湿热蕴结致月经不调者慎用;孕妇禁用
艾附暖宫丸	艾叶炭,当归,醋香附,制吴茱萸,川芎,酒炒白芍,炙黄芪,肉桂,地黄,续断	补血调血,暖宫调经	子宫虚寒,月经不调,经来腹痛,腰酸带下	口服。小蜜丸一次9g,大蜜丸一次1丸,一日2～3次	阴虚有热所致月经不调者禁用
七制香附丸	醋香附,当归,熟地,阿胶,白芍,益母草,醋延胡索,川芎,艾叶炭,茯苓,炒白术,人参,粳米,鲜牛乳,砂仁,盐小茴香,地黄,天冬,食盐,酒萸肉,黄芩,炒酸枣仁,甘草	疏肝理气,养血调经	气滞血瘀所致的胸胁胀痛,经行量少,行经小腹胀痛,经前双乳胀痛,经水数月不行	口服。一次6g,一日2次	湿热为患者慎用;孕妇禁用
少腹逐瘀丸	当归,蒲黄,醋炒五灵脂,赤芍,醋制延胡索,炒没药,川芎,肉桂,炮姜,盐炒小茴香	温经活血,散寒止痛	寒凝血瘀所致的经行错后,经行小腹冷痛,经血紫黯,有血块,产后小腹疼痛喜热,拒按	温黄酒或温开水送服。一次1丸,一日2～3次	湿热为患、阴虚有热者慎用;治疗产后腹痛应排除胚胎或胎盘组织残留,服药后腹痛不减轻时应请医生诊治;孕妇禁用

（续表）

名 称	药物组成	功 用	主 治	用法用量	注意事项
田七痛经胶囊	三七,川芎,延胡索,五灵脂,蒲黄,木香,小茴香,冰片	活血止血,温经止痛	血瘀所致的经血量多有血块,血色紫黯,小腹冷痛喜热,拒按	口服。经期或经前5日一次3~5粒,一日3次;经后可继续服用,一次3~5粒,一日2~3次	阴虚火旺者慎用;经血过多者请医生诊治;患有外感时停止服用;孕妇禁用
妇科千金片	千斤拔,功劳木,单面针,穿心莲,党参,鸡血藤,当归,金樱根	清热除湿,益气化瘀	湿热瘀阻所致的带下病、腹痛,症见带下量多、色黄质稠、臭秽,小腹疼痛,腰骶酸痛,神疲乏力;慢性盆腔炎、子宫内膜炎、慢性宫颈炎见上述证候者	口服。一次6片,一日3次	气滞血瘀证、寒凝血瘀证者慎用;孕妇慎用;糖尿病患者慎用
妇炎康片	土茯苓,苦参,黄柏,当归,赤芍,丹参,醋三棱,醋莪术,醋延胡索,炒川楝子,醋香附,山药,炒芡实	清热利湿,理气活血,散结消肿	湿热下注、毒瘀互阻所致带下病,症见带下量多、色黄、气臭,少腹痛,腰骶痛,口苦咽干;阴道炎、慢性盆腔炎见上述证候者	口服。一次3~6片,一日3次	气血虚弱、脾肾阳虚者慎用;孕妇禁用
妇炎净胶囊	苦玄参,地胆草,当归,鸡血藤,两面针,横经席,柿叶,薢荙,五指毛桃	清热祛湿,调经止带	湿热蕴结所致的带下病、月经不调、痛经;慢性盆腔炎、附件炎、子宫内膜炎见上述证候者	口服。一次3~4粒,一日3次	气血虚弱所致痛经、带下者慎用;脾胃虚弱,便溏者慎用;孕妇禁用

第十一章
儿科用中成药

第一节 解 表 类

本类中成药具有发汗解肌、疏散风热、清热解毒的功能,主要用于治疗小儿表证。由于小儿表证有表寒和表热的不同,故解表类中成药可分为辛温解表和辛凉解表两类。

临床应用当区别风寒或风热感冒,选用辛温或辛凉解表剂;并根据儿童年龄合理选择给药剂量。本类中成药大多辛散,发散力较强,易耗伤正气,不可久用,对于汗多、阴津不足、阳气虚弱、脾胃虚弱者应慎用。服药期间,忌食生冷,辛辣及油腻食物。

代表性中成药:小儿感冒颗粒(口服液、茶)、小儿柴桂退热颗粒(口服液)、小儿豉翘清热颗粒、小儿咽扁颗粒、香苏正胃丸等。

小儿感冒颗粒(口服液、茶)
(《中国药典》2020 年版第一部)

【药物组成】广藿香、菊花、连翘、板蓝根、地黄、地骨皮、白薇各 75 g,大青叶、石膏各 125 g,薄荷 50 g。

【制备方法】以上 10 味,取石膏 25 g、板蓝根粉碎成细粉;地黄、白薇、地骨皮、石膏 100 g 加水煎煮 2 次,第一次 3 h,第二次 1 h,合并煎液,滤过;菊花、大青叶热浸 2 次,第一次 2 h,第二次 1 h,合并浸出液,滤过;广藿香、薄荷、连翘提取挥发油,其水溶液滤过,滤液与以上二液合并,浓缩至相对密度为 1.30～1.35(50℃)的清膏;取清膏 1 份、蔗糖粉 2 份、糊精 1 份,与上述细粉混匀,制成颗粒,干燥,加入挥发油,混匀,即得。

【剂型规格】颗粒剂:每袋装 12 g。口服液:每支装 10 ml。茶剂:每块重 6 g。

【用法用量】颗粒剂:开水冲服,周岁以内一次 6 g,1～3 岁一次 6～12 g,4～7 岁一次 12～18 g,8～12 岁一次 24 g,一日 2 次。口服液:口服。周岁以内一次 5 ml,1～3 岁一次 5～10 ml,4～7 岁一次 10～15 ml,8～12 岁一次 20 ml,一日 2 次,摇匀服用。茶剂:开水冲服。周岁以内一次 6 g,1～3 岁一次 6～12 g,4～7 岁一次 12～18 g,8～12 岁一次 24 g,一日 2 次。

【功能与主治】疏风解表,清热解毒。用于小儿风热感冒,症见发热重、头胀痛、咳嗽痰黏、咽喉肿痛。

【方解】方中广藿香辛香解表、化湿和中,连翘清热解毒、疏散风热,共为君药。菊花、薄荷擅于疏散上焦风热,清利头目;板蓝根、大青叶清热解毒,消肿利咽,共为臣药。地骨皮、白薇清热泻火,凉血;石膏清透气分实热,地黄清热凉血、养阴生津,共为佐药。诸药合用,共奏疏风解表、清热解毒之功。

【临床应用】

(1) 本品适用于小儿风热感冒。临床应用以发热、头痛、咳嗽、咽喉肿痛为辨证要点。

(2) 用于流行性感冒、上呼吸道感染见上述证候者。

【注意事项】

(1) 风寒感冒者不宜服用。

(2) 脾胃虚弱、大便稀薄者慎用。

(3) 若高热不退、咳喘加剧者应及时到医院就诊。

【药理作用】 主要有解热、抗菌等作用。

小儿柴桂退热颗粒(口服液)
《中国药典》2020 年版第一部

【药物组成】柴胡、葛根各 260 g,黄芩 120 g,桂枝、浮萍、白芍、蝉蜕各 90 g。

【制备方法】以上 7 味,桂枝、柴胡粉碎,80℃加水温浸 1 h,再蒸馏 4 h,馏出液加 10% 氯化钠,冷藏 12 h,分取上层油液,用倍他环糊精包合,包合物 50℃干燥,粉碎,过筛,备用;蒸馏后的水溶液滤过,滤液备用,药渣再加水煎煮 0.5 h,滤过,滤液与蒸馏后的水溶液合并,备用。葛根粉碎成最粗粉,备用。用 50% 乙醇作溶剂,浸渍 24 h 后进行渗漉,收集 8 倍量渗漉液,减压回收乙醇,并浓缩至相对密度 1.25(60℃)的清膏。黄芩粉碎成最粗粉,布袋包煎,加水煎煮 3 次,第一次 1 h,第二、第三次各 0.5 h,合并煎液,滤过,滤液在 80～85℃加 10% 盐酸调节pH 1.5～2.0,保温 1 h,静置 24 h,滤过,沉淀物加 6 倍量水,搅匀,用 40% 氢氧化钠溶液调节pH 7.0～7.5,加等量乙醇,搅匀,滤过,滤液用 10% 盐酸溶液调节 pH 至 2.0,60℃保温30 min,静置 24 h,滤过,沉淀用水洗至中性,得黄芩粗提物。其余白芍等 3 味加水煎煮 2 次,第一次 1 h,第二次 0.5 h,合并煎液,滤过,滤液与桂枝、柴胡水提液合并,浓缩至相对密度为 1.07～1.10(50℃),加乙醇使含醇量达 60%,冷藏 24 h,滤过,减压回收乙醇,并浓缩至相对密度 1.25(60℃)的清膏。与葛根提取浓缩液合并,加入黄芩粗提物,混匀,加入 3 倍量蔗糖,倍他环糊精包合物及糊精适量,制粒,60℃干燥,喷入甜橙香精 1.1 g,混匀,制成 800 g 或 60℃干燥,制成 1 000 g,即得。

【剂型规格】颗粒剂:每袋装 4～5 g。

【用法用量】开水冲服。周岁以内,一次 0.5 袋;1～3 岁,一次 1 袋;4～6 岁,一次 1.5袋;7～14 岁,一次 2 袋;一日 4 次,3 日为一个疗程。

【功能与主治】发汗解表,清里退热。用于小儿外感发热,症见发热,头身痛,流涕,口渴,咽红,溲黄,便干。

【方解】方中柴胡解肌退热,桂枝解肌发表、温通经络,共为君药。葛根、浮萍解肌退热,共为臣药。白芍敛阴和营,防柴胡、桂枝发汗太过;黄芩清泄表里之热;蝉蜕疏散风热,透表利咽,共为佐药。诸药合用,共奏发汗解表,清里退热之功。

【临床应用】

(1) 本品适用于小儿外感发热。临床应用以发热、头身痛、流涕、咽痛、口渴为辨证要点。

(2) 用于急性上呼吸道感染、手足口病、疱疹性咽峡炎等见上述证候者。

【注意事项】

(1) 风寒表证不宜服用。

(2) 小儿脾胃虚寒、大便稀溏者慎用。

(3) 高热不退者,应及时到医院就诊。

【药理作用】主要有解热、抗炎、抗病原微生物和抗惊厥等作用。

小儿豉翘清热颗粒
(《中国药典》2020 年版第一部)

【药物组成】连翘 444 g,淡豆豉、青蒿、厚朴、黄芩、半夏各 333 g,薄荷、荆芥、赤芍、柴胡 222 g,炒栀子、大黄、甘草 189 g,槟榔 167 g。

【制备方法】以上 14 味,连翘、薄荷、荆芥、柴胡提取挥发油,挥发油用倍他环糊精包结,蒸馏后的水溶液备用。其余淡豆豉等 10 味与上述药渣加水煎煮 2 次,第一次 1.5 h,第二次 1 h,合并煎液,滤过,滤液与上述水溶液合并,浓缩至相对密度为 1.05~1.10(55℃)的清膏,加乙醇使含醇量达 65%,搅拌,静置过夜,滤过,滤液回收乙醇,浓缩至相对密度为 1.30~1.35(55℃)的稠膏(含蔗糖)或浓缩至 1.10~1.20(55℃)的清膏(无蔗糖)。取稠膏加入蔗糖、糊精、甜菊素适量,真空干燥,粉碎后与挥发油包结物混匀,制成颗粒,60℃以下真空干燥得颗粒 1 000 g(含蔗糖);或取清膏加入甜菊素和枸橼酸适量混匀,加糊精适量和挥发油包结物,制粒,加入香精适量混匀,制成 1 000 g(无蔗糖),即得。

【剂型规格】颗粒剂:① 每袋装 2 g。② 每袋装 4 g。③ 每袋装 2 g(无蔗糖)。④ 每袋装 4 g(无蔗糖)。

【用法用量】开水冲服。6 个月至 1 岁,一次 1~2 g;1~3 岁,一次 2~3 g;4~6 岁,一次 3~4 g;7~9 岁,一次 4~5 g;10 岁以上,一次 6 g;一日 3 次。

【功能与主治】疏风解表,清热导滞。用于小儿风热感冒夹滞证,症见发热咳嗽,鼻塞流涕、咽红肿痛,纳呆口渴,脘腹胀满,便秘或大便酸臭,溲黄。

【方解】方中淡豆豉透表除邪、宣泄郁热,连翘清心泻火、解毒透热,共为君药。薄荷疏散风热、清利头目、解毒利咽,荆芥辛温解表、宣毒透疹,栀子清热泻火、通利小便,大黄泻火通便、荡涤肠胃积滞,四药相合,助君药疏风解表,又清热导滞,共为臣药。厚朴下气宽肠、消胀除满,槟榔降气行滞,黄芩清热燥湿,柴胡轻宣疏达、解肌退热,半夏燥湿化痰、和胃降逆,青蒿芳香清透、泄热化湿、疏达肝胆,赤芍清热凉血、散瘀止痛,共为佐药。甘草调和诸药,为使药。诸药合用,共奏疏风解表、清热导滞之功。

【类方比较】本方与小儿柴桂退热颗粒均含有柴胡、黄芩,具有解肌退热之功,用于小儿风热感冒证。本方中重用连翘、淡豆豉配伍青蒿、半夏、薄荷、荆芥、赤芍、甘草疏风解表、清热解毒;配伍大黄、厚朴、栀子、槟榔泻下导滞,前后分消,适用于小儿风热感冒夹滞证。小儿柴桂退热颗粒则配以葛根解肌退热,桂枝、浮萍、白芍、蝉蜕以清退里热、疏表利咽、敛阴和营,适用于小儿外感发热证。

【临床应用】

(1) 本品适用于小儿外感发热风热感冒夹滞证。临床应用以发热、咳嗽、鼻塞流涕、咽喉肿痛、腹胀、便秘为辨证要点。

（2）用于急性上呼吸道感染、急性扁桃体炎、急性咽炎、疱疹性咽峡炎等见上述证候者。

【注意事项】

（1）风寒表证不宜服用。

（2）小儿脾胃虚寒、大便稀溏者慎用。

（3）高热不退者，应及时到医院就诊。

【药理作用】　主要有解热、抗炎等作用。

小儿咽扁颗粒
（《中国药典》2020 年版第一部）

【药物组成】　金银花 109.4 g，射干 62.5 g，金果榄、桔梗、玄参、麦冬各 78.1 g，人工牛黄 0.31 g，冰片 0.16 g。

【制备方法】　以上 8 味，除人工牛黄、冰片外，其余金银花等六味加水煎煮 2 次，第一次 2.5 h，第二次 1.5 h，滤过，滤液合并，减压浓缩至相对密度为 1.32～1.35（50℃），加入蔗糖 700～800 g，适量糊精及人工牛黄，混匀，制成颗粒，干燥，加入冰片，混匀，制成 1 000 g；或加入甜菊素约 9 g，适量糊精及人工牛黄，混匀，制成颗粒，干燥，加入冰片，混匀，制成 500 g，即得。

【剂型规格】　颗粒剂：每袋装① 8 g。② 4 g（无蔗糖）。

【用法用量】　开水冲服。1～2 岁，一次 4 g 或 2 g（无蔗糖），一日 2 次；3～5 岁，一次 4 g 或 2 g（无蔗糖），一日 3 次；6～14 岁，一次 8 g 或 4 g（无蔗糖），一日 2～3 次。

【功能与主治】　清热利咽，解毒止痛。用于小儿肺卫热盛所致的喉痹、乳蛾，症见咽喉肿痛、咳嗽痰盛、口舌糜烂。

【方解】　方中金银花清热解毒、疏散风热，射干祛痰解毒利咽，两药合用清宣肺卫，解毒利咽，共为君药。金果榄解毒退热、清咽止痛，桔梗宣肺化痰、利咽止痛，玄参、麦冬养阴生津润燥、利咽散结止痛，共为臣药。牛黄清热解毒、化痰开窍，冰片清热开窍、消肿止痛，共为佐药。诸药合用，共奏清热利咽、解毒止痛之功。

【临床应用】

（1）本品适用于小儿肺卫热盛证。临床应用以咽喉肿痛、咽喉干燥、咳嗽痰盛、口舌糜烂为辨证要点。

（2）用于急性咽炎、急性扁桃体炎等见上述证候者。

【注意事项】

（1）虚火乳蛾、喉痹者慎用。

（2）症状加剧、高热不退、呼吸困难时，应及时到医院诊治。

【药理作用】　主要有增强免疫功能、降低血清炎性因子、抗惊厥、改善脑损伤等作用。

香 苏 正 胃 丸
（《中国药典》2020 年版第一部）

【药物组成】　广藿香、香薷、姜厚朴各 80 g，紫苏叶 160 g，陈皮、炒白扁豆 40 g，麸炒枳壳、砂仁、炒山楂、六神曲(炒)、炒麦芽、茯苓各 20 g,甘草 11 g,滑石 66 g,朱砂 3.3 g。

【制备方法】以上 15 味,朱砂水飞成极细粉;其余广藿香等 14 味粉碎成细粉,与上述粉末配研,过筛,混匀。每 100 g 粉末加炼蜜 120～150 g 制成大蜜丸,即得。

【剂型规格】丸剂:每丸重 3 g。

【用法用量】口服。一次 1 丸,一日 1～2 次;周岁以内小儿酌减。

【功能与主治】解表化湿,和中消食。用于小儿暑湿感冒,症见头痛发热、停食停乳、腹痛胀满、呕吐泄泻、小便不利。

【方解】方中广藿香、紫苏叶、香薷辛温解表,祛暑化湿,行气止痛,共为君药。厚朴、枳壳下气除满、燥湿理气;陈皮、砂仁醒脾和胃、行气消胀,共为臣药。白扁豆、茯苓健脾利湿;山楂、六神曲、麦芽消食化积,共为佐使。诸药合用,共奏解表化湿,和中消食之功。

【临床应用】

(1) 本品适用于小儿暑湿感冒。临床应用以头痛发热、腹痛胀满、呕吐泄泻为辨证要点。

(2) 用于胃肠型感冒、急性胃肠炎、消化不良等见上述证候者。

【注意事项】

(1) 风热感冒者慎用。

(2) 本品含有朱砂,不宜过量、久用。

第二节　消食化滞类

本类中成药具有消食化滞的功能,主要用于治疗儿童消化不良等。

儿童消化不良多见于小儿急慢性胃炎、小儿急慢性肠炎、小儿疳积等。临床多见脘腹胀满,恶心呕吐,身体瘦弱,饮食不佳,停食停乳,大便干结等表现。

本类中成药终属攻伐之品,不宜长期使用,以免损伤正气。服药期间,忌食生冷,辛辣及油腻食物。

代表性中成药:小儿化食丸(口服液)、化积口服液、肥儿丸等。

小儿化食丸(口服液)
(《中国药典》2020 年版第一部)

【药物组成】六神曲(炒焦)、焦山楂、焦麦芽、焦槟榔、大黄各 100 g,醋莪术、三棱(制)各 50 g,牵牛子(炒焦)200 g。

【制备方法】以上 8 味,粉碎成细粉,过筛,混匀。每 100 g 粉末加炼蜜 90～110 g 制成大蜜丸,即得。

【剂型规格】丸剂:每丸重 1.5 g。口服液:每支装 10 ml。

【用法用量】丸剂:口服。周岁以内,一次 1 丸;周岁以上,一次 2 丸,一日 2 次。口服液:口服。3 岁以上,一次 10 ml,一日 2 次。

【功能与主治】消食化滞,泻火通便。用于小儿食滞化热证,症见厌食、烦躁、恶心呕吐、口渴、脘腹胀满、大便干燥。

【方解】方中焦山楂消一切食积,尤善消肉食油腻之积,为君药。六神曲消食化滞、健脾和胃,麦芽消食和中、善消米面之积,槟榔行气导滞、通利二便,为臣药。莪术、三棱行气活血消积,牵牛子、大黄泻热通便、攻积导滞,共为佐药。诸药合用,共奏消食化滞、泻火通便之功。

【临床应用】

(1) 本品适用于小儿宿食内停,郁滞化热证。临床应用以厌食,脘腹胀满,呕恶烦渴,大便干燥为辨证要点。

(2) 用于小儿急慢性胃炎、急慢性肠炎、疳积等见上述证候者。

【注意事项】

(1) 脾虚食积者慎用。

(2) 中病即止,不宜久用。

【药理作用】主要有促进肠道蠕动和提高胃蛋白酶活性等作用。

化 积 口 服 液
(《中国药典》2020 年版第一部)

【药物组成】茯苓(去皮)58.5 g,海螵蛸 28.8 g,炒鸡内金、醋三棱、醋莪术、槟榔、雷丸、鹤虱、使君子仁各 14.9 g,红花 8.4 g。

【制备方法】以上 10 味,雷丸、炒鸡内金粉碎成粗粉,加水温浸 2 h,滤过,滤液备用。药渣与其余茯苓(去皮)等加水适量,蒸馏 2 次,合并蒸馏液,备用,药渣中的水煎液滤过,滤液合并,浓缩至 1∶1,加乙醇调至含醇量为 65%,冷藏过夜,滤过,回收乙醇,加水适量稀释至 1∶1,冷藏过夜,滤过。另取蔗糖 340 g 制成单糖浆,加入上述滤液及羟苯乙酯 0.5 g,混匀,煮沸,放冷至 60℃,加入上述温浸液、蒸馏液,加橘子香精 1 ml,加水调至 1 000 ml,混匀,分装,即得。

【剂型规格】口服液:每支 10 ml。

【用法与用量】口服。周岁以内,一次 5 ml,一日 2 次;2～5 岁,一次 10 ml,一日 2 次;5 岁以上,一次 10 ml,一日 3 次;或遵医嘱。

【功能与主治】健脾导滞,化积除疳。用于脾胃虚弱所致的疳积,症见面黄肌瘦、腹胀腹痛、厌食或食欲不振、大便失调。

【方解】方中茯苓、鸡内金健脾消食,为君药。海螵蛸消食止痛,为臣药。三棱、莪术、红花破血行血,消积止痛,槟榔行气消痞除满,雷丸、鹤虱、使君子仁杀虫除积,共为佐药。诸药合用,共奏健脾导滞,化积除疳之功。

【类方比较】本方与小儿化食丸均含有三棱、莪术、槟榔,具有消食化积,行气导滞之功,用于小儿食积证。但本方配以茯苓、鸡内金健脾消食,海螵蛸、雷丸、鹤虱、使君子消积除痞、杀虫化积,适用于脾胃虚弱之疳积证。小儿化食丸配以焦神曲、焦山楂、焦麦芽消食化积,配伍大黄、牵牛子泻火通便,攻积导滞,适用于小儿食滞化热证。

【临床应用】

(1) 本品适用于脾胃虚弱的疳积。临床应用以面黄肌瘦、腹胀、厌食、大便失调为辨证要点。

(2) 用于小儿寄生虫病、小儿消化不良见上述证候者。

【注意事项】感冒期间不宜服用。

肥 儿 丸
（《中国药典》2020 年版第一部）

【药物组成】煨肉豆蔻、炒麦芽、槟榔各 50 g，木香 20 g，六神曲（炒）、胡黄连、使君子仁各 100 g。

【制备方法】以上 7 味，粉碎成细粉，过筛，混匀。每 100 g 粉末加炼蜜 100～130 g 制成大蜜丸，即得。

【剂型规格】丸剂：每丸重 3 g。

【用法用量】口服。一次 1～2 丸，一日 1～2 次，3 岁以内小儿酌减。

【功能与主治】健胃消食，驱虫。用于小儿消化不良、虫积腹痛，症见面黄肌瘦，食少腹胀，泄泻。

【方解】方中神曲、麦芽消食化滞，健脾和胃，共为君药。使君子、槟榔杀虫散结、消积导滞，共为臣药。木香、肉豆蔻理气止痛，温中止泻；胡黄连清泻疳热、虫积，共为佐药。诸药合用，共奏健胃消食、驱虫之功。

【临床应用】

（1）本品适用于小儿消化不良、虫积腹痛。临床应用以面黄肌瘦、食少腹胀、泄泻为辨证要点。

（2）用于小儿肠道寄生虫病、疳积等见上述证候者。

【注意事项】

（1）脾虚气弱者慎用。

（2）本品连续服用时间不宜超过 3 日。

第三节　止咳平喘类

本类中成药具有止咳平喘的功能，主要用于治疗小儿咳喘证。

小儿咳喘证多见于小儿感冒、上呼吸道感染、支气管炎、肺气肿、哮喘性支气管炎、支气管哮喘等。临床多见咳嗽气急、甚或喘息，不得平卧，无痰或有白痰、黄痰，若有外感者还兼有恶寒、发热等表现。

由于小儿发育尚未完全，肺脏娇嫩，腠理疏松，易受外邪侵袭，使肺失宣降而咳嗽、气喘；小儿脾胃功能也较薄弱，易为乳食、生冷，或不当饮食所伤，酿湿生痰，壅塞气道，肺气上逆，发为咳喘；故小儿用药与成人又有所差异。服药期间，忌食生冷、辛辣及油腻食物。

代表性中成药：小儿清热止咳合剂（口服液）、贝羚胶囊等。

小儿清热止咳合剂（口服液）
（《中国药典》2020 年版第一部）

【药物组成】麻黄、甘草、北豆根各 90 g，炒苦杏仁 120 g，石膏 270 g，黄芩、板蓝根各

180 g。

【制备方法】以上 7 味,麻黄、石膏加水煎煮 30 min,再加入其余炒苦杏仁等 5 味,煎煮 2次,第一次 2 h,第二次 1 h,合并煎液,滤过,滤液减压浓缩至适量,静置,滤过,滤液加蜂蜜200 g、蔗糖 100 g 及苯甲酸钠 3 g,煮沸使溶解,加水使成 1 000 ml,搅匀,冷藏 24～48 h,滤过,灌封,灭菌,即得;或滤液加热煮沸后 100℃保温 30 min,放冷,灌封,即得。

【剂型规格】合剂:① 每瓶装 120 ml。② 每瓶装 100 ml。口服液:每支装 10 ml。

【用法与用量】口服。1～2 岁一次 3～5 ml,3～5 岁一次 5～10 ml,6～14 岁一次10～15 ml,一日 3 次。用时摇匀。

【功能与主治】清热宣肺,平喘,利咽。用于小儿外感风热所致的感冒,症见发热恶寒、咳嗽痰黄、气促喘息、口干音哑、咽喉肿痛。

【方解】方中石膏清泄肺胃,麻黄宣肺平喘,二药配合寒温相制,使表邪得解,里热得泄,共成辛凉宣泄之功,故同为君药。黄芩、板蓝根、北豆根清泄肺胃,利咽解毒消肿,为臣药。杏仁降气、止咳平喘,为佐药。甘草益气和中,兼能调和诸药,为佐使药。全方合用,共奏清热宣肺,平喘,利咽之功。

【临床应用】

(1) 本品适用于小儿外感风热咳喘证。临床应用以发热恶寒,咳喘痰黄,咽痛口干为辨证要点。

(2) 用于小儿感冒、上呼吸道感染、急性支气管炎、肺炎、支气管哮喘、急性扁桃体炎等见有上述证候者。

【注意事项】

(1) 风寒咳喘者不宜服用。

(2) 咳喘加重应及时到医院就诊。

【药理作用】主要有止咳、抗炎、解热、抑菌、祛痰、解痉等作用。

贝 羚 胶 囊
(《中国药典》2020 年版第一部)

【药物组成】川贝母 20 g,羚羊角、沉香、煅青礞石(飞)、硼砂(炒)各 10 g,猪去氧胆酸 100 g,人工麝香 4 g,人工天竺黄(飞)30 g。

【制备方法】以上 8 味,羚羊角锉成细粉;人工天竺黄和煅青礞石分别水飞成细粉;其余川贝母等五味分别粉碎成细粉。除煅青礞石细粉外,其余川贝母等 7 味的细粉与适量淀粉混匀,分次加入青礞石细粉中,配研均匀,制颗粒,过筛,再加适量硬脂酸镁,混匀,装入胶囊,制成 1 000 粒,即得。

【剂型规格】胶囊剂:每粒装 0.3 g。

【用法用量】口服。一次 0.6 g,一日 3 次;小儿一次 0.15～0.6 g,周岁以内酌减,一日2 次。

【功能与主治】清热化痰,止咳平喘。用于痰热阻肺,症见气喘咳嗽,痰黄黏稠,大便干燥。

【方解】方中羚羊角凉肝息风,川贝母润肺止咳、清热化痰,共为君药。人工天竺黄、硼砂清热化痰、清心定惊,青礞石下气坠痰、平肝镇惊,共为臣药。沉香降气平喘,麝香开窍通闭、活血散结,猪去氧胆酸抗炎镇咳,共为佐药。诸药相合,共奏清热化痰,止咳平喘之功。

【临床应用】

(1)本品适用于痰热阻肺的喘咳。临床应用以气喘咳嗽,痰黄黏稠,大便干燥为辨证要点。

(2)用于小儿肺炎、喘息性支气管炎及成人慢性支气管炎见上述证候者。

【注意事项】

(1)风寒咳喘、阴虚燥咳、肺虚喘咳者不宜用。

(2)肺炎喘嗽重症,出现心阳虚衰、脉微欲绝或内陷厥阴、壮热神昏者,当及时抢救。

(3)脾胃虚寒,大便溏薄者不宜使用。

【药理作用】主要有祛痰作用。

第四节　扶正补虚类

本类中成药具有益气养血,培补阴阳,扶正补虚的功能,主要用于治疗小儿虚证。

小儿虚证多因先天不足,后天失养所致,以脏腑亏损,气血阴阳不足为主要表现。小儿脏腑娇嫩,形气未充,易为各种致病因素所伤害,一旦致病,易于亏损。临床多见面色萎黄,发稀,坐立、行走、语言功能发育迟缓;或身体消瘦,神疲乏力,心烦少寐,动则多汗,盗汗,夜啼等表现。

本类药物还可以防治小儿虚汗,小儿遗尿,小儿贫血,夜惊,食欲不振,消化不良,发育迟缓,小儿多动症等。服药期间,忌食生冷,辛辣及油腻食物。

代表性中成药:龙牡壮骨颗粒、健脾生血颗粒(片)等。

龙牡壮骨颗粒
（《中国药典》2020 年版一部）

【药物组成】龙骨、煅牡蛎、醋龟甲、甘草各 13.5 g,党参、炒白术、茯苓、山麦冬各 45 g,黄芪、大枣、炒鸡内金各 22.5 g,山药 54 g,醋南五味子 27 g,乳酸钙 66.66 g,维生素 D_2 12 mg,葡萄糖酸钙 20.24 g。

【制备方法】以上 16 味,炒鸡内金粉碎成细粉,党参、黄芪、山麦冬、炒白术、山药、醋南五味子、茯苓、大枣、甘草加水煎煮 3 次,每次 2 h,煎液滤过,滤液合并;醋龟甲、龙骨、煅牡蛎加水煎煮 4 次,每次 2 h,滤过,滤液与党参等提取液合并,浓缩至相对密度为 1.32～1.38(20℃)的稠膏。取炒鸡内金粉、维生素 D_2、乳酸钙、葡萄糖酸钙和上述稠膏,加入蔗糖粉、香精适量,混匀,制颗粒,干燥,制成 1 000 g;或加入适量的糊精、枸橼酸、阿司帕坦,混匀,制颗粒,干燥,放冷,加入橙油,混匀,制成 600 g,即得。

【剂型规格】颗粒剂:每袋装① 5 g。② 3 g(无蔗糖)。

【用法用量】开水冲服。2 岁以下一次 5 g 或 3 g(无蔗糖),2～7 岁一次 7.5 g 或 4.5 g(无蔗糖),7 岁以上一次 10 g 或 6 g(无蔗糖),一日 3 次。

【功能与主治】强筋壮骨,和胃健脾。用于治疗和预防小儿佝偻病、软骨病;对小儿多汗、夜惊、食欲不振、消化不良、发育迟缓也有治疗作用。

【方解】方中龙骨、牡蛎、龟甲填精益肾、强壮筋骨,为君药。黄芪、党参补益脾气,白术、山药、鸡内金、茯苓健脾和胃益精,共为臣药。麦冬、五味子养阴生津、收敛止汗,为佐药。大枣、甘草益气健脾,为使药。乳酸钙、葡萄糖酸钙、维生素 D 补钙,促进生长发育。诸药相合,共奏强筋壮骨,和胃健脾之功。

【临床应用】

(1) 本品适用于脾肾虚弱,气阴不足证。临床应用以体弱瘦小,食欲不振,发育迟缓为辨证要点。

(2) 用于小儿佝偻病、软骨病、钙缺乏症等见上述证候者。

【注意事项】

(1) 实热证者慎用。

(2) 患儿发热期间暂停服用。

(3) 佝偻病合并手足抽搐应配合其他治疗。

【药理作用】主要有抗佝偻病、抗骨质疏松等作用。

健脾生血颗粒(片)
(《中国药典》2020 年版第一部)

【药物组成】党参、茯苓、山麦冬各 45 g,炒白术、醋南五味子各 27 g,黄芪、炒鸡内金、大枣各 22.5 g,山药 54 g,甘草、醋龟甲、龙骨、煅牡蛎各 13.5 g,硫酸亚铁 20 g。

【制备方法】以上 14 味,除硫酸亚铁外,龙骨、煅牡蛎、醋龟甲、炒鸡内金加水煎煮 2 次,每次 4 h,煎液滤过,滤液合并,静置,取上清液,备用;其余黄芪等九味,加水煎煮 3 次,每次 2 h,煎液滤过,滤液合并,静置,取上清液与上述备用上清液合并,滤过,滤液浓缩至相对密度约为 1.30(55~65℃),加入蔗糖粉、硫酸亚铁、维生素 C 10.1 g 及枸橼酸 0.9 g,混匀,制颗粒,干燥,制成 1 000 g,即得。

【剂型规格】颗粒剂:每袋装 5 g。片剂:每片重 0.6 g。

【用法用量】颗粒剂:饭后用开水冲服。周岁以内一次 2.5 g(半袋),1~3 岁一次 5 g(1 袋),3~5 岁一次 7.5 g(1.5 袋),5~12 岁一次 10 g(2 袋),成人一次 15 g(3 袋),一日 3 次或遵医嘱。片剂:饭后口服。周岁以内一次 0.5 片,1~3 岁一次 1 片,3~5 岁一次 1.5 片,5~12 岁一次 2 片,成人一次 3 片,一日 3 次;或遵医嘱,4 周为一个疗程。

【功能与主治】健脾和胃,养血安神。用于小儿脾胃虚弱及心脾两虚型缺铁性贫血;成人气血两虚型缺铁性贫血。症见面色萎黄或㿠白,食少纳呆,腹胀脘闷,大便不调,烦躁多汗,倦怠乏力,舌胖色淡,苔薄白,脉细弱。

【方解】方中党参、黄芪益气健脾,气旺血生,共为君药。山药、白术、茯苓补益脾气,麦冬、龟甲、五味子滋阴养血,共为臣药。鸡内金消食助运,龙骨、牡蛎镇惊定悸、收敛止汗,共为佐药。大枣、甘草益气补中,调和诸药,为使药。另加硫酸亚铁补充铁质,有助生血。诸药相合,共奏健脾和胃,养血安神之功。

【临床应用】

(1) 本品适用于脾胃虚弱、心脾两虚证。临床应用以贫血,头晕乏力,面色萎黄或㿠白,食少纳呆为辨证要点。

（2）用于缺铁性贫血、小儿铅中毒贫血、放化疗贫血见上述证候者。

【注意事项】

（1）忌茶、勿与含鞣酸类药物合用。服药期间，部分患儿可出现牙齿颜色变黑，停药后可逐渐消失。少数患儿服药后，可见短暂性食欲下降，恶心，呕吐，轻度腹泻，多可自行缓解。

（2）本品含有硫酸亚铁，对胃有刺激性。

（3）改善饮食，加强营养，合理添加蛋黄、瘦肉、肝、肾、豆类、绿色蔬菜及水果。

（4）本品用于小儿缺铁性贫血应结合病因治疗。

【不良反应】有报道服用本品致腹泻的个案。

【药理作用】主要有抗缺铁性贫血、抗氧化等作用。

第五节 镇惊息风类

本类中成药具有镇惊息风的功能，主要用于治疗小儿惊风病证。

小儿惊风常见于小儿出现高热惊厥的急性传染性疾病或多种重病的晚期。临床多见突然发作的全身或手足局部抽搐，可伴神志不清等表现。惊风有急惊风和慢惊风之分，急惊风大多出现在儿童发高热期间，多因热甚或痰热食滞引起；慢惊风病势较缓，多因呕吐泄泻或多种重病晚期，因久病伤阴耗液所致，慢惊风者应以治疗原发病为主。本类药品所含朱砂、雄黄有毒，不可多服久服，或应遵医嘱服用。服药期间，忌食生冷，辛辣及油腻食物。

代表性中成药：牛黄抱龙丸，小儿惊风散等。

牛 黄 抱 龙 丸

（《中国药典》2020 年版第一部）

【药物组成】牛黄 8 g，雄黄、琥珀各 50 g，胆南星 200 g，天竺黄 70 g，茯苓 100 g，人工麝香 4 g，朱砂、全蝎各 30 g，炒僵蚕 60 g。

【制备方法】以上 10 味，除牛黄、人工麝香外，朱砂、雄黄分别水飞成极细粉；其余胆南星等六味粉碎成细粉；将人工麝香、牛黄研细，与上述粉末配研，过筛，混匀。每 100 g 粉末加炼蜜 90～100 g 制成大蜜丸，即得。

【剂型规格】丸剂：每丸重 1.5 g。

【用法用量】口服。一次 1 丸，一日 1～2 次；周岁以内小儿酌减。

【功能与主治】清热镇惊，祛风化痰。用于小儿风痰壅盛所致的惊风，症见高热神昏、惊风抽搐。

【方解】方中人工牛黄清热解毒、豁痰开窍、息风止痉，为君药。胆南星、天竹黄清热化痰、清心凉肝，全蝎、僵蚕祛风通络、化痰止痉，共为臣药。琥珀、朱砂清热镇心安神，麝香开窍醒神，雄黄豁痰镇惊，茯苓健脾利湿、宁心安神，共为佐药。诸药相合，共奏清热镇惊，祛风化痰之功。

【临床应用】

（1）本品适用于风痰壅盛、热盛动风证。临床应用以高热神昏、抽搐、牙关紧闭为辨证要点。

（2）用于小儿高热惊厥，小儿癫痫、白血病等见有上述证候者。

【注意事项】

（1）慢脾风或阴虚火旺所致虚风内动者慎用。

（2）本品含有朱砂、雄黄，不可过量、久用。

（3）小儿高热惊厥抽搐不止，应及时送医院抢救。

【不良反应】有报道本品服用后出现腹泻的不良反应。

小 儿 惊 风 散
（《中国药典》2020 年版第一部）

【药物组成】全蝎 130 g，炒僵蚕 224 g，朱砂、甘草各 60 g，雄黄 40 g。

【制备方法】以上 5 味，雄黄、朱砂分别水飞成极细粉；其余全蝎等 3 味粉碎成细粉，与上述粉末配研，过筛，混匀，即得。

【剂型规格】散剂：每袋装 1.5 g。

【用法与用量】口服。周岁小儿一次 1.5 g，一日 2 次；周岁以内小儿酌减。

【功效与主治】镇惊息风。用于小儿惊风，抽搐神昏。

【组成分析】方中全蝎、僵蚕息风止痉，全蝎搜风通络，为君药。朱砂、雄黄燥湿杀虫，定惊安神，为臣药。甘草调和诸药，减轻矿物类、虫类药物的毒性，为使药。全方合用，共奏镇惊息风之功。

【临床应用】

（1）用于小儿惊风，神昏抽搐。临床应用以小儿惊厥，呕吐痰涎，苔薄白，脉弦滑或散乱为辨证要点。

（2）用于高热惊厥，或遗传性癫痫小发作等见有上述证候者。

【注意事项】

（1）高热及暑邪惊风者，可用西瓜汁、番茄汁送服；冬季可用萝卜汁送服。

（2）如患儿牙关紧闭，不能给药者，可先用乌梅擦牙；或用指甲掐人中、合谷二穴，以松牙关。

（3）幼小患儿抽搐不止时，可用鲜地龙捣烂为泥，加入蜂蜜或白糖，摊于纱布上，盖贴囟门，以缓解痉挛。

（4）方中全蝎、朱砂、雄黄有毒，必须按规定量服用。

【不良反应】有报道本品服用后出现腹泻的不良反应。

【附表：常用儿科中成药】

名 称	药 物 组 成	功 用	主 治	用 法 用 量	注 意 事 项
小儿热速清口服液	柴胡，黄芩，金银花，连翘，葛根，板蓝根，水牛角，大黄	清热解毒，泻火利咽	小儿感冒外感风热所致的高热、头痛、咽喉肿痛、鼻塞流涕、咳嗽、大便秘结	口服。1 岁以内一次 2.5～5 ml，1～3 岁一次 5～10 ml，3～7 岁一次 10～15 ml，7～12 岁一次 15～20 ml，一日 3～4 次	风寒感冒或脾虚、大便稀薄者慎用；使用本品 4 h 后热仍不退者，可酌情增加剂量。若高热持续不退者应去医院就诊

（续表）

名 称	药物组成	功 用	主 治	用法用量	注意事项
小儿金丹片	葛根,牛蒡子,薄荷脑,荆芥穗,西河柳,羌活,防风,大青叶,玄参,地黄,赤芍,冰片,橘红,川贝母,胆南星,清半夏,前胡,桔梗,朱砂,钩藤,天麻,水牛角,羚羊角,木通,枳壳,甘草	祛风化痰,清热解毒	外感风热,痰火内盛所致的感冒,症见发热、头痛、咳嗽、气喘、咽喉肿痛、呕吐,及高热惊风	口服。周岁以上一次0.6 g,周岁以下酌减,一日3次	本品含朱砂,不宜久用、过量服用;肺肾阴虚喉痹者慎用;脾虚肝旺慢脾风者慎用;脾胃虚弱者慎用;小儿高热惊厥抽搐不止,应及时送医院抢救
健儿清解液	金银花,连翘,菊花,苦杏仁,山楂,陈皮	清热解表,祛痰止咳	小儿外感风热兼夹食滞所致的发热、口腔糜烂、咽喉肿痛、食欲不振、脘腹胀满	口服。一次10～15 ml,婴儿一次4 ml,5岁以内一次8 ml,6岁以上酌加	脾胃虚寒、大便稀溏者慎用;6岁以上儿童可在医师指导下加量服用
儿康宁糖浆	黄芪,党参,白术,茯苓,薏苡仁,山药,麦冬,制何首乌,焦山楂,炒麦芽,桑枝,大枣	益气健脾,消食开胃	脾胃气虚所致的食欲不振、消化不良、面黄肌瘦、大便稀溏	口服。一次10 ml,一日3次,20～30日为一个疗程	食积化热,胃阴不足所致厌食者慎用;纠正不良的偏食习惯,少吃零食,定时进餐
健儿消食口服液	黄芪,麸炒白术,陈皮,炒莱菔子,炒山楂,黄芩,麦冬	健脾益胃,理气消食	小儿饮食不节损伤脾胃引起的纳呆食少,脘胀腹满,手足心热,自汗乏力,大便不调,以致厌食、恶食	口服。3岁以内一次5～10 ml,3岁以上一次10～20 ml,一日2次。用时摇匀	胃阴不足者慎用;服药期间应调节饮食,纠正不良饮食习惯
儿宝颗粒	太子参,北沙参,麦冬,炒白芍,茯苓,炒白扁豆,山药,炒山楂,炒麦芽,陈皮,煨葛根	健脾益气,生津开胃	脾气虚弱、胃阴不足所致的纳呆厌食、口干燥渴、大便久泻、面黄体弱、精神不振、盗汗	开水冲服。1～3岁一次5 g,4～6岁一次7.5 g,6岁以上一次10 g;一日2～3次	食积内热厌食者慎用;养成良好饮食习惯
保赤散	制天南星,朱砂,炒六神曲,巴豆霜	消食导滞,化痰镇惊	小儿冷积,停乳停食所致的大便秘结,腹部胀满,痰多	口服。小儿6个月至1岁一次0.09 g,2～4岁一次0.18 g	本品中含有巴豆、朱砂有毒,小儿不可过量服用或久服;服药时,不宜食热粥,饮热开水;肝肾功能不全者慎用
小儿咳喘灵颗粒	麻黄,石膏,苦杏仁,瓜蒌,板蓝根,金银花,甘草	宣肺,清热,止咳,祛痰	上呼吸道感染引起的咳嗽	开水冲服。2岁以内一次1 g,3～4岁一次1.5 g,5～7岁一次2 g,一日3～4次	对本品过敏者禁用,过敏体质者慎用

（续表）

名 称	药 物 组 成	功 用	主 治	用法用量	注 意 事 项
儿童清肺丸	麻黄，炒苦杏仁，石膏，甘草，蜜桑白皮，瓜蒌皮，黄芩，板蓝根，橘红，法半夏，炒紫苏子，葶苈子，浙贝母，紫苏叶，细辛，薄荷，蜜枇杷叶，白前，前胡，石菖蒲，天花粉，煅青礞石	清肺，解表，化痰，止嗽	小儿风寒外束、肺经痰热所致的面赤身热，咳嗽气促，痰多黏稠，咽痛声哑	口服。水蜜丸一次1袋；大蜜丸一次1丸，一日2次，3岁以下一次半袋或半丸	阴虚燥咳、体弱久嗽者慎用；急性支气管炎、支气管肺炎服药后发热、咳喘、痰涎壅盛不见好转，喘憋，面青唇紫者，应及时就医
小儿止咳糖浆	甘草流浸膏，桔梗流浸膏，氯化铵，橙皮酊	祛痰，镇咳	小儿感冒引起的咳嗽	口服。2~5岁一次5 ml，5岁以上一次5~10 ml，2岁以下酌减，一日3~4次	对咳嗽重症、气促喘息者应配合其他药物
复芪止汗颗粒	黄芪，党参，麻黄根，炒白术，煅牡蛎，蒸五味子	益气，固表，敛汗	气虚不固，多汗，倦怠，乏力	开水冲服。儿童5岁以下一次1袋，一日2次；5~12岁一次1袋，一日3次；成人一次2袋，一日2次	佝偻病、结核病、甲状腺功能亢进、更年期综合征等患者，服用本品同时应作病因治疗
七珍丸	炒僵蚕，全蝎，麝香，朱砂，雄黄，胆南星，天竺黄，巴豆霜，寒食曲	定惊豁痰，消积通便	小儿风痰蕴热所致的身热，昏睡，气粗，烦躁，痰涎壅盛，停乳停食，大便秘结	口服。小儿3~4个月，一次3丸，5~6个月，一次4~5丸，周岁一次6~7丸，一日1~2次；周岁以上及体实者酌加用量，或遵医嘱	本品含有毒中药朱砂、雄黄，中病即止，不可久用，肝肾功能不全者慎用；慢惊风慎用；体弱泄泻者慎用
琥珀抱龙丸	山药，朱砂，甘草，琥珀，天竺黄，檀香，枳壳，茯苓，胆南星，枳实，红参	清热化痰，镇静安神	饮食内伤所致的痰食型急惊风，症见发热抽搐、烦躁不安、痰喘气急、惊痫不安	口服。小蜜丸一次1.8 g(9丸)，大蜜丸一次1丸，一日2次；婴儿小蜜丸每次0.6 g(3丸)，大蜜丸每次1/3丸，化服	本品含有毒中药朱砂，不宜过量、久用；脾胃虚弱、阴虚火旺者慎用；慢脾风慎用；外伤瘀血痫疾不宜单用；寒痰停饮咳嗽慎用；小儿高热惊厥抽搐不止，应及时就医

第十二章
骨科用中成药

　　本类成药具有活血疗伤,消肿止痛的功能,主治扭挫伤痛。

　　扭挫伤痛常见于因跌扑摔伤、闪腰岔气、击打外伤、金刃刀伤等造成的软组织急、慢性劳损,临床多见局部肿胀、青紫、疼痛,关节运动障碍,不能弯曲、伸展、转侧等功能障碍,甚则皮肉破损出血、不能活动等表现。

　　本类药物功能活血散瘀,消肿止痛,若内服、外用综合治疗则效果更佳。本类药物多具有开破之性,故身体虚弱者、孕妇、月经过多者慎用;服药期间忌服生冷、辛辣之品。

　　代表性中成药:活血止痛散(胶囊)、七厘散、克伤痛搽剂等。

活血止痛散(胶囊)
(《中国药典》2020 年版第一部)

　　【药物组成】当归 400 g,三七、乳香(制)各 80 g,冰片 20 g,䗪虫 200 g,煅自然铜 120 g。

　　【制备方法】以上 6 味,除冰片外,其余当归等 5 味粉碎成细粉;将冰片研细,与上述粉末配研,过筛,混匀,即得。

　　【剂型规格】散剂:每袋装 3 g。胶囊剂:① 每粒装 0.5 g。② 每粒装 0.37 g。③ 每粒装 0.25 g。

　　【用法用量】散剂:用温黄酒或温开水送服。一次 1.5 g,一日 2 次。胶囊剂:用温黄酒或温开水送服。一次 3 粒〔规格①〕或一次 4 粒〔规格②〕,一日 2 次;一次 6 粒〔规格③〕,一日 2 次,或一次 4 粒〔规格③〕,一日 3 次。

　　【功能与主治】活血散瘀,消肿止痛。用于跌打损伤,瘀血肿痛。

　　【方解】方中重用䗪虫破血逐瘀、疗伤止痛;当归养血活血,化瘀生新,两药相合,活血化瘀,消肿止痛,共为君药。乳香、三七活血化瘀,止痛,为臣药。自然铜行血化滞,散瘀止痛;冰片消肿止痛,均为佐药。诸药合用,共奏活血散瘀,消肿止痛之功。

　　【临床应用】

　　(1) 本品用于跌打损伤,扭挫伤痛。临床应用以瘀滞肿痛,皮青肉肿为辨证要点。

　　(2) 用于急性软组织损伤,韧带损伤、关节损伤等见有上述证候者。

　　【注意事项】

　　(1) 孕妇忌用,体虚者慎服。

　　(2) 慢性胃病患者慎用或忌用。

　　【不良反应】有报道过量服用本品诱发溃疡出血、严重胃肠道反应;极个别患者出现血清氨基转移酶一过性升高。

【药理作用】主要有镇痛、抗炎、改善局部血流量等作用。

七 厘 散
(《中国药典》2020 年版第一部)

【药物组成】血竭 500 g,乳香(制)、没药(制)、红花各 75 g,儿茶 120 g,冰片 6 g,人工麝香 6 g,朱砂 60 g。

【制备方法】以上 7 味,共研极细末。

【剂型规格】散剂:① 每瓶装 1.5 g。② 每瓶装 3 g。

【用法用量】口服。一次 1~1.5 g,一日 1~3 次。外用,调敷患处。

【功能与主治】化瘀消肿,止痛止血。用于跌仆损伤,血瘀疼痛,外伤出血。

【方解】方中血竭活血止血、散瘀止痛、生肌敛疮,为君药。乳香、没药、红花活血止痛、祛瘀消肿,儿茶收敛止血,共为臣药。冰片、麝香祛瘀止痛,朱砂清热解毒、镇心安神,合为佐药。诸药合用,共奏化瘀消肿,止痛止血之功。

【类方比较】本方与活血止痛散均含有乳香、冰片,具有活血消肿止痛之功,用于治疗跌仆损伤证。本方中配伍血竭、没药、红花、儿茶活血散瘀,消肿止痛、止血,麝香增强通络止痛之功,朱砂镇心安神,适用于跌仆损伤、刀伤出血证。活血止痛散中重用当归、䗪虫破血逐瘀,养血消肿止痛,三七、自然铜活血化瘀、消肿止痛,故适用于跌仆损伤、扭挫伤痛证。

【临床应用】

(1) 本品用于跌仆损伤,刀伤出血。临床应用以伤处瘀血肿痛,或外伤出血等为辨证要点。

(2) 用于软组织损伤、扭伤,外伤出血,脱臼、骨折、切割伤等,或带状疱疹、褥疮、输液后静脉炎、血栓性外痔、粘连性腹痛等见上述证候者。

【注意事项】

(1) 本品含有麝香、冰片,芳香走窜,孕妇忌用。

(2) 方中含有乳香、没药,饭后服用可减轻胃肠反应。

(3) 皮肤过敏者禁用。

【药理作用】主要有抗炎、镇痛、改善血液流变性、促进创面修复、促进骨折愈合等作用。

克 伤 痛 搽 剂
(《中国药典》2020 年版第一部)

【药物组成】当归、川芎、红花各 30 g,丁香 5 g,生姜 10 g,樟脑 2 g,松节油 4 ml。

【制备方法】以上 7 味,生姜切片,用 70% 乙醇浸渍 48 h,滤过,滤液备用;红花、当归、川芎、丁香粉碎成粗粉,加入上述药渣,照流浸膏剂与浸膏剂项下的渗漉法(通则 0189),用 70% 乙醇作溶剂,浸渍 48 h 后缓缓渗漉,收集渗漉液,浓缩至适量,滤过,与上述滤液合并。樟脑、松节油分别用乙醇溶解,加入上述滤液中,加 70% 乙醇至 1 000 ml,混匀,密封,静置,滤过,即得。

【剂型规格】搽剂:① 每瓶装 30 ml。② 每瓶装 40 ml。③ 每瓶装 100 ml。

【用法用量】外用适量,涂擦患处并按摩至局部发热,一日 2~3 次。

【功能与主治】活血化瘀,消肿止痛。用于急性软组织扭挫伤,症见皮肤青紫瘀斑、血肿疼痛。

【方解】方中红花化瘀消肿,为君药。川芎、当归活血止痛,为臣药。丁香、生姜、樟脑、松节油辛散活血,为佐使药。诸药合用,共奏活血化瘀,消肿止痛之功。

【临床应用】

(1)本品用于治疗外伤扭挫。以局部疼痛,肿胀,活动受限为辨证要点。

(2)用于治疗急性闭合性软组织损伤而见上述证候者。

【注意事项】

(1)本品为外用药,忌内服。

(2)本品不宜长期或大面积使用,用药后皮肤过敏者应停止使用。

(3)对酒精过敏者禁用。

【药理作用】主要有抗炎及改善微循环等作用。

第二节　接骨续筋类

本类成药具有接骨续筋,消肿止痛等功能,主治跌打损伤,筋伤骨折。

筋伤骨折多见于因遭受外力撞击而引起的筋骨损伤,如骨裂、脱臼、骨折等,临床多见局部肿胀、青紫、疼痛,或破损出血,或移位畸形,不能弯曲、伸展、转侧的功能障碍等表现。本类药物多具有开破之性,故身体虚弱者、孕妇、月经过多者应慎用;服药期间忌服生冷、辛辣之品。

代表性中成药:伤科接骨片等。

伤科接骨片
(《中国药典》2020年版第一部)

【药物组成】红花12 g,䗪虫、炙海星、炙鸡骨各40 g,朱砂10 g,马钱子粉、煅自然铜20 g,炙没药、炙乳香、甜瓜子各4 g,三七80 g,冰片2 g。

【制备方法】以上12味,朱砂水飞成极细粉,冰片研成细粉;其余红花等10味粉碎成细粉,与朱砂极细粉混匀,加淀粉糊适量,制成颗粒,干燥,加入冰片细粉及适量硬脂酸镁,混匀,压制成1 000片,包糖衣或薄膜衣,即得。

【剂型规格】片剂:① 薄膜衣片,每片重0.33 g。② 糖衣片(片心重0.33 g)。

【用法用量】口服。成人一次4片,10～14岁儿童一次3片,一日3次。温开水或者温黄酒送服。

【功能与主治】活血化瘀,消肿止痛,舒筋壮骨。用于跌打损伤,闪腰岔气,筋伤骨折,瘀血肿痛。

【方解】方中红花活血祛瘀止痛,为君药。䗪虫破血逐瘀通络,朱砂消肿止痛,共为臣药。马钱子散结止痛;甜瓜子、鸡骨、自然铜、海星散结消瘀、接筋续骨,乳香、没药、三七散瘀消肿定痛,共为佐药。冰片消肿止痛,为佐使药。诸药合用,共奏活血化瘀,消肿止痛,舒筋壮骨之功。

【临床应用】

(1)本品用于治疗跌打损伤、筋伤骨折、闪腰岔气等。临床应用以肢体肿胀疼痛,局部皮肤青紫,活动受限;或骨折或筋伤错位,肿胀疼痛,活动不利为辨证要点。

(2)用于急性软组织损伤、骨折、急性腰扭伤等而见上述证候者。

【注意事项】

（1）本品不可随意增加服量，增加时，须遵医嘱。

（2）本方中马钱子为有毒中药，使用时需加以注意。

（3）孕妇忌服。

（4）10 岁以下儿童禁服。

【不良反应】有报道本品引起药疹的不良反应。

【药理作用】主要有抗炎、镇痛、促进骨折愈合、改善血液流变性等作用。

第三节 通络止痛类

本类成药具有通络止痛的功能，主治颈肩腰腿痛诸证。

颈肩腰腿痛包括颈肩痛或腰腿痛两类病证。颈肩痛常见于中、老年人的肩关节周围炎、颈椎病等，临床多见颈部及双侧或单侧肩部疼痛等表现。腰腿痛是指以腰部或下肢疼痛为主要症状的一类病证，多见于腰肌劳损、腰椎增生症、腰椎间盘突出症、坐骨神经痛、增生性骨关节炎、退行性关节炎、肥大性关节炎、骨性关节病、风湿性关节炎、类风湿关节炎等。本类药物多具有开破之性，故身体虚弱者、孕妇、月经过多者应慎用；服药期间忌生冷、辛辣之品。

代表性中成药：颈复康颗粒、抗骨增生丸（胶囊）、代温灸膏等。

颈复康颗粒

（《中国药典》2020 年版第一部）

【药物组成】羌活，川芎，葛根，秦艽，威灵仙，麸炒苍术，丹参，白芍，地龙（酒炙），红花，乳香（制），黄芪，党参，地黄，石决明，煅花蕊石，关黄柏，炒王不留行，燀桃仁，没药（制），蛰虫（酒炙）。

【制备方法】以上 21 味，川芎、麸炒苍术、羌活、乳香（制）、没药（制）提取挥发油，挥发油用倍他环糊精包结，包结物干燥后备用；药渣及其余葛根等 16 味加水煎煮 2 次，每次 2 h，合并煎液，滤过，滤液减压浓缩，喷雾干燥。加入挥发油倍他环糊精包结物及适量乳糖、硬脂酸镁，混合均匀，制成颗粒，即得。

【剂型规格】颗粒剂：每袋装 5 g。

【用法用量】60℃以下温开水冲服。一次 1～2 袋，一日 2 次，饭后服用。

【功能与主治】活血通络，散风止痛。用于风湿瘀阻所致的颈椎病，症见头晕、颈项僵硬、肩背酸痛、手臂麻木。

【方解】方中川芎、桃仁、红花、乳香、没药、蛰虫活血化瘀，通络止痛，为君药。秦艽、威灵仙、羌活、苍术祛风除湿、通络止痛，丹参、花蕊石、王不留行活血化瘀通络，共为臣药。黄芪、党参益气补中，令气旺而血行；葛根、白芍、地黄养阴柔筋止痛；石决明滋阴潜阳；黄柏清热以制约风药燥烈之弊，共为佐药。诸药合用，共奏活血通络，散风止痛之功。

【临床应用】

（1）本品用于治颈椎病之风湿瘀阻证。临床应用以头晕、颈项僵硬、肩背酸痛、手臂麻木等辨证要点。

（2）用于颈椎病见上述证候者。

【注意事项】

（1）孕妇禁用，发热患者暂停使用。

（2）脾胃虚弱、年老体弱、高血压及糖尿病患者慎用。

【不良反应】有报道本品引起皮疹瘙痒、恶心、胃部不适的不良反应。

【药理作用】主要有抗炎、镇痛、改善血循环等作用。

抗骨增生丸（胶囊）

（《中国药典》2020年版第一部）

【药物组成】熟地210 g，酒肉苁蓉、狗脊（盐制）、淫羊藿、鸡血藤、骨碎补、牛膝各140 g，女贞子（盐制）、炒莱菔子70 g。

【制备方法】以上9味，取熟地140 g、狗脊（盐制）、淫羊藿70 g粉碎成细粉，剩余的熟地、淫羊藿与其余炒莱菔子等6味加水煎煮2次，合并煎液，滤过，滤液浓缩成稠膏状，与上述细粉混匀，干燥，粉碎成细粉，过筛，混匀。每100 g粉末用炼蜜20～30 g加适量的水泛丸，用甘草炭包衣，打光，干燥，制成水蜜丸；或加炼蜜55～65 g制成小蜜丸或大蜜丸，即得。

【剂型规格】大蜜丸：每丸重3 g。胶囊剂：每粒装0.35 g。

【用法用量】丸剂：口服。水蜜丸一次2.2 g，小蜜丸一次3 g，大蜜丸一次1丸，一日3次。胶囊剂：口服。一次5粒，一日3次。

【功能与主治】补腰肾，强筋骨，活血止痛。用于骨性关节炎肝肾不足、瘀血阻络证，症见关节肿胀、麻木、疼痛、活动受限。

【方解】方中熟地养血滋阴，补肾填精；肉苁蓉温肾阳、益肾精、壮筋骨；鸡血藤补益肝肾，活血舒筋，通利血脉，三者共为君药。狗脊、女贞子、淫羊藿、骨碎补补肝肾、强筋骨，共为臣药。牛膝补肝肾，强筋骨，逐瘀通络，引血下行，为佐药。莱菔子消食下气，使补而不滞，为使药。诸药合用，共奏补肝肾，强筋骨，活血止痛之功。

【临床应用】

（1）本品用于骨痹之肝肾不足、瘀血阻络证。临床应用以关节肿胀，麻木疼痛，活动不利等为辨证要点。

（2）用于骨质增生、骨性关节炎、强直性脊柱炎、脊柱骨关节病、颈椎综合征等见上述证候者。

【注意事项】

（1）风热湿邪所致骨痹、关节红肿热痛者不宜服用。

（2）孕妇慎用。

【药理作用】主要有抗炎、镇痛、改善血液流变性、促进骨折愈合等作用。

代 温 灸 膏

（《中国药典》2020年版第一部）

【药物组成】辣椒3 800 g，肉桂750 g，生姜2 000 g，肉桂油100 ml。

【制备方法】以上4味，生姜、肉桂、辣椒分别粉碎成粗粉，用乙醇浸渍3次，第一次24 h，第二次 72 h,第三次 48 h,浸渍液滤过,合并滤液,回收乙醇,浓缩成相对密度为 1.30～1.35(70℃)的稠膏;加入由橡胶、氧化锌、松香等制成的基质,再加入肉桂油,混匀,制成涂料,进行涂膏,切段,盖衬,切成小块,即得。

【剂型规格】膏剂:4 cm×4 cm/片。

【用法用量】外用。根据病症,按穴位贴 1 张。

【功能与主治】温通经脉,散寒镇痛。用于风寒阻络所致的痹病,症见腰背、四肢关节冷痛;寒伤脾胃所致的脘腹冷痛、泄泻。

【组成分析】方中辣椒温散寒邪,为君药。肉桂、肉桂油温阳散寒,温通血脉,为臣药。生姜发表散寒,为佐药。诸药合用,共奏温通经脉,散寒镇痛之功。

【临床应用】

(1) 本品用于治疗风寒阻络之痹病、虚寒腹泻。临床应用以腰背、四肢关节冷痛;或脘腹冷痛、泄泻为辨证要点。

(2) 用于慢性风湿性关节炎、慢性胃肠炎见有上述证候者。

【注意事项】

(1) 本品有活血之功,孕妇忌用。

(2) 风湿热痹、关节红肿热痛者不宜使用。

(3) 脾胃积热、脘腹灼热疼痛者不宜使用。

【药理作用】主要有抗炎、镇痛、扩张血管等作用。

第四节　补肾壮骨类

本类中成药具有补益肝肾、强筋壮骨的作用。用于肝肾不足所致的筋骨痿软证。临床多见骨弱无力、腰脊疼痛、足膝酸软、筋痿挛缩、屈伸不利等表现。常见于骨质疏松、骨质增生、骨折恢复期等病证。本类药物多具有开破之性,故身体虚弱者、孕妇、月经过多者应慎用;服药期间忌生冷、辛辣之品。

代表性中成药:骨疏康颗粒(胶囊)等。

骨疏康颗粒(胶囊)

(《中国药典》2020 年版第一部)

【药物组成】淫羊藿、黄芪各 500.4 g,熟地 662.4 g,骨碎补、丹参各 331.2 g,木耳、黄瓜子各 265.2 g。

【剂型规格】颗粒剂:每袋装 10 g。胶囊剂:每粒装 0.32 g。

【用法用量】颗粒剂:口服。一次 1 袋,一日 2 次,饭后开水冲服。胶囊剂:口服。一次 4 粒,一日 2 次,饭后服用。

【功能与主治】补肾益气,活血壮骨。主治肾虚气血不足所致的骨痹,症见腰脊酸痛、胫膝酸软、神疲乏力。

【方解】方中淫羊藿补肾阳、益精血、强筋骨、止痹痛,为君药。熟地滋阴补血、填精益髓,骨碎补补益肝肾、强筋壮骨、活血续伤，共为臣药。黄芪健脾益气、俾气旺血行，丹参活血化瘀、通络止痛，共为佐药。木耳益气强身、活血通络，黄瓜子舒筋接骨、活血止痛，共为使药。诸药合用，共奏补肾益气、活血壮骨之功。

【临床应用】

（1）本品用于治疗肾虚、气血亏虚之骨痹。临床应用以腰脊酸痛、胫膝酸软、神疲乏力为辨证要点。

（2）用于中老年骨质疏松症见上述证候者。

【注意事项】

（1）本品有活血之功，孕妇忌用。

（2）肝功能不全禁用。

【不良反应】有报道本品出现恶心、胃部不适的不良反应。

【药理作用】主要有抗骨质疏松，增强成骨细胞活性等作用。

【附表：常用骨伤科中成药】

名 称	药物组成	功 用	主 治	用法用量	注意事项
三七伤药片	三七,制草乌,雪上一枝蒿,冰片,骨碎补,红花,接骨木,赤芍	舒筋活血,散瘀止痛	跌打损伤,风湿瘀阻,关节痹痛;急慢性扭挫伤、神经痛	口服。一次3片,一日3次;或遵医嘱	孕妇忌用;有心血管疾病患者慎用;本品药性强烈,应按规定量服用
正骨水	九龙川,木香,海风藤,䗪虫,豆豉姜,大皂角,香加皮,莪术,买麻藤,过江龙,香樟,徐长卿,降香,两面针,碎骨木,羊耳菊,虎杖,五味藤,千斤拔,朱砂根,横经席,穿壁风,鹰不扑,草乌,薄荷脑,樟脑根,苦杏仁,桑枝,六神曲,芦根	活血祛瘀,舒筋活络,消肿止痛	跌打扭伤,骨折脱位以及体育运动前后消除疲劳	用药棉蘸药液轻搽患处;重症用药液湿透药棉敷患处1 h,每日2～3次	忌内服;不能搽入伤口;用药过程中如有瘙痒起疹,暂停使用
消痛贴膏	独一味,姜黄等	活血化瘀,消肿止痛	急慢性扭挫伤,跌打瘀痛,骨质增生,风湿及类风湿疼痛,落枕,肩周炎,腰肌劳损和陈旧性伤痛	外用。将小袋内润湿剂均匀涂于药芯袋表面,湿润后直接敷于患处或穴位。每贴敷24 h	开放性创伤禁用;孕妇慎用;本品可引起皮肤瘙痒。甚至出现红肿、水泡。若出现过敏反应,应立即停用,并在医师指导下处理
麝香镇痛膏	人工麝香,生川乌,水杨酸甲酯,颠茄流浸膏,辣椒,红茴香根,樟脑	散寒,活血,镇痛	风湿性关节痛、关节扭伤	贴患处	孕妇及皮肤破损处禁用;风湿热痹、关节红肿热痛者不宜使用。使用中如皮肤发痒或变红应立即停用

名　称	药 物 组 成	功　用	主　治	用 法 用 量	注 意 事 项
骨折挫伤胶囊	猪骨,炒黄瓜子,煅自然铜,红花,大黄,当归,醋乳香,醋没药,血竭,䗪虫	舒筋活络,消肿散瘀,接骨止痛	跌打损伤,扭腰岔气,筋伤骨折属于瘀血阻络者	用温黄酒或温开水送服。一次 4～6粒,一日 3 次;小儿酌减	孕妇禁服
仙灵骨葆胶囊	淫羊藿,续断,丹参,知母,补骨脂,地黄	滋补肝肾,活血通络,强筋壮骨	肝肾不足、瘀血阻络所致的骨质疏松症	口服。一次 3 粒,一日 2 次。4～6 为一个疗程;或遵医嘱	孕妇禁用;肝功能不全禁;过敏体质者慎用;感冒时不宜服用;本品可致恶心及氨基转移酶异常;服药期间忌生冷、油腻食物

第十三章
五官科用中成药

第一节 明目类

本类中成药具有明目的功能,主治眼科疾病。

眼科疾病有虚实之分;实证多见于结膜炎,眼前房积液,虹膜睫状体炎,巩膜炎等病,临床多见目赤肿痛,胁痛口苦,尿赤便秘等表现;虚证多见于干眼症,中心性视网膜炎,老年性白内障,视神经乳头炎,早期老年黄斑病变等病,临床多见羞明畏光,迎风流泪,视物昏花等表现。应用眼科类中成药的既要选择合适的内服药,也可配合适当的外用药物,还应重视眼部的护理。用药期间不宜食用辛辣肥甘、煎炒炙烤、烟酒等燥热之物。

代表性中成药:明目地黄丸(浓缩丸)、石斛夜光丸、四味珍层冰硼滴眼液等。

明目地黄丸(浓缩丸)
(《中国药典》2020年版第一部)

【药物组成】熟地160 g,酒山茱萸、山药、煅石决明各80 g,牡丹皮、茯苓、泽泻、枸杞子、菊花、当归、白芍、蒺藜各60 g。

【制备方法】以上12味,山药、茯苓、煅石决明及当归20 g粉碎成细粉,备用;熟地切片,加水煎煮3次,第一次3 h,第二次2 h,第三次1 h,合并煎液,滤过,滤液浓缩成稠膏,备用;取酒山茱萸、牡丹皮、白芍、菊花、剩余当归、蒺藜、枸杞子以70%乙醇为溶剂,泽泻以45%乙醇为溶剂,分别浸渍24 h后进行渗漉,收集渗漉液,合并,回收乙醇,浓缩成稠膏,与上述稠膏及山药等细粉混匀,制丸,干燥,打光,即得。

【剂型规格】浓缩丸:每8丸相当于原生药3 g。

【用法用量】口服。一次8~10丸,一日3次。

【功能与主治】滋肾、养肝、明目。用于肝肾阴虚,目涩畏光,视物模糊,迎风流泪。

【方解】方中重用熟地滋阴补肾,填精益髓,为君药。山茱萸、枸杞子、山药、当归、白芍补精养血,为臣药。蒺藜、石决明平肝祛翳,明目除昏;牡丹皮凉血散瘀,茯苓、泽泻利水渗湿,泻阴中伏火;菊花清肝益肾,疏风明目,共为佐药。诸药合用,共奏滋肾、养肝、明目之功。

【临床应用】

(1)本品适用于肝肾两虚,目暗不明证。临床应用以目涩畏光,视物模糊,迎风流泪为辨证要点。

(2)用于视网膜炎,老年性黄斑变性,溢泪症,干眼症,白内障等见上述证候者。

【注意事项】肝经风热、肝胆湿热、肝火上扰者慎用。

【药理作用】主要有抗氧化等作用。

石 斛 夜 光 丸

（《中国药典》2020 年版第一部）

【药物组成】石斛、甘草、肉苁蓉、五味子、防风、川芎、麸炒枳壳、黄连、盐蒺藜、青葙子各 30 g，山药、枸杞子、菟丝子、苦杏仁、牛膝、菊花、决明子各 45 g，地黄、熟地、麦冬、水牛角浓缩粉各 60 g，人参、茯苓、天冬各 120 g，山羊角 300 g。

【制备方法】以上 25 味，除水牛角浓缩粉外，山羊角锉研成细粉；其余石斛等 23 味粉碎成细粉；将水牛角浓缩粉与上述粉末配研，过筛，混匀。每 100 g 粉末用炼蜜 35～50 g 加适量的水制丸，干燥，制成水蜜丸；或加炼蜜 95～120 g 制成小蜜丸或大蜜丸，即得。

【剂型规格】大蜜丸：每丸重 5.5 g。

【用法用量】口服。一次 2 丸，一日 2 次。

【功能与主治】滋阴补肾，清肝明目。用于肝肾两亏，阴虚火旺，内障目暗，视物昏花。

【方解】方中以生地、熟地补肾益精；枸杞子养肝明目，共为君药。人参、茯苓、山药益脾补肾，滋气血以养目；天冬、麦冬、石斛滋水涵木；菟丝子、肉苁蓉补肾固精明目，共为臣药。川芎、菊花、蒺藜、苦杏仁、防风、决明子、青葙子疏风清热明目；黄连、水牛角、山羊角以平肝息风，泻火明目；牛膝、枳壳引火下行；五味子酸收固摄，可收五脏之精上输于目，共为佐药。甘草调和诸药，为使药。诸药合用，共奏滋阴补肾，清肝明目之功。

【类方比较】本方与明目地黄丸均含有熟地、枸杞子、山药、茯苓、蒺藜、菊花，具有滋肾养肝明目之功，用于治疗肝肾两虚、目暗不明证。本方又以地黄、菟丝子、肉苁蓉、五味子滋肾固精，人参、天冬、麦冬、石斛补脾益肾，养肝明目，滋补肝肾之功益著；又配以川芎、苦杏仁、防风、决明子、青葙子、黄连、水牛角、山羊角、枳壳疏风清热、泻火明目，故适用于肝肾两亏，阴虚火旺之目暗不明证。明目地黄丸则配以酒萸肉、当归、白芍补养肝血，石决明平肝明目，牡丹皮、泽泻活血利水，适用于肝肾阴亏偏于肝血亏虚，虚火内扰之目暗不明证。

【临床应用】

（1）本品适用于肝肾两亏，阴虚火旺之目暗不明证。临床应用以内障目暗、视物昏花为辨证要点。

（2）用于老年性白内障、瞳孔紧张症、反射性瞳孔扩大、强直痉挛性瞳孔扩大、开角型青光眼、视神经萎缩、泪囊吸力不足等见上述证候者。

【注意事项】

（1）脾胃虚弱，运化失调者慎用。

（2）孕妇慎服。

【药理作用】主要有抑制白内障形成、改善微循环、增强免疫及抗疲劳等作用。

四味珍层冰硼滴眼液

（《中国药典》2020 年版第一部）

【药物组成】珍珠层粉水解液 350 ml（含总氮 0.10 g），天然冰片 0.50 g，硼砂 1.91 g，硼酸 11.20 g。

【制备方法】以上 4 味,硼酸、硼砂加入适量水中,再加氯化钠适量,加热,搅拌使溶解,趁热加入适量的苯氧乙醇及上述珍珠层粉水解液,搅匀,加热至 100℃并保温 30 min,冷却;天然冰片用适量乙醇溶解,在搅拌下缓缓加入上述溶液中,搅匀,加水至 1 000 ml,混匀,滤过,即得。

【剂型规格】滴眼液:① 每瓶装 8 ml。② 每瓶装 15 ml。

【用法用量】滴于眼睑内,一次 1~2 滴,一日 3~5 次,必要时可酌情增加。

【功能与主治】清热解痉,去翳明目。用于肝阴不足、肝气偏盛所致的不能久视、轻度眼胀、眼痛、青少年远视力下降。

【方解】方中以珍珠层粉镇心明目,为君药。天然冰片祛翳明目,为臣药。硼砂清热解毒,为佐药。硼酸既可消炎抑菌,又可调节药液渗透压,为使药。全方合用,共奏解痉明目之功。

【临床应用】

(1) 本品适用于肝阴不足,肝气偏盛证,临床应用以轻度头眼胀疼、视物不清为辨证要点。

(2) 用于治疗青少年假性近视、视力疲劳、轻度青光眼见上述证候者。

【注意事项】本品适用于开角型青光眼病情较轻者,用药期间应密切观察眼压及视野的变化,如效果不明显,应立即配合其他降眼压的药物治疗。

第二节 聪 耳 类

本类中成药具有滋肾聪耳或清肝利耳等功能,主治耳科疾病。

耳科疾病常见有神经性耳聋、化脓性中耳炎、感应性耳聋、药物中毒性耳聋、老年性耳聋、外耳道疖肿等;临床多见耳鸣或耳聋、耳内流脓、外耳道局部红肿热痛、心烦口苦、头痛目赤等表现。应用聪耳类中成药,应注意辨清虚证和实证。服药期间饮食宜清淡,忌辛辣、油腻之品,以免助热生湿。

代表性中成药:耳聋左慈丸、耳聋丸等。

耳 聋 左 慈 丸
(《中国药典》2020 年版第一部)

【药物组成】磁石(煅)、竹叶柴胡各 20 g,熟地 160 g,山茱萸(制)、山药各 80 g,牡丹皮、茯苓、泽泻各 60 g。

【制备方法】以上 8 味,粉碎成细粉,过筛,混匀。每 100 g 粉末用炼蜜 30~50 g 加适量的水制成水蜜丸,干燥;或加炼蜜 90~110 g 制成大蜜丸,即得。

【剂型规格】水蜜丸:① 每 10 丸重 1 g。② 每 15 丸重 3 g。大蜜丸:每丸重 9 g。

【用法用量】口服。水蜜丸一次 6 g;大蜜丸一次 1 丸,一日 2 次。

【功能与主治】滋肾平肝。用于阴虚阳亢,耳鸣耳聋,头晕目眩。

【方解】方中熟地补肾阴,填髓海,为君药。磁石平肝潜阳、聪耳明目,山药、山茱萸健脾养肝,共为臣药。牡丹皮、泽泻、茯苓除虚热、化湿浊,共为佐药。柴胡疏肝解郁,为使药。全方合用,共奏滋阴平肝之功。

【临床应用】

(1) 本品适用于阴虚阳亢之耳聋、耳鸣,临床应用以耳鸣耳聋,头晕目眩为辨证要点。

(2) 用于神经性耳鸣、耳聋见上述证候者。

【注意事项】

(1) 肝火上炎、痰瘀阻滞所至的耳鸣耳聋慎用。

(2) 脾虚便溏者慎用。

【药理作用】主要有抗耳损伤等作用。

耳 聋 丸
（《中国药典》2020 年版第一部）

【药物组成】龙胆、黄芩、地黄、泽泻、木通、栀子、当归、九节菖蒲、甘草各 500 g,羚羊角 25 g。

【制备方法】以上 10 味,羚羊角镑丝,用羚羊角重量 30％的淀粉制成稀糊,与羚羊角丝拌匀,干燥;再与龙胆等 9 味混合,粉碎成细粉。每 100 g 粉末加炼蜜 150～170 g,制成小蜜丸或大蜜丸,即得。

【剂型规格】小蜜丸：每 45 丸重 7 g。大蜜丸：每丸重 7 g。

【用法用量】口服。小蜜丸一次 7 g;大蜜丸一次 1 丸,一日 2 次。

【功能与主治】清肝泻火,利湿通窍。用于肝胆实火或肝胆湿热所致的头晕头痛、耳聋耳鸣、耳内流脓。

【方解】方中龙胆苦寒,清肝泻火,清利湿热,为君药。黄芩、栀子清热泻火、燥湿解毒,为臣药。泽泻、木通清利湿热;九节菖蒲芳香开窍,化除湿浊;羚羊角凉肝泻火;地黄、当归滋阴养血,共为佐药。甘草清热解毒,调和诸药,为使药。诸药合用,共奏清肝泻火,利湿通窍之功。

【类方比较】本方与耳聋左慈丸均可用于治疗耳鸣耳聋症。本方用龙胆、黄芩、栀子、泽泻、木通、羚羊角、甘草清肝泻火、祛湿解毒,九节菖蒲开窍化浊,地黄、当归滋阴养血,适用于肝胆实火上炎或肝胆湿热下注所致的耳鸣耳聋症。耳聋左慈丸则在六味地黄丸滋补肝肾的基础上配伍磁石平肝潜阳、聪耳明目,柴胡疏肝解郁,故适用于阴虚阳亢所致的耳鸣耳聋。

【临床应用】

(1) 本品适用于肝胆实火或肝胆湿热之耳鸣、耳聋,临床应用以头晕头痛,耳鸣耳聋,或耳内流脓为辨证要点。

(2) 用于神经性耳鸣、耳聋、化脓性中耳炎见上述证候者。

【注意事项】

(1) 脾胃虚寒者慎用。

(2) 孕妇慎用。

第三节　通鼻窍类

通鼻窍类中成药具有宣肺、通窍、清热解毒等功能,主治鼻科疾病。

　　鼻科疾病常见有急、慢性鼻炎,过敏性鼻炎,鼻窦炎等,实证临床多见鼻流浊涕,涕稠如脓,量多味臭,嗅觉减退或消失,发热,口苦等表现;虚证临床多见鼻涕白黏,量多无臭味,嗅觉减退,鼻腔黏膜淡红,遇冷症状加重,恶风自汗的表现。服药期间应戒烟酒,以免助热生痰,加重病情。

　　代表性中成药:千柏鼻炎片(胶囊)、辛芩颗粒(片)等。

千柏鼻炎片(胶囊)

(《中国药典》2020 年版第一部)

　　【药物组成】千里光 2 424 g,卷柏 404 g,羌活 16 g,决明子 242 g,麻黄 81 g,川芎、白芷各 8 g。

　　【制备方法】以上 7 味,羌活、川芎、白芷粉碎成细粉;其余千里光等 4 味加水煎煮 2 次,合并煎液,滤过,滤液浓缩成稠膏,加入羌活等 3 味的细粉,混匀,干燥,粉碎,制成颗粒;或滤液浓缩至适量,干燥,加入羌活等 3 味的细粉,混匀,加入辅料适量混匀,制成颗粒,加入辅料适量,压制成 1 000 片,包糖衣或薄膜衣,即得。

　　【剂型规格】片剂:薄膜衣片,每片重 0.44 g。胶囊剂:每粒装 0.5 g。

　　【用法用量】片剂:口服。一次 3～4 片,一日 3 次。胶囊剂:口服。一次 2 粒,一日 3 次,15 日为一个疗程。症状减轻后,减量维持或遵医嘱。

　　【功能与主治】清热解毒,活血祛风,宣肺通窍。用于风热犯肺、内郁化火、凝滞气血所致的鼻塞、鼻痒气热、流涕黄稠,或持续鼻塞、嗅觉迟钝。

　　【方解】方中千里光重用,清热解毒活血,为君药。卷柏清热凉血通窍,川芎祛风活血、行气止痛,麻黄发散解表,白芷祛风通窍止痛,共为臣药。决明子清热泻火、润肠通便,羌活解肌止痛,共为佐药。全方合用,共奏清热解毒,活血祛风,宣肺通窍之功。

　　【临床应用】

　　(1) 本品适用于风热犯肺、内郁化火、气滞血凝证。临床应用以持续鼻塞、鼻痒气热、涕多黄稠,伴头痛头胀为辨证要点。

　　(2) 用于鼻渊,急、慢性鼻炎,急、慢性鼻窦炎等见上述证候者。

　　【注意事项】

　　(1) 方中含麻黄,儿童、老人、孕妇等特殊人群慎用。驾车或从事其他注意力集中工作的患者不宜服用。

　　(2) 本品中千里光有小毒,不宜过量或久服。

　　【不良反应】有报道长期服用本品导致药源性肝炎的不良反应。

　　【药理作用】主要有抗炎、抗过敏及抑菌等作用。

辛芩颗粒(片)

(《中国药典》2020 年版第一部)

　　【药物组成】细辛、黄芩、苍耳子、白芷、荆芥、防风、石菖蒲、白术、桂枝、黄芪各 200 g。

　　【制备方法】以上 10 味,加水煎煮 2 次,第一次 1.5 h,第二次 1 h,煎液滤过,滤液合并,浓缩至适量,加入适量的蔗糖粉和糊精,制成颗粒,在 80℃ 以下干燥,制成 4 000 g〔规格①〕或 2 000 g

〔规格②〕；或滤液浓缩至适量，喷雾干燥，加入适量的糊精和矫味剂，制成颗粒，干燥，制成1 000 g〔规格③〕，即得。

【剂型规格】颗粒剂：① 每袋装 20 g。② 每袋装 10 g。③ 每袋装 5 g(无蔗糖)。片剂：每片重 0.8 g。

【用法用量】颗粒剂：开水冲服。一次 1 袋，一日 3 次。20 日为一个疗程。片剂：口服。一次 3 片，一日 3 次。

【功能与主治】益气固表，祛风通窍。用于肺气不足、风邪外袭证，症见鼻痒、喷嚏、流清涕；或容易感冒者。

【方解】方中细辛、黄芩通鼻窍、祛邪热，为君药。荆芥、桂枝疏风散邪，苍术、石菖蒲化湿开窍，白芷通利鼻窍，为治疗鼻渊要药，共为臣药。黄芪、白术、防风可扶助正气，防止复感邪气，为佐药。诸药合用，共奏益气固表，祛风通窍之功。

【类方比较】本方与千柏鼻炎片均具有疏风通窍之功，可用于治疗鼻炎所引发的鼻塞、流涕症。但本方以细辛、黄芩、苍耳子、白芷、荆芥、防风、石菖蒲、桂枝祛风、化湿、通窍，配伍黄芪、白术益气固表，适用于肺气不足、风邪外袭证。千柏鼻炎片重用千里光清热解毒、活血消肿，配伍卷柏、决明子、川芎增强清热泻火、活血通窍之功，羌活、麻黄、白芷祛风、宣肺通窍，适用于风热犯肺、内郁化火、气滞血凝证。

【临床应用】

(1) 本品适用于正气不足，风邪袭肺证。临床应用以恶寒发热、鼻窍不通为辨证要点。

(2) 用于过敏性鼻炎、慢性鼻炎及上呼吸道感染等见上述证候者。

【注意事项】

(1) 本品含苍耳子、细辛，不宜过量或长期服用。

(2) 儿童及老年人慎用，孕妇、婴幼儿禁用。

【药理作用】主要有抗炎、抗过敏及平喘等作用。

第四节　利咽喉类

利咽喉类中成药具有疏散风热、清热解毒、化痰散结、利咽开音等功能，主治咽喉科疾病。

咽喉科疾病常见有急、慢性咽炎，急、慢性喉炎，急、慢性扁桃体炎等。临床多见咽喉红肿、疼痛，吞咽时加剧；或局部有烧灼感，吞咽不利，似有异物；或口腔后部扁桃体红肿，伴有发热症状等表现。服药期间忌食辛辣刺激的食物，以免刺激咽喉，使症情加重。

代表性中成药：梅花点舌丸、青果丸、黄氏响声丸、桂林西瓜霜、复方草珊瑚含片等。

梅花点舌丸
(《中国药典》2020 年版第一部)

【药物组成】熊胆粉、雄黄、硼砂、葶苈子、乳香(制)、没药(制)、血竭、沉香、冰片各 30 g，牛黄、人工麝香、蟾酥(制)、朱砂各 60 g，珍珠 90 g。

【制备方法】以上 14 味，除人工麝香、牛黄、蟾蜍、熊胆粉、冰片外，珍珠水飞或粉碎成极细粉;朱砂、雄黄分别水飞成极细粉,其余硼砂等6味粉碎成细粉。将人工麝香、牛黄、蟾蜍、熊胆粉、冰片研细,与上述粉末(朱砂除外)配研,过筛,混匀。取上述粉末,用水泛丸,低温干燥,用朱砂粉末包衣,打光,即得。

【剂型规格】丸剂:每10丸重1g。

【用法用量】口服,一次3丸,一日1～2次。外用:用醋化开,敷于患处。

【功能与主治】清热解毒,消肿止痛。用于火毒内盛所致的疔疮痈肿初起,咽喉、牙龈肿痛,口舌生疮。

【方解】方中牛黄、麝香、蟾酥清热解毒,消肿止痛,共为君药。熊胆、冰片、雄黄、葶苈子助君药清热解毒、消肿止痛、化痰利咽,共为臣药。乳香、没药、血竭活血消肿,沉香行气止痛;珍珠解毒生肌;朱砂清解热毒,共为佐药。全方合用,共奏清热解毒,消肿止痛之功。

【临床应用】

(1) 本品适用于热毒内盛证。临床应用以咽喉、牙龈肿痛为辨证要点。

(2) 用于急性咽炎、急性扁桃体炎、化脓性皮肤感染、牙周炎、口腔炎等见上述证候者。

【注意事项】

(1) 本品含麝香、血竭等辛香走窜、活血之品,故孕妇忌用。

(2) 本品含蟾酥、雄黄、朱砂等有毒性的药物,不宜过量和长期服用。

(3) 外用不可入目。

【药理作用】主要有增强免疫功能等作用。

青 果 丸
(《中国药典》2020年版第一部)

【药物组成】青果、金银花、黄芩、北豆根、麦冬、玄参、白芍、桔梗各100g。

【制备方法】以上8味,粉碎成细粉,过筛,混匀。每100g粉末用炼蜜40～50g加适量的水泛丸,干燥,用玉米朊包衣,晾干,制成水蜜丸;或每100g粉末加炼蜜110～130g制成大蜜丸,即得。

【剂型规格】水蜜丸:每10丸重1g。大蜜丸:每丸重6g。

【用法用量】口服。水蜜丸一次8g;大蜜丸一次2丸,一日2次。

【功能与主治】清热利咽,消肿止痛。用于肺胃蕴热所致的咽部红肿、咽痛、失音声哑、口干舌燥、干咳少痰。

【方解】方中青果解毒利咽、生津润喉,为君药。金银花、黄芩、北豆根疏散风热、清热解毒、利咽消肿,为臣药。麦冬、玄参、白芍滋阴降火、润燥利咽,为佐药。桔梗既宣肺利咽、开音疗哑,又载药上浮直达病所,为使药。诸药合用,共奏清热利咽、消肿止痛之功。

【临床应用】

(1) 本品适用于肺胃蕴热证。临床应用以咽喉肿痛,口干舌燥,燥咳少津为辨证要点。

(2) 用于急性咽炎、急性喉炎等见上述证候者。

【注意事项】

(1) 本品苦寒,易伤胃气,儿童、孕妇、年老体弱和脾虚便溏者慎服。

(2) 本品含北豆根,不宜过服或久用。

【药理作用】主要有抗炎、抗菌等作用。

黄氏响声丸

（《中国药典》2020 年版第一部）

【药物组成】桔梗，薄荷，薄荷脑，浙贝母，连翘，蝉蜕，胖大海，酒大黄，川芎，儿茶，诃子肉，甘草。

【制备方法】以上 12 味，除薄荷脑外，取酒大黄、川芎、诃子肉、浙贝母、薄荷、方儿茶粉碎成粗粉，其余连翘等 5 味加水煎煮 2 次，每次 1.5 h，合并煎液，静置沉淀，滤过，滤液浓缩至适量，与大黄等粗粉拌匀，干燥，粉碎成细粉，加入薄荷脑，混匀。制丸，包糖衣或炭衣，即得。

【剂型规格】糖衣丸：每瓶装 400 丸。炭衣丸：每丸重 0.1 g 或每丸重 0.133 g。

【用法用量】口服。炭衣丸一次 8 丸（每丸重 0.1 g）或 6 丸（每丸重 0.133 g），糖衣丸一次 20 丸，一日 3 次，饭后服用；儿童减半。

【功能与主治】疏风清热，化痰散结，利咽开音。用于风热外束、痰热内盛证，症见声音嘶哑、咽喉肿痛、咽干灼热、咽中有痰或寒热头痛，或便秘尿赤。

【方解】方中桔梗开宣肺气，利咽开音，为君药。薄荷、薄荷脑、蝉蜕辛凉宣散，疏散风热；诃子肉敛肺止咳，利咽开音；胖大海开音治瘖，浙贝母化痰散结，儿茶清肺化痰生津，共为臣药。川芎活血止痛，大黄泻火导滞，连翘清热解毒，共为佐药。甘草调和诸药，为使药。全方合用，共奏疏风清热，化痰散结，利咽开音之功。

【类方比较】本方与梅花点舌丸、青果丸三方均能利咽消肿止痛，用于治疗火热所致的咽喉肿痛。本方以桔梗、诃子、胖大海利咽开音，连翘、薄荷、薄荷脑、蝉蜕、甘草疏散风热、清热解毒、利咽消肿，浙贝母、儿茶清热化痰，散结消肿，川芎活血消肿止痛，大黄泻火导滞，适用于风热外束、痰热内盛证。梅花点舌丸中用牛黄、麝香、蟾酥、熊胆、冰片、雄黄、葶苈子、珍珠母、朱砂清热解毒、消肿止痛、利咽化痰，配伍乳香、没药、血竭、沉香活血消肿、行气止痛，适用于热毒内盛证。青果丸用青果、金银花、黄芩、北豆根清热解毒、疏散风热、利咽消肿，配伍麦冬、玄参、白芍润肺养胃利咽，桔梗宣肺利咽开音，适用于肺胃蕴热证。

【临床应用】

（1）本品适用于风热上受，痰热内盛证。临床应用以声音嘶哑、喉咙肿痛、咽干灼热有痰为辨证要点。

（2）用于急、慢性喉炎及声带小结、声带息肉初起见上述证候者。

【注意事项】

（1）本品苦寒，易伤胃气，老人、儿童、孕妇、胃寒便溏者慎服。

（2）服药期间应注意适寒温，防外感，少用嗓，忌辛辣，戒烟酒，以免病情加重。

【药理作用】主要有改善咽喉局部微循环状态等作用。

桂林西瓜霜

（《中国药典》2020 年版第一部）

【药物组成】西瓜霜 50 g，硼砂（煅）30 g，山豆根、冰片、黄芩各 20 g，黄柏、黄连、射干、浙贝母、甘草各 10 g,青黛 15 g,无患子果(炭)、薄荷脑各 8 g,大黄 5 g。

【制备方法】以上 14 味,除西瓜霜、煅硼砂、青黛、冰片、薄荷脑外,其余黄柏等 9 味粉碎成细粉;将西瓜霜、煅硼砂、青黛、冰片和薄荷脑分别研细,与上述细粉及适量的二氧化硅、甜菊素、枸橼酸等辅料配研,过筛,混匀,即得。

【剂型规格】散剂:① 每瓶装 1 g。② 每瓶装 2 g。③ 每瓶装 2.5 g。④ 每瓶装 3 g。

【用法用量】外用,喷、吹或敷于患处,一次适量,一日数次;重症者兼服,一次 1～2 g,一日 3 次。

【功能与主治】清热解毒,消肿止痛。用于风热上攻、肺胃热盛所致的乳蛾、喉痹、口糜,症见咽喉肿痛、喉核肿大、口舌生疮、牙龈肿痛或出血。

【方解】方中西瓜霜咸寒,专清肺胃之热,解毒散结,消肿止痛,为君药。山豆根、射干、无患子果(炭)清热解毒利咽,黄芩、黄连、黄柏清热燥湿、泻火解毒,共为臣药。大黄峻下热结、通腑泄热;浙贝母养阴清热、化痰利咽;薄荷脑宣散风热;硼砂、青黛解毒消肿,祛腐生肌;冰片通窍止痛,共为佐药。甘草清热解毒,调和诸药,为使药。全方配伍,共奏清热解毒、消肿止痛之功。

【临床应用】

(1) 本品适用于肺胃热甚、热毒上攻证。临床应用以咽喉肿痛,口舌生疮,牙龈肿痛为辨证要点。

(2) 用于急、慢性咽喉炎,扁桃体炎,口腔炎,口腔溃疡,牙龈炎,轻度烫伤(表皮未破)者等见上述证候者。

【注意事项】

(1) 本品苦寒清热,辛香走窜,有碍胎气,孕妇慎用。

(2) 本品所含山豆根有毒性,不宜过量或长期服用。

【药理作用】主要有抗炎、镇痛、祛痰及抑菌等作用。

复方草珊瑚含片
(《中国药典》2020 年版第一部)

【药物组成】肿节风浸膏 30 g,薄荷脑 0.5 g,薄荷素油 0.3 ml。

【制备方法】以上 3 味,肿节风浸膏系取肿节风,加水煎煮 2 次,第一次 2 h,第二次 1.5 h,合并煎液,滤过,滤液浓缩至相对密度为 1.15(80℃),加乙醇至含醇量达 65%,静置 24 h,滤过,滤液减压回收乙醇,并浓缩成相对密度为 1.24～1.26 的清膏。取肿节风浸膏,加入辅料适量,制成颗粒,干燥;将薄荷脑与薄荷素油混合使溶解,与上述颗粒混匀,压制成片或包薄膜衣,即得。

【剂型规格】片剂:① 每片重 0.44 g(小片)。② 每片重 1.0 g(大片)。

【用法用量】含服。一次 2 片(小片),或一次 1 片(大片),每隔 2 h 1 次,一日 6 次。

【功能与主治】疏风清热,消肿止痛,清利咽喉。用于外感风热所致的喉痹,症见咽喉肿痛、声哑失音。

【方解】方中君药为肿节风,又名草珊瑚,具有祛风通络、清热解毒、活血化瘀的作用。薄荷油类辛香之品可助草珊瑚疏散风热,以共奏疏风清热,消肿止痛,清利咽喉之功。

【临床应用】

（1）本品适用于外感风热，热毒上攻证。临床应用以咽喉干痛，声哑失音为辨证要点。

（2）用于急性咽喉炎见上述证候者。

【注意事项】阴虚火旺者慎用。

【药理作用】主要有抗菌、抗病毒等作用。

第五节 清 口 腔 类

本类中成药具有疏风清热、清热解毒、凉血活血、消肿止痛、滋阴降火等功能，主治口腔科疾病。

口腔科疾病多见于口腔炎，口腔溃疡，口疮，牙周炎，牙龈炎等。临床多见咽喉疼痛，口溃糜烂，牙龈肿痛，口舌生疮；或牙齿酸软，咀嚼无力，松动移位，牙龈出血等表现。应用本类中成药治疗口腔科疾病时，既要注意分清病位，又要辨明虚实。服药期间饮食宜清淡，忌食辛辣、油腻之品。

代表性中成药：齿痛消炎灵颗粒、冰硼散等。

齿痛消炎灵颗粒
（《中国药典》2020 年版第一部）

【药物组成】石膏 200 g，地黄 150 g，青黛、青皮、牡丹皮各 100 g，荆芥、防风各 80 g，细辛、甘草各 60 g，白芷 50 g。

【制备方法】以上 10 味，取荆芥、细辛、白芷蒸馏提取挥发油，蒸馏后的水溶液另器保存；青黛用 90% 乙醇作溶剂，浸渍 48 h 后进行渗漉，渗漉液回收乙醇，并浓缩至适量；其余石膏等 6 味加水煎煮 2 次，每次 1.5 h，煎液滤过，滤液合并，与上述水溶液及渗漉液合并，浓缩至适量，加入适量的蔗糖和糊精，制成颗粒，干燥，加入上述挥发油，混匀，制成 1 000 g；或加入适量的糊精和甜菊素 10 g，制成颗粒，干燥，加入上述挥发油，混匀，制成 500 g（无蔗糖），即得。

【剂型规格】颗粒剂：① 每袋装 20 g。② 每袋装 10 g（无蔗糖）。

【用法用量】颗粒剂，开水冲服。一次 1 袋，一日 3 次，首次加倍。

【功能与主治】疏风清热，凉血止痛。用于脾胃积热、风热上攻所致的头痛身热、口干口臭、便秘燥结、牙龈肿痛。

【方解】方中石膏甘辛大寒，入肺胃经，清热泻火，为君药。地黄凉血清热、消肿止痛，荆芥、防风疏风解表，火郁发之，共为臣药。牡丹皮、青黛清热凉血、散瘀解毒，细辛、白芷散风除湿，活血排脓，青皮行气散结，共为佐药。甘草清热解毒，调和诸药，为使药。诸药合用，共奏疏风清热、凉血止痛之功。

【临床应用】

（1）本品适用于脾胃积热、风热上攻证。临床应用以头痛身热、口干口臭、便秘燥结、牙龈肿痛为辨证要点。

（2）用于急性齿根尖周炎、智齿冠周炎、急性牙龈（周）炎、急性牙髓炎见上述证候者。

【注意事项】

(1) 阴虚火旺及风冷牙痛者慎用。

(2) 老人、儿童及脾胃虚弱者慎用。

冰 硼 散

（《中国药典》2020 年版第一部）

【药物组成】冰片 50 g，硼砂（煅）、玄明粉各 500 g，朱砂 60 g。

【制备方法】以上 4 味，朱砂水飞成极细粉，硼砂（煅）粉碎成细粉，将冰片研细，与上述粉末及玄明粉配研，过筛，混匀，即得。

【剂型规格】散剂：① 每瓶装 3 g。② 每瓶装 1.6 g。

【用法用量】吹敷患处，每次少量，一日数次。

【功能与主治】清热解毒，消肿止痛。用于热毒蕴结所致的咽喉疼痛、牙龈肿痛、口舌生疮。

【方解】方中冰片性味苦寒，善散郁火，为君药。硼砂、朱砂外用有解毒作用，为臣药。玄明粉外用具清热泻火，解毒消肿之功，为佐药。诸药合用，共奏清热解毒，消肿止痛之功。

【临床应用】

(1) 本品适用于热毒蕴结证。临床应用以咽喉疼痛、牙龈红肿疼痛或口舌溃烂生疮为辨证要点。

(2) 用于急性口疮，急性牙周炎，疱疹性口炎，急性咽喉炎等见上述证候者。

【注意事项】

(1) 本品含辛香走窜及苦寒清热之品，有碍胎气，故孕妇忌用。

(2) 本品含朱砂有毒，不宜过量或长期应用。

(3) 本品中所含的玄明粉，如溢入乳汁会引起婴儿腹泻，故哺乳期妇女不宜使用。

【不良反应】有报道外用本品致过敏性口炎、过敏性休克、腹部剧痛、新生儿中毒死亡等不良反应。

【药理作用】主要有抗口腔溃疡、镇痛、抗炎及抑菌等作用。

【附表：常用五官科中成药】

名 称	药 物 组 成	功 用	主 治	用 法 用 量	注 意 事 项
和血明目片	蒲黄，丹参，地黄，墨旱莲，菊花，黄芩(炒炭)，决明子，车前子，茺蔚子，女贞子，夏枯草，龙胆，郁金，木贼，赤芍，牡丹皮，山楂，当归，川芎	凉血止血，滋阴化瘀，养肝明目	阴虚肝旺，热伤络脉所引起的眼底出血	口服，一次 5 片，一日 3 次	

（续表）

名　称	药物组成	功用	主治	用法用量	注意事项
麝珠明目滴眼液	人工麝香,珍珠(水飞),石决明(煅),冰片,炉甘石(煅),黄连,黄柏,大黄,猪胆膏,紫苏叶,荆芥,冬虫夏草,蛇胆汁	清热消翳明目	老年性初、中期白内障;视疲劳	滴眼。取本品 1支(0.3 g)倒入装有5 ml生理盐水的滴眼瓶中,摇匀,即可使用,每次 3滴(每滴之间闭眼15 min),一日2次。1个月为一个疗程,或遵医嘱	本品含麝香,孕妇慎用;用时需摇匀,用后将瓶盖拧紧;滴药时瓶口不能触及眼睑,滴药后休息不少于5分钟。本品如引起眼痒、眼睑皮肤潮红、结膜水肿等症状者,应立即停用;或视力下降明显者,应及时就诊检查
珍珠明目滴眼液	珍珠液,冰片	清热泻火,养肝明目	视力疲劳症和慢性结膜炎	滴入眼睑内,滴后闭目片刻。一次1～2滴,一日3～5次	本品含麝香,孕妇慎用;用时需摇匀,用后将瓶盖拧紧;滴药时瓶口不能触及眼睑,滴药后休息不少于5分钟
障翳散	丹参,红花,茺蔚子,青葙子,决明子,蝉衣,没药,黄芪,昆布,海藻,木通,炉甘石(水飞),牛胆干膏,羊胆干膏,珍珠,琥珀,天然冰片,麝香,硼砂,海螵蛸,黄连素,核黄素,山药,无水硫酸钙,荸荠粉	行滞祛瘀,退障消翳	老年性白内障、角膜翳	外用,临用时,将本品倒入滴眼用溶剂瓶中,摇匀后滴入眼睑内,一次1～2滴,一日3～4次;或遵医嘱	本品含麝香,孕妇慎用;每次用药前须将药液摇晃均匀,用后将瓶盖拧紧;滴药后休息5分钟以上,滴药时避免药瓶口触及眼睑
鼻炎片	苍耳子,辛夷,防风,连翘,野菊花,五味子,桔梗,白芷,知母,荆芥,甘草,黄柏,麻黄,细辛	祛风宣肺,清热解毒	急、慢性鼻炎风热蕴肺证	口服。一次 3～4片(糖衣片)或 2片(薄膜衣片),一日3次	本品含苍耳子、细辛,不宜过量使用;风寒袭肺者慎用
鼻渊舒胶囊	辛夷,苍耳子,栀子,黄芩,黄芪,川芎,柴胡,细辛,薄荷,川木通,茯苓,白芷,桔梗	疏风清热,祛湿通窍	鼻炎、鼻窦炎属肺经风热及胆腑郁热证者	口服。一次 3粒,一日 3次。疗程 7天或遵医嘱	本品含苍耳子、细辛,不宜过量使用;肺脾气虚或气滞血瘀者慎用;孕妇慎用
鼻窦炎口服液	辛夷,荆芥,薄荷,桔梗,竹叶柴胡,苍耳子,白芷,川芎,黄芩,栀子,茯苓,川木通,黄芪,龙胆草	疏散风热,清热利湿,宣通鼻窍	风热犯肺、湿热内蕴所致的鼻塞不通、流黄稠涕;急慢性鼻炎、鼻窦炎见上述证候者	口服。一次 10 ml,一日3次。20日为一疗程	本品含苍耳子,不宜过量使用;外感风寒、肺脾气虚或气滞血瘀者慎用;孕妇慎用

（续表）

名 称	药物组成	功用	主治	用法用量	注意事项
鼻炎康片	野菊花,苍耳子,广藿香,鹅不食草,当归,猪胆粉,黄芩,麻黄,薄荷油,马来酸氯苯那敏	清热解毒,宣肺通窍,消肿止痛	风邪蕴肺所致的急、慢性鼻炎,过敏性鼻炎	口服。一次4片,一日3次	孕妇及高血压患者慎用,用药期间不宜驾驶车辆、管理机器及高空作业等;不宜过量、久服
鼻咽清毒颗粒	野菊花,苍耳子,重楼,茅莓根,两面针,夏枯草,龙胆草,党参	清热解毒,化痰散结	痰热毒瘀蕴结所致的鼻咽部慢性炎症,鼻咽癌放射治疗后分泌物增多等症	口服。一次20 g。30日为一个疗程	孕妇及儿童慎用
六神丸	犀牛黄,珍珠粉,雄黄,蟾酥,麝香,冰片	清热解毒,消肿止痛	烂喉丹痧,咽喉肿痛,喉风喉痛,单双乳蛾,小儿热疖,痈疡疔疮,乳痈发背,无名肿毒。症见咽喉红肿疼痛,咽下困难,或疮疡局部红肿热痛等	口服。一日3次,温开水吞服;1岁一次服1粒,2岁一次服2粒,3岁一次服3~4粒,4~8岁一次服5~6粒,9~10岁一次服8~9粒,成人一次服10粒。另可外敷。在皮肤红肿处,以90多粒,用冷开水或米醋少许,盛食匙中化散,敷搽4周,每日数次,长保潮湿,直至肿退为止。如红肿已将出脓或已穿烂,切勿再敷	本品所含蟾酥、雄黄(含硫化砷)有毒中药,不宜过量、久用;孕妇忌服;老人、儿童及素体脾胃虚弱者慎用;阴虚火旺者慎用;婴幼儿应严格遵医嘱服用;外用不可入眼;疮疖溃烂者,不可外敷;服药期间进食流质或半流质饮食
清咽滴丸	青黛,甘草,诃子,冰片,人工牛黄,薄荷脑	疏风清热,解毒利咽	风热喉痹,症见咽痛、咽干、口渴,或微恶风,发热,咽部红肿,舌边尖红,苔薄白或薄黄,脉浮数或滑数	含服。一次4~6粒,一日3次	虚火喉痹者慎用;孕妇慎服;老人、儿童及素体脾胃虚弱者慎用。嚼化时,偶有口麻感,停用后即可消除
喉咽清口服液	土牛膝,马兰草,车前草,天名精	清热解毒,利咽止痛	肺胃实热所致的咽部红肿、咽痛、发热、口渴、便秘;急性扁桃体炎、急性咽炎见上述证候者	口服。一次10~20 ml,一日3次;小儿酌减或遵医嘱	虚火喉蛾、喉痹者慎用;老人、儿童及素体脾胃虚弱者慎用;服药期间忌食辛辣、油腻、鱼腥食物,戒烟酒
冬凌草片	冬凌草	清热解毒,消肿散结,利咽止痛	热毒壅盛所致咽喉肿痛、声音嘶哑;扁桃体炎、咽炎、口腔炎见上述证候者及癌症的辅助治疗	口服。一次2~5片,一日3次	虚火喉蛾、喉痹、口疮者慎用

（续表）

名　称	药物组成	功　用	主　治	用法用量	注意事项
新癀片	肿节风,三七,人工牛黄,猪胆粉,肖梵天花,珍珠层粉,水牛角浓缩粉,红曲,吲哚美辛	清热解毒,活血化瘀,消肿止痛	热毒瘀血所致的咽喉肿痛,牙痛,痹痛,胁痛,黄疸,无名肿毒等	口服。一次2～4片,一日3次;小儿酌减。外用。用冷开水调化,敷患处	虚火喉蛾、牙痛、风寒湿痹、外伤胁痛、阴疽漫肿者慎用;老人、儿童及素体脾胃虚弱者慎用;本品含吲哚美辛,应参照该药注意事项
玄麦甘桔颗粒	玄参,麦冬,甘草,桔梗	清热滋阴,祛痰利咽	阴虚火旺,虚火上浮所致的口鼻干燥,咽喉肿痛等	开水冲服。一次10g,一日3～4次	风热喉痹、乳蛾者慎用;儿童用药应遵医嘱
珠黄散	人工牛黄,珍珠	清热解毒,祛腐生肌	热毒内蕴所致的咽痛、咽部红肿、糜烂、口腔溃疡久不收敛	取药少许吹患处,一日2～3次	虚火喉痹、口疮者慎用;孕妇慎用;老人、儿童及素体脾胃虚弱者慎用
口炎清颗粒	天冬,麦冬,玄参,山银花,甘草	滋阴清热,解毒消肿	阴虚火旺所致的口腔炎症	口服。一次9g,一日1次	阴虚火旺者慎用;体弱年迈者慎用
口腔溃疡散	青黛,枯矾,冰片	清热,消肿,止痛	火热内蕴所致的口舌生疮、黏膜破溃、红肿灼痛;复发性口疮、急性口炎见上述证候者	用消毒棉球蘸药擦患处。一日2～3次	阴虚火旺者慎用;老人、儿童及脾胃虚弱者慎用
补肾固齿丸	熟地,紫河车,盐骨碎补,地黄,鸡血藤,炙黄芪,酒丹参,醋郁金,酒五味子,茯苓,盐泽泻,牛膝,漏芦,牡丹皮,野菊花,肉桂	补肾固齿,活血解毒	用于肾虚火旺所致的牙齿酸软、咀嚼无力、松动移位、龈肿赤衄;慢性牙周炎见上述证候者	口服。一次4g,一日2次	实热证牙宣者不宜服用

第十四章
皮肤科用中成药

第一节　祛风止痒类

本类中成药具有祛风止痒的功能,主治皮肤瘙痒。

皮肤瘙痒是一种自觉症状,是无原发损害的皮肤病。相当于现代医学的皮肤瘙痒症,临床表现以反复发作的皮肤瘙痒,搔抓后形成抓痕、血痂,皮肤干燥增厚为主要症状。多发于秋冬季,以老年人为多见。

皮肤瘙痒还可见于多种皮肤病。如皮肤瘙痒剧烈,伴多形性皮疹,或起水疱、糜烂、渗液者,多见于现代医学的湿疹;瘙痒伴皮肤起红团块,忽起忽退,来疾去速,不留痕迹者,多见于荨麻疹;刺痒难忍,伴鳞屑皮疹、水疱、结痂或日久皮肤苔藓样病变者,多见于股癣、脚癣、神经性皮炎、接触性皮炎等皮肤病。临床应予以鉴别,对证用药。日常生活或服药期间少食或忌食海鲜鱼腥、烟酒、葱蒜辛辣刺激等食物。

代表性中成药:消风止痒颗粒、消银片(胶囊)等。

消风止痒颗粒
(《卫生部药品标准·中药成方制剂》第十五册)

【药物组成】防风、蝉蜕、荆芥各 50 g,苍术 60 g,木通、石膏、甘草各 30 g,当归、地骨皮、亚麻子各 90 g,地黄 150 g。

【制备方法】以上 11 味,取石膏打碎加水煮沸 2 h,加入其余防风等 10 味继续煎煮 2 次,第一次 3 h,第二次 2 h,合并煎液,滤过,滤液浓缩至适量(每 1 ml 含 0.5 g 药材)。加乙醇使含醇量达 70%,搅匀,静置,滤过,滤液浓缩至相对密度为 1.36 左右(20℃)的清膏。每 100 g 清膏加蔗糖粉 800 g,制成颗粒,低温干燥,装成 100 袋;或压制成 100 块,即得。

【剂型规格】颗粒剂:每袋装 15 g。

【用法用量】口服。1 岁以内一日 1 袋,1～4 岁一日 2 袋,5～9 岁一日 3 袋,10～14 岁一日 4 袋,15 岁以上一日 6 袋。分 2～3 次服用。

【功能与主治】消风清热,除湿止痒。用于风湿热蕴结肌腠证,症见皮肤瘙痒、疹出色红或云片斑块,抓破流津水等。

【方解】方中防风、蝉蜕、荆芥三药均能祛风止痒,为君药。苍术、木通除湿通络,当归、地黄、亚麻子养血润燥祛风,共为臣药。石膏、地骨皮清热泻火,为佐药。甘草调和诸药,为使药。诸药合用,共奏消风清热,除湿止痒之功。

【临床应用】

(1) 本品适用于风热或湿热的皮肤瘙痒。临床应用以皮肤瘙痒伴出细疹或红疹块为辨证要点。

（2）用于荨麻疹、湿疹、小儿瘾疹、小儿皮肤瘙痒症等见上述证候者。

【注意事项】

（1）孕妇慎服。

（2）服药期间出现胃痛或腹泻时应及时停用。

（3）阴血亏虚者不宜服用。

【药理作用】主要有抗过敏、抗炎等作用。

消银片（胶囊）
（《中国药典》2020 年版第一部）

【药物组成】地黄 91 g，玄参、牡丹皮、赤芍、当归、金银花、大青叶、牛蒡子各 46 g，苦参、白鲜皮各 46 g，红花、蝉蜕、防风各 23 g。

【剂型规格】片剂：① 薄膜衣片，每片重 0.32 g。② 糖衣片，片心重 0.3 g。胶囊剂：每粒装 0.3 g。

【用法用量】片剂：口服。一次 5～7 片，一日 3 次，1 个月为一个疗程。胶囊剂：口服。一次 5～7 粒，一日 3 次。1 个月为一个疗程。

【功能与主治】清热凉血，养血润肤，祛风止痒。用于血热风燥型白疕和血虚风燥型白疕。

【方解】方中地黄、玄参、当归养血润燥，为君药。红花、牡丹皮、赤芍凉血活血，金银花、大青叶清热解毒，为臣药。牛蒡子、苦参、蝉蜕、白鲜皮、防风祛风止痒，为佐药。诸药合用，共奏养血润燥、清热凉血、祛风止痒之功。

【临床运用】

（1）本品适用于血热或血虚风燥的白疕。临床应用以浸润性红斑上覆以多层银白色鳞屑，伴瘙痒等皮损为辨证要点。

（2）用于银屑病见上述证候者。

【注意事项】

（1）孕妇忌用；婴幼儿应严遵医嘱服用。

（2）脾虚泄泻者慎用。

（3）肝功能异常者慎用。

【不良反应】有报道服用本品有偶发谷丙转氨酶升高或男性性功能障碍或诱发急性白血病的不良反应。亦有报道长期服用本品引起光感性皮炎的不良反应。

【药理作用】主要有抗银屑病、抗过敏、改善微循环、改善血液流变学等作用。

第二节　清热祛湿类

本类中成药具有清热燥湿，祛风止痒的功能，主治皮肤湿疹。

湿疹，是常见的过敏性炎症性皮肤病。多由湿毒瘀阻肌肤和血虚风燥所致。视其发病性质,分为急性、亚急性及慢性湿疹。急性湿疹发病之初可见皮肤潮红、肿胀、瘙痒。亚急性湿疹多从急性迁延而成,症见皮肤红斑、丘疹、脱屑;慢性湿疹表现为皮肤肥厚、粗糙、脱屑、色素沉着、苔藓样变等。

若对本类药物有皮肤过敏反应者,应停止使用。服药期间,忌海鲜、烟酒、辛辣刺激等食物。

代表性中成药:湿毒清胶囊(片)、复方青黛丸等。

湿毒清胶囊(片)
(《中国药典》2020年版第一部)

【药物组成】地黄650 g,当归、苦参、白鲜皮各500 g,蝉蜕、甘草各200 g,黄芩、土茯苓各125 g,丹参300 g。

【制备方法】以上9味,黄芩、土茯苓粉碎成细粉,其余地黄等7味,加水煎煮2次,合并煎液,滤过,滤液浓缩至适量,加2倍量乙醇,搅匀,静置,滤取上清液,回收乙醇,减压浓缩至适量,与上述粉末混匀,干燥,粉碎成细粉,装入胶囊,制成1 000粒,即得。

【剂型规格】胶囊剂:每粒装0.5 g。片剂:每片重① 0.62 g。② 0.5 g。

【用法用量】胶囊剂:口服。一次3~4粒,一日3次。片剂:口服。一次3~4片,一日3次。

【功能与主治】养血祛风,清热燥湿、润肤止痒。用于血虚风燥、湿热内蕴所致的风疹瘙痒,症见皮肤干燥、脱屑、瘙痒,伴有抓痕、血痂、色素沉着。

【方解】方中地黄清热凉血、养阴润燥,当归滋阴润燥、养血活血,共为君药。苦参、白鲜皮、黄芩、土茯苓清热解毒、燥湿止痒,丹参活血祛瘀、清热凉血,共为臣药。蝉蜕祛风止痒,为佐药。甘草清热解毒,调和诸药,为使药。诸药合用,共奏养血润肤,祛风止痒之功。

【类方比较】本方与消风止痒颗粒均含有地黄、当归、蝉蜕、甘草,具有养血润肤、止痒之功,用于治疗皮肤瘙痒症。但本方重用地黄、当归滋阴养血,配伍苦参、白鲜皮、黄芩、土茯苓清热解毒、燥湿止痒,丹参活血凉血,适用于血虚风燥、湿热内蕴证。消风止痒颗粒以防风、蝉蜕、荆芥为主祛风止痒,配伍木通、苍术除湿通络,当归、地黄、亚麻子养血活血,石膏、地骨皮、甘草清热泻火,适用于风湿热蕴结肌腠证。

【临床应用】

(1)本品适用于血虚风燥、湿热内蕴之皮肤瘙痒病。临床应用以皮肤干燥、脱屑、瘙痒为辨证要点。

(2)用于荨麻疹、湿疹等见上述证候者。

【注意事项】孕妇禁用。

【药理作用】主要有抗炎、止痒、抑制免疫等作用。

复方青黛丸
(《中国药典》2020年版第一部)

【药物组成】青黛、焦山楂各40 g,乌梅、土茯苓、马齿苋各133.3 g,蒲公英、紫草各53.3 g,

白芷、丹参、白鲜皮、绵萆薢各 66.7 g,建曲、绵马贯众各 40 g,南五味子(酒蒸)66.7 g。

【制备方法】以上 14 味,青黛和土茯苓 26.7 g 混合粉碎成细粉,混匀,备用;剩余的土茯苓和丹参等 12 味混合粉碎成细粉,过筛,混匀,用水泛丸,用上述备用细粉包衣,干燥,制成1 000 g,即得。

【剂型规格】丸剂:每袋装重 6 g。

【用法用量】口服。一次 6 g,一日 3 次。

【功能与主治】清热凉血,解毒消斑。用于血热所致的白疕、血风疮,症见皮疹色鲜红、筛状出血明显、鳞屑多、瘙痒明显,或皮疹为圆形、椭圆形红斑,上附糠秕状鳞屑,有母斑。

【方解】方中青黛、紫草清热解毒、凉血消斑,共为君药。土茯苓、马齿苋、贯众、蒲公英、绵草薢清热解毒、利湿,丹参活血祛瘀、清热凉血,白芷、白鲜皮祛风除湿止痒,乌梅、五味子生津润燥,共为臣药。建曲、山楂消食和胃,为佐药。诸药合用,共奏清热凉血,解毒消斑之功。

【类方比较】本方与消银片均具有清热凉血之功,可用于治疗白疕。本方以青黛、紫草、土茯苓、马齿苋、贯众、蒲公英、绵草薢、白鲜皮清热解毒、凉血消斑、利湿消肿,配伍丹参活血凉血,白芷祛风燥湿,乌梅、五味子生津润燥,建曲、山楂消食和胃,适用于湿热蕴结、热重于湿证。消银片用地黄、玄参、当归清热凉血、养血润燥,配伍牡丹皮、赤芍、红花凉血活血,金银花、大青叶清热解毒,牛蒡子、苦参、蝉蜕、白鲜皮、防风祛风除湿止痒,适用于血热风燥证或血虚风燥证。

【临床应用】

(1) 本品适用于血热所致的白疕、血风疮。临床应用以皮疹色鲜红、筛状出血明显、鳞屑多、瘙痒明显为辨证要点。

(2) 用于白疕、血风疮、银屑病进行期、玫瑰糠疹、过敏性紫癜等见上述证候者。

【注意事项】孕妇忌用。

【不良反应】有报道个别患者服用本品可引起肝损害、月经紊乱、药物性肝炎、胃肠道反应、胃出血、手指甲变黑、固定红斑型药疹、便血等不良反应。

【药理作用】主要有抗表皮增生、改善微循环、降低血黏度等作用。

第三节　清热消痤类

本类中成药具有清热解毒,散结消痤的功能,主治粉刺。

粉刺相当于现代医学的寻常性痤疮。多发于颜面,也可见于胸、背等部,严重者可形成硬结样囊肿,常伴有皮脂溢出。多见于男女青春期。临床以丘疹、脓疱、结节为特征。服用本药期间要忌食辛辣刺激食物,保持大便通畅,以利于排毒外出。

代表性中成药:复方珍珠暗疮片、通便消痤胶囊等。

复方珍珠暗疮片

(《中国药典》2020 年版第一部)

【药物组成】山银花、蒲公英、当归尾、黄柏各 28 g,川木通 112 g,地黄 84 g,黄芩 106 g,玄参、酒制大黄各 56 g,猪胆粉 0.65 g,赤芍、北沙参各 50 g,水牛角浓缩粉 10 g,珍珠层粉、山羊角各 3 g。

【制备方法】以上 15 味,除猪胆粉、水牛角浓缩粉、珍珠层粉外,山羊角锉研成细粉;黄芩 50 g、赤芍、北沙参粉碎成细粉;剩余的黄芩及其余山银花等 9 味加水煎煮 2 次,每次 1 h,煎液滤过,滤液合并,加入猪胆粉,搅匀,浓缩至相对密度为 1.10～1.15(60℃),干燥,与山羊角及黄芩等 3 味的细粉、水牛角浓缩粉、珍珠层粉及适量的淀粉等辅料制颗粒,干燥,压制成 1 000 片,包糖衣或薄膜衣,即得。

【剂型规格】片剂:① 薄膜衣片每片重 0.33 g。② 糖衣片(片心重 0.3 g)。

【用法用量】口服。一次 4 片,一日 3 次。

【功能与主治】清热解毒,凉血消斑。用于血热蕴阻肌肤所致的粉刺、湿疮,症见颜面部红斑、粉刺疙瘩、脓疱,或皮肤红斑丘疹、瘙痒。

【方解】方中金银花、蒲公英清热解毒,散结消肿,共为君药。黄芩、黄柏、大黄、猪胆汁苦寒泻火解毒,为臣药。木通、当归尾、赤芍行气活血通络,玄参、地黄、沙参、水牛角浓缩粉、珍珠层粉、羚羊角粉清热凉血养阴,皆为佐药。诸药合用,共奏清热解毒,凉血消斑之功。

【临床应用】

(1) 本品适用于血热蕴阻肌肤所致的皮肤病。临床以面部疖肿,甚至脓疱疮或皮肤红斑、丘疹为辨证要点。

(2) 用于痤疮、湿疹等见上述证候者。

【注意事项】

(1) 脾胃虚寒者慎用。

(2) 孕妇慎用。

【药理作用】主要有体外抑菌作用。

通便消痤胶囊
(《卫生部药品标准·中药成方制剂》第二十册)

【药物组成】大黄、西洋参、肉苁蓉各 150 g,芒硝 20 g,枳实 120 g,白术 180 g,青阳参、小红参、荷叶各 90 g。

【制备方法】以上 9 味,取枳实、青阳参、肉苁蓉、白术 120 g、大黄 50 g 和西洋参 50 g,分别粉碎成中粉,加 8 倍量 85% 乙醇回流提取 2 次,每次 2 h,滤过,合并滤液,减压回收乙醇,并浓缩成稠膏备用;药渣备用。取小红参、荷叶、芒硝粉碎成粗粉,与上述药渣混合,加水煎煮 2 次,第一次加 8 倍量水,煎煮 2 h,第二次加 4 倍量水,煎煮 2 h,合并煎液,滤过,滤液与上述醇提稠膏混匀后,减压浓缩成相对密度为 1.35～1.40(50℃)的清膏。将剩余的大黄、西洋参、白术分别粉碎成细粉,混匀,加入上述清膏中,制成软材,制粒,烘干、整粒、装胶囊,制成 1 000 粒,即得。

【剂型规格】胶囊剂:每粒装 0.4 g。

【用法用量】一次 3～6 粒,一日 2 次。

【功能与主治】益气活血,通便排毒。用于气虚血瘀、热毒内盛所致的便秘、痤疮、颜面色斑,或高脂血症。

【方解】方中大黄苦寒泻热,通便排毒;西洋参甘寒生津,益气养阴,两药补泻相和,泻热排毒扶正,共为君药。芒硝、枳实软坚散结,助大黄泻热通便;肉苁蓉、白术益肾健脾,助西洋参扶正,共为臣药。小红参活血化瘀;青阳参解毒祛风;荷叶化湿排毒,为佐药。全方合用,共奏益气活血,通便排毒之功。

【类方比较】本方与复方珍珠暗疮片均可治疗痤疮,但本方用大黄、芒硝、枳实泻热通便、散结消肿,配伍西洋参、白术、肉苁蓉益气养阴,脾肾兼顾,小红参、青阳参、荷叶活血祛瘀、化湿解毒,适用于气虚血瘀、热毒内盛证。复方珍珠暗疮片用山银花、蒲公英、黄芩、黄柏、猪胆汁清热解毒,散结消肿,配伍酒大黄、川木通、当归尾、赤芍活血通络止痛,地黄、玄参、北沙参、水牛角粉、珍珠层粉、山羊角清热凉血、滋阴生津,适用于血热蕴阻肌肤证。

【临床应用】

(1)本品适用于气虚血瘀、热毒内盛之皮肤病。临床以面部疖肿,甚至脓疱疮或皮肤黑斑伴大便不畅为辨证要点。

(2)用于痤疮、雀斑、黄褐斑等见上述证候者。

【注意事项】

(1)老年、儿童、过敏体质者慎用。

(2)忌食生冷、辛辣、油腻食物。

第四节 养血生发类

本类中成药具有养血生发的功能,主治脱发、秃发。

脱发、秃发相当于西医脂溢性皮炎或斑秃范围,多为饮食不节,过食辛辣而致湿热上攻头面,复外感毒邪而发;或肝肾虚亏,阴血不足,风邪入侵而成。选用本类中成药应注意区别。同时因养血生发类中成药能滋补肝肾,乌须黑发,故对肝肾不足、须发早白者也可应用。服药期间忌食海鲜、烟酒、辛辣刺激等食物。

代表性中成药:生发丸、七宝美髯颗粒等。

生 发 丸
(《卫生部药品标准·中药成方制剂》第七册)

【药物组成】制何首乌、枸杞子、菟丝子(盐制)、黑芝麻、女贞子、墨旱莲、桑寄生、桑椹、核桃仁、黄精(制)、黄芪、侧柏叶、山楂各30 g,熟地、地黄、补骨脂(盐制)、牛膝、沙苑子、骨碎补、灵芝、蛇床子、五味子各15 g,当归、茯苓、苦参各10 g,紫河车3 g。

【制备方法】以上26味药研细粉,过筛,混匀。每100 g粉末加炼蜜35～50 g与适量的水,泛丸,干燥;或加炼蜜100～120 g制成大蜜丸。

【剂型规格】丸剂:大蜜丸,每丸重9 g。

【用法用量】淡盐开水送服。大蜜丸一次1丸;水蜜丸一次6 g。一日3次。

【功能与主治】补肝滋肾,填精补血,乌须黑发。用于肝肾不足,精血气衰证,症见须发早白,头发稀疏,干枯,斑秃脱发等。

【方解】方中制何首乌、枸杞子、菟丝子补肝肾,益精血,乌须发,共为君药。黑芝麻、女贞子、墨旱莲、桑寄生、桑椹滋补肝肾精血;核桃仁温肾阳、益精血;制黄精气阴双补;山楂活血化瘀,消食健胃,使诸补药补而不滞,共为臣药。沙苑子、补骨脂、紫河车、骨碎补、牛膝补肾阳、益精血、通经络;熟地、地黄、当归滋阴补血;黄芪、茯苓、灵芝补气健脾;侧柏叶、蛇床子、苦参清热凉血,除湿止痒;五味子收敛精气,共为佐药。诸药合用,共奏补肝滋肾,填精补血,乌须黑发之功。

【临床应用】

(1)本品适用于肝肾不足、精血亏虚证。临床应用以须发早白,稀疏,斑秃,伴有腰酸、耳鸣、头晕等为辨证要点。

(2)脱发,斑秃,未老先衰所致的须发早白等见上述证候者。

【注意事项】

(1)感冒患者慎用。

(2)脾胃虚弱或虚寒,大便溏泄者不宜服用。

七宝美髯颗粒
(《中国药典》2020年版第一部)

【药物组成】制何首乌128 g,当归、枸杞子(酒蒸)、菟丝子(炒)、茯苓、牛膝(酒蒸)各32 g,补骨脂(黑芝麻炒)16 g。

【制备方法】以上7味,菟丝子(炒)粉碎成粗粉,用60%乙醇作溶剂进行渗漉,渗漉液回收乙醇,浓缩至适量;其余制何首乌等6味加水煎煮2次,第一次3 h,第二次2 h,合并煎液,静置,取上清液,浓缩至适量,加入菟丝子提取液,充分搅匀,浓缩至适量,加入适量的糖粉及糊精,制成颗粒,干燥,制成1 000 g,即得。

【剂型规格】颗粒剂:每袋装8 g。

【用法用量】开水冲服。一次1袋,一日2次。

【功能与主治】滋补肝肾。用于肝肾不足,须发早白,遗精早泄,头眩耳鸣,腰酸背痛。

【方解】方中重用制何首乌补肝肾,益精血,乌须发,为君药。枸杞子、菟丝子助君药益精养血,补肾固精,为臣药。当归养血补肝,牛膝补肾强筋活血,补骨脂温肾助阳,茯苓健脾利湿,防诸药滋腻碍胃,共为佐药。诸药合用,共奏滋补肝肾之功。

【临床应用】

(1)本品适用于肝肾不足证。临床应用以须发早白,遗精早泄,头眩耳鸣,腰酸背痛为辨证要点。

(2)用于早衰之少白头或脱发,牙周病,以及再生障碍性贫血或男子不育症见上述证候者。

【注意事项】感冒患者、孕妇及脾胃虚弱者慎用。

【药理作用】主要有增强免疫功能、延缓衰老、抗凝血等作用。

第五节 杀虫止痒类

本类中成药具用除湿杀虫止痒的功能,主治癣病。

癣病是真菌性皮肤病,中医将癣归入白秃疮、鹅掌风、脚湿气、圆癣等范畴。根据发生部位的不同,有手癣、足癣、甲癣、体癣和股癣等不同的称呼,其中以手、足癣最为常见。多由湿热下注,或血虚风燥兼感邪毒,风毒湿邪蕴积皮肤所致。临床上以自觉皮肤剧痒,皮肤局部起水疱,或浸渍糜烂为主要表现。服药期间忌食海鲜、烟酒、辛辣刺激等食物。

代表性中成药：癣湿药水等。

癣 湿 药 水
（《中国药典》2020年版第一部）

【药物组成】土荆皮250 g，蛇床子、大风子仁、百部、凤仙透骨草、花椒各125 g，防风、吴茱萸各50 g，当归、侧柏叶各100 g，蝉蜕75 g，斑蝥3 g。

【制备方法】以上12味，斑蝥粉碎成细粉，其余土荆皮等11味粉碎成粗粉，与斑蝥粉末混匀，用乙醇3份与冰醋酸1份的混合液作溶剂，浸渍48 h后，缓缓渗漉，收集渗漉液6 700 ml，静置，取上清液，加入香精适量，搅匀，即得。

【剂型规格】搽剂：每瓶装20 ml。

【用法用量】外用。擦于洗净的患处，一日3～4次；治疗灰指甲应先除去空松部分，使药易渗入。

【功能与主治】祛风除湿，杀虫止痒。用于风湿虫毒所致的鹅掌风、脚湿气，症见皮肤丘疹、水疱、脱屑，伴有不同程度瘙痒。

【方解】方中土荆皮、蛇床子祛风除湿，杀虫止痒，为君药。大风子仁、百部、花椒、吴茱萸助君药除湿杀虫，为臣药。凤仙透骨草、防风、蝉蜕祛风止痒，斑蝥攻毒蚀疮，当归、侧柏叶凉血活血，共为佐药。全方共奏祛风除湿，杀虫止痒之功。

【临床运用】

（1）本品适用于风湿型癣病。临床应用以局部皮肤瘙痒或浸渍糜烂为辨证要点。

（2）用于皮肤真菌感染性损伤的灰指甲、鹅掌风、脚癣、湿癣等见上述证候者。

【注意事项】

（1）本品为外用，不可内服。不可触及眼、鼻、口腔等黏膜处。

（2）方中斑蝥有毒，不可久用；如有过敏应立即停药。

（3）不适宜浸渍糜烂型脚湿气。

【药理作用】主要有促生长、抗过敏、生血等作用。

【附表：常用皮肤科中成药】

名　称	药物组成	功　用	主　治	用法用量	注意事项
乌蛇止痒丸	乌梢蛇（白酒炙），防风，蛇床子，关黄柏，苍术（泡），红参须，牡丹皮，蛇胆汁，苦参，人工牛黄，当归	养血祛风，燥湿止痒	风湿热邪蕴于肌肤所致的瘾疹、风疹瘙痒，症见皮肤风团色红、时隐时现、瘙痒难忍，或皮肤瘙痒不止、皮肤干燥、无原发皮疹；慢性荨麻疹、皮肤瘙痒症见上述证候者	口服。一次2.5 g，一日3次	孕妇慎用

（续表）

名　称	药　物　组　成	功　用	主　治	用　法　用　量	注　意　事　项
金蝉止痒胶囊	金银花，栀子，黄芩，苦参，黄柏，龙胆，白芷，白鲜皮，蛇床子，蝉蜕，连翘，地肤子，地黄，青蒿，广藿香，甘草	清热解毒，燥湿止痒	湿热内蕴所引起的丘疹性荨麻疹，夏季皮炎皮肤瘙痒症状	口服。一次6粒，一日3次，饭后服用	孕妇禁用；婴幼儿、脾胃虚寒者慎用
当归苦参丸	当归，苦参	凉血，祛湿	血燥湿热引起：头面生疮，粉刺疙瘩，湿疹刺痒，酒糟鼻赤	口服，一次6g，一日2次	脾胃虚寒者慎用；切忌用手挤压患处，特别是鼻唇周围
斑秃丸	地黄，熟地，制何首乌，当归，丹参，炒白芍，五味子，羌活，木瓜	补益肝肾，养血生发	肝肾不足、血虚风盛所致的油风，症见毛发成片脱落、或至全部脱落，多伴有头晕失眠、目眩耳鸣、腰膝酸软；斑秃、全秃、普秃见上述证候者	口服。水蜜丸一次5g；大蜜丸一次1丸，一日3次	本品不适用假发斑秃（患处头皮萎缩，不见毛囊口）及脂溢性皮炎
养血生发胶囊	熟地，当归，羌活，木瓜，川芎，白芍，菟丝子，天麻，制何首乌	养血祛风，益肾填精	血虚风盛、肾精不足所致的脱发，症见毛发松动或呈稀疏状脱落、毛发干燥或油腻、头皮瘙痒；斑秃、全秃、脂溢性脱发与病后、产后脱发见上述证候者	口服。一次4粒，一日2次	孕妇禁用；脾虚湿滞者不宜使用；假性斑秃不适用；老人、儿童、肝功能异常者慎用

第十五章
抗肿瘤中成药

第一节　消癥散结类

本类中成药具有温经理气,活血化瘀,化痰软坚,清热解毒,消肿散结等功能,主治各种原因导致的癌病实证,其基本证型有气郁痰瘀、热毒炽盛、湿热郁毒、瘀毒内阻。临床多见发热,口咽干燥,心烦寐差,大便秘结或便溏泄泻,舌苔黄腻或薄白,脉细或弦等表现。

应用消癥散结类中成药,须辨别癌病寒热,正虚邪实。此类药物性辛散,部分药物性寒凉,故正虚不耐攻伐者,脾胃虚寒者慎用,孕妇禁用。服药期间忌辛辣、油腻食物。

代表性中成药:西黄丸、平消片(胶囊)、康莱特软胶囊等。

西 黄 丸
(《中国药典》2020 年版第一部)

【药物组成】牛黄或体外培育牛黄、麝香或人工麝香各 15 g,醋乳香、醋没药各 550 g。

【制备方法】以上 4 味,牛黄或体外培育牛黄、麝香或人工麝香研细,另取黄米 350 g,蒸熟烘干,与醋乳香、醋没药粉碎成细粉,过筛,再与牛黄或体外培育牛黄、麝香或人工麝香粉末配研,过筛,混匀,用水制丸,阴干,即得。

【剂型规格】丸剂:每 20 丸重 1 g。

【用法用量】口服。一次 3 g,一日 2 次。

【功能与主治】清热解毒,消肿散结。用于热毒壅结所致的痈疽疔毒、瘰疬、流注、癌肿,症见局部肿块,红肿热痛,或溃破渗液,烦躁口渴,大便干燥,小便黄赤,或见恶寒发热,舌红苔黄,脉数或滑数。

【方解】方中牛黄善清热解毒,豁痰散结,消肿止痛,为君药。乳香、没药活血化瘀、消肿散结止痛,为臣药。麝香活血通经,消肿止痛,为佐药。诸药相合,共奏清热解毒、消肿散结之功。

【临床应用】

(1)本品适用于热毒壅结证。临床应用以局部肿块,或痛或肿,或溃破渗液,烦躁口渴,舌红苔黄,脉数或滑数为辨证要点。

(2)用于淋巴结炎、淋巴结核、乳腺增生症、乳腺癌、耳疔、多发性脓肿等见上述证候者。

【注意事项】

(1)脾胃虚寒者慎用。

(2)孕妇禁服。

【不良反应】有报道服用本品可导致药物性皮炎、重度皮疹的不良反应。

【药理作用】主要有抗肿瘤、抗乳腺增生等作用。

平消片（胶囊）
（《中国药典》2020年版一部）

【药物组成】郁金、仙鹤草、白矾、硝石各54g，五灵脂45g，干漆（制）18g，麸炒枳壳90g，马钱子粉36g。

【制备方法】以上8味，干漆（制）、五灵脂、白矾、硝石粉碎成细粉；郁金、麸炒枳壳粉碎成最粗粉，用70%乙醇为溶剂，进行渗漉，收集渗漉液600ml；药渣与仙鹤草加水煎煮2次，滤过，合并滤液；渗漉液回收乙醇后，与上述滤液合并，减压浓缩成稠膏，干燥，粉碎成细粉，加入马钱子粉、上述细粉及辅料适量，混匀，制粒，干燥，压制成1000片，包糖衣或薄膜衣，即得。

【剂型规格】片剂：片芯重0.23g。胶囊剂：每粒装0.23g。

【用法用量】片剂：口服。一次4～8片，一日3次。胶囊剂：口服。一次4～8粒，一日3次。

【功能与主治】活血化瘀，散结消肿，解毒止痛。用于毒瘀内结所致的肿瘤，症见胸腹疼痛，痛有定处，或见肿块，舌黯有瘀斑或瘀点。本品具有缓解症状，缩小瘤体，提高机体免疫力，延长患者生存时间的作用。

【方解】方中郁金活血止痛，行气开郁，为君药。五灵脂、干漆破血逐瘀、散结止痛；枳壳行气消痞；马钱子通络散结、消肿止痛，共为臣药。硝石攻坚破积、解毒消肿，白矾解毒消肿，仙鹤草补虚扶正，共为佐药。诸药合用，共奏活血化瘀、散结消肿、解毒止痛之功。

【类方比较】本方与西黄丸均能散结消肿，治疗肿瘤。但本方以郁金、五灵脂、干漆、枳壳、马钱子活血祛瘀、行气散结止痛，配伍硝石、白矾增强解毒消肿、攻坚破积之功，再佐以仙鹤草补虚扶正，适用于毒瘀内结证。西黄丸用牛黄、麝香清热解毒、通经活络、散结消肿止痛，配伍乳香、没药增强活血消肿、散结止痛之功，适用于热毒蕴结证。

【临床应用】

（1）本品适用于毒瘀内结证。临床应用以胸腹疼痛，痛有定处，或有肿块，舌黯有瘀斑或瘀点为辨证要点。

（2）用于食管癌、胃肠道肿瘤、肝癌、乳腺癌等见上述证候者。

【注意事项】

（1）本品所含马钱子，干漆有毒，不可过量、久用。

（2）孕妇禁服。

【不良反应】有报道少数患者服用本品后出现头晕、恶心、胃灼烧感、皮疹等不良反应。

【药理作用】主要有抗肿瘤、抗乳腺增生等作用。

康莱特软胶囊
（《中国药典》2020年版第一部）

【药物组成】注射用薏苡仁油450g。

【制备方法】将注射用薏苡仁油与维生素 E 0.34 g 搅匀,制成软胶囊 1 000 粒,即得。

【剂型规格】软胶囊:每粒装 0.45 g。

【用法用量】口服。一次 6 粒,一日 4 次。宜联合放、化疗使用。

【功能与主治】消癥散结,益气养阴。适用于手术前及不宜手术的脾虚痰湿证、气阴两虚证原发性非小细胞肺癌。配合放、化疗有一定的增效作用。对中晚期肿瘤患者具有一定的抗恶病质和止痛作用。

【方解】本品是利用现代工艺从薏苡仁中提取的有效成分,具有消癥散结,益气养阴之功。

【临床应用】

(1)本品适用于脾虚痰湿证、气阴两虚证原发性非小细胞肺癌。临床应用以咳嗽、咯痰,或痰中带血,胸闷胸痛,纳差乏力等为辨证要点。

(2)用于原发性肺癌、原发性肝癌、放化疗毒副作用、癌性疼痛、恶病质等见上述证候者。

【注意事项】

(1)本品可能引起血脂增高,高脂血症者慎用,应密切观察血脂变化。

(2)孕妇忌用。

【药理作用】主要有抗肿瘤、增强免疫功能等作用。

第二节 扶正抗癌类

本类中成药主要用于辅助治疗癌症及放疗、化疗后引起的相关病症,具有补益气血、扶正抗癌的功能。癌症及放疗、化疗后机体正气亏虚,临床多伴见纳差、乏力、日渐消瘦、头晕耳鸣,视物昏花,口干舌燥等全身虚弱的表现。

应用本类抗肿瘤中成药,若方中滋补药物居多,恐其甘腻太过而滋生邪气,故痰凝血瘀、脾虚湿重、舌苔厚腻者慎用。服药期间忌烟、酒及辛辣、生冷、油腻食物,其中一些含有参类的中成药不宜与中药藜芦或五灵脂同时使用。

代表性中成药:芪珍胶囊、紫龙金片、生白合剂(生白口服液)、养正消积胶囊、养血饮口服液、养阴生血合剂、生血宝合剂(颗粒)、益肺清化膏等。

芪 珍 胶 囊

(《中国药典》2020 年版第一部)

【药物组成】黄芪 750 g,珍珠 180 g,三七 140 g,大青叶 280 g,重楼 210 g。

【制备方法】以上 5 味,珍珠水飞成最细粉,黄芪加水煎煮 2 次,第一次 2 h,第二次 1 h,合并煎液,滤过,滤液减压浓缩至相对密度为 1.08～1.10(50℃)的清膏,加乙醇使含醇量为 70%,静置,滤过,沉淀加 4 倍量水溶解后,滤过,滤液加乙醇使含醇量为 75%,静置,滤过,沉淀减压干燥,粉碎后备用;其余三七等 3 味,用 65%乙醇作溶剂,浸渍 24 h 后,渗漉,收集 24 倍量体积的渗漉液,减压浓缩至相对密度为 1.28～1.30(40℃)的清膏,加入珍珠粉,混匀,减压干燥,粉碎,加入上述黄芪提取物,混匀,装入胶囊,制成 1 000 粒,即得。

【剂型规格】胶囊剂:每粒装 0.3 g。

【用法用量】口服。一次 5 粒,一日 3 次。

【功能与主治】益气化瘀,清热解毒。用于肺癌、乳腺癌、胃癌患者的辅助治疗。

【方解】方中重用黄芪补气健脾,珍珠清热解毒,共为君药。大青叶、重楼清热解毒,为臣药。三七散瘀止痛、止血,为佐药。诸药合用,共奏益气化瘀、清热解毒之功。

【临床应用】

(1) 本品适用于气虚血瘀,热毒内蕴证。临床应用以神疲乏力,食欲不振,唇暗舌绛,脉细数而涩为辨证要点。

(2) 用于肺癌、乳腺癌、胃癌等见上述证候者。

【注意事项】体实有热者忌服。

【药理作用】主要有抗肿瘤、增强免疫功能等作用。

紫 龙 金 片
《中国药典》2020 年版第一部

【药物组成】黄芪、白英、龙葵、半枝莲各 678 g,当归、丹参、郁金各 226 g,蛇莓 339 g。

【制备方法】以上 8 味,除丹参外,其余黄芪等 7 味加水煎煮 2 次,第一次 2 h,第二次 1 h,滤过,合并滤液,减压浓缩至相对密度为 1.24～1.30(60℃),干燥,得干膏粉;丹参提取 3 次,第一次加乙醇回流提取 1.5 h,第二次加 50% 乙醇回流提取 1.5 h,第三次加水煎煮 2 h,滤过,滤液与醇提取液合并,减压浓缩至相对密度为 1.24～1.30(60℃),减压干燥,得干膏粉。上述干膏粉合并,粉碎,过筛,加微晶纤维素适量,混匀,制粒,压制成 1 000 片,包薄膜衣,即得。

【剂型规格】片剂:每片重 0.75 g。

【用法用量】口服。一次 4 片,一日 3 次,与化疗同时使用。每 4 周为 1 周期,2 周期为一个疗程。

【功能与主治】益气养血,清热解毒,理气化瘀。用于气血两虚之原发性肺癌化疗者,症见神疲乏力、少气懒言、头昏眼花、食欲不振、气短自汗、咳嗽、疼痛。

【方解】方中黄芪、当归补气生血,共为君药。白英、龙葵、半枝莲清热解毒、利水消肿,半枝莲兼能活血祛瘀;蛇莓清热解毒、凉血消肿,共为臣药。郁金活血止痛、行气开郁,丹参活血止痛,共为佐药。诸药合用,共奏益气养血,清热解毒,理气化瘀之功。

【临床应用】

(1) 本品适用于气血两虚证。临床应用以神疲乏力,少气懒言,食欲不振,气短自汗为辨证要点。

(2) 用于原发性肺癌等见上述证候者。

【注意事项】

(1) 用药期间,不宜抽烟喝酒,因烟碱会加快肝脏降解药物的速度,导致血液中药物浓度不足,难以充分发挥药效。

(2) 孕妇禁用。

【药理作用】主要有抗肿瘤、增强免疫功能等作用。

生白合剂（生白口服液）
（《中国药典》2020 年版第一部）

【药物组成】淫羊藿、枸杞子、黄芪、鸡血藤、茜草、芦根各 240 g，补骨脂、当归、麦冬、甘草各 120 g，附子（黑顺片）80 g。

【制备方法】以上 11 味，加水煎煮 2 次，每次 1 h，合并煎液，滤过，滤液减压浓缩至相对密度 1.24～1.27（25℃），加乙醇使含醇量达 70%，静置，滤过，滤液回收乙醇，加水适量搅拌，用 20%氢氧化钠溶液调 pH 至 7，加甜菊素 2 g，调整总量至 1 000 ml，搅匀，冷藏，滤过，灌封，灭菌，即得。

【剂型规格】合剂：每瓶装 250 ml。口服液：① 每支装 10 ml。② 每支装 20 ml。

【用法用量】口服。一次 40 ml，一日 3 次。或遵医嘱。

【功能与主治】温肾健脾，补益气血。用于癌症放、化疗引起的白细胞减少属脾肾阳虚、气血不足者，症见神疲乏力，少气懒言，畏寒肢冷，纳差便溏，腰膝酸软。

【方解】方中淫羊藿温肾壮阳，黄芪益气健脾，共为君药。补骨脂补肾壮阳、温脾止泻，附子补火助阳，两者加强淫羊藿温壮肾阳之功；枸杞子、当归滋补肝肾阴血，麦冬滋补肺胃阴津，共为臣药。鸡血藤、茜草补血、活血、止血，芦根清热利尿、生津止渴，共为佐药。甘草调和诸药，为使药。诸药合用，共奏温肾健脾、补益气血之功。

【临床应用】

（1）本品适用于脾肾阳虚，气血不足证。临床应用以腰膝酸软，神疲乏力，畏寒肢冷，食少便溏为辨证要点。

（2）用于肿瘤放疗和化疗引起的白细胞减少症等见上述证候者。

【注意事项】感冒者慎用。

【药理作用】主要有升高白细胞等作用。

养正消积胶囊
（《中国药典》2020 年版第一部）

【药物组成】黄芪 250 g，女贞子 200 g，人参、灵芝、茯苓各 65 g，莪术 132 g，绞股蓝 256 g，炒白术 64 g，半枝莲、白花蛇舌草、蛇莓、白英、茵陈蒿（绵茵陈）、徐长卿各 128 g，䗪虫 20 g，鸡内金 30 g。

【制备方法】以上 16 味，女贞子、人参加 70%乙醇提取 2 次，第一次 3 h，第二次 2 h，滤过，合并滤液，滤液回收乙醇至清膏，药渣备用；莪术、炒白术、徐长卿提取挥发油，水溶液及药渣备用；茯苓、䗪虫、鸡内金粉碎成细粉备用；其余黄芪等 8 味与女贞子、莪术等的药渣合并，加水煎煮 2 次，每次 2 h，滤过，滤液与女贞子等的清膏、莪术等的水溶液合并，浓缩至适宜的稠膏，与茯苓等细粉混匀，减压干燥成干膏，粉碎成细粉，喷入上述挥发油，混匀，密闭，装入胶囊，制成 1 000 粒，即得。

【剂型规格】胶囊剂：每粒装 0.39 g。

【用法用量】口服。一次 4 粒,一日 3 次。

【功能与主治】健脾益肾,化瘀解毒。适用于不宜手术的脾肾两虚、瘀毒内阻型原发性肝癌辅助治疗,与肝内动脉介入灌注加栓塞化疗合用,有助于提高介入化疗疗效,减轻对白细胞、肝功能、血红蛋白的毒性作用,改善患者生存质量,改善脘腹胀满、纳呆食少、神疲乏力、腰膝酸软、溲赤便溏、疼痛。

【方解】方中黄芪益气补脾,女贞子滋补肝肾,共为君药。人参大补元气,白术、茯苓健脾利湿;灵芝补气养阴,共为臣药。莪术、䗪虫活血通经、散结止痛;绞股蓝益气健脾、清热解毒;白花蛇舌草、半枝莲、白英、蛇莓清热解毒,散结消肿;鸡内金消食化积;茵陈疏肝利胆,清化湿热;徐长卿活血利水消肿,共为佐药。诸药相合,共奏健脾益肾、化瘀解毒之功。

【临床应用】

(1) 本品适用于脾肾两虚,瘀毒内阻证,临床应用以脘腹胀满,纳呆食少,神疲乏力,腰膝酸软为辨证要点。

(2) 用于原发性肝癌等见上述证候者。

【注意事项】孕妇禁用。

【药理作用】主要有抗肿瘤、增强免疫功能等作用。

养血饮口服液

(《中国药典》2020 年版第一部)

【药物组成】当归 150 g,黄芪 200 g,鹿角胶 15 g,阿胶 5 g,大枣 100 g。

【制备方法】以上 5 味,当归用蒸馏法提取挥发油,备用。当归药渣、黄芪、大枣加水煎煮 2 次,第一次 3 h,第二次 2 h,滤过,合并滤液,浓缩至相对密度为 1.17～1.19(50℃)的清膏,加乙醇使含醇量达 65%,回收乙醇,提取液加水 250 ml,加热至微沸 30 min,冷却至 15℃以下,滤过,加入当归挥发油,混匀。阿胶、鹿角胶加水适量,加热烊化,备用。将蔗糖 400 g 制成单糖浆,加入当归等提取液,阿胶、鹿角胶液,防腐剂适量,搅拌,加水至 1 000 ml,混匀,加热煮沸后 100℃保温 30 min,放冷,滤过,即得。

【剂型规格】口服液:每支装 10 ml。

【用法用量】口服。一次 1 支,一日 2 次。

【功能与主治】补气养血,益肾助脾。用于气血两亏,崩漏下血,体虚羸弱,血小板减少及贫血,对放疗和化疗后引起的白细胞减少症有一定的治疗作用。

【方解】方中黄芪补气升阳,益气摄血;当归补血活血,补中有行,补而不滞,二者合用气血双补,共为君药。鹿角胶补肾阳,益精血,止崩漏;阿胶补血滋阴、止血,共为臣药。大枣益气养血,调药和中,为佐使药。诸药合用,共奏补气养血,益肾助脾之功。

【临床应用】

(1) 本品适用于气血两虚,脾肾不固证。临床应用以崩漏下血,或体虚羸弱,神疲倦怠,面色萎黄为辨证要点。

(2) 用于功能性子宫出血、肿瘤放疗和化疗引起的白细胞减少症等见上述证候者。

【注意事项】

(1) 体实有热者慎服。

（2）感冒者慎服。

【药理作用】主要有增强免疫功能等作用。

养阴生血合剂
《中国药典》2020 年版第一部

【药物组成】地黄 400 g,黄芪 500 g,玄参、麦冬各 300 g,当归、石斛、川芎各 200 g。

【制备方法】以上 7 味,当归、川芎提取挥发油,蒸馏后的水溶液另器收集,药渣与地黄、玄参、麦冬、石斛加水煎煮 3 次,第一次 2 h,第二、第三次各 1 h,滤过,合并滤液,滤液减压浓缩至适量的清膏,加乙醇适量,静置 24 h,滤过,滤液回收乙醇至无醇味,备用;黄芪加水煎煮 3 次,每次 2 h,滤过,合并滤液,滤液减压浓缩至适量,离心,取上清液,与上述药液合并,静置 48 h,滤过;当归和川芎挥发油加 10 ml 聚山梨酯 80,混匀,加入上述滤液中,加入山梨酸钾 2.7 g,溶解,混匀,用 40％氢氧化钠溶液调节 pH 至 4.5～5.0,加水至 1 000 ml,混匀,灭菌,即得。

【剂型规格】合剂：每瓶装 50 ml。

【用法用量】口服。一次 50 ml,一日 1 次。放射治疗前 3 日开始服用,放疗期间,在每次放射治疗前 1 h 服用,至放疗结束。

【功能与主治】养阴清热,益气生血。用于阴虚内热、气血不足所致的癌病,症见口干咽燥、食欲减退、倦怠无力。

【方解】方中地黄清热养阴,生津润燥;黄芪补气升阳、益气生血,共为君药。玄参、麦冬、石斛清热滋阴,生津止渴,当归补血活血,共为臣药。川芎活血调气,使诸药补而不滞,为佐药。诸药合用,共奏养阴清热,益气生血之功。

【临床应用】

（1）本品适用于阴虚内热、气血不足证。临床应用以口干咽燥,食欲减退,倦怠无力为辨证要点。

（2）用于肿瘤患者放疗出现毒副作用见上述证候者。

【注意事项】外感表证及内有湿热证时慎用。

【不良反应】有报道偶见服用本品后胃部不适的不良反应。

【药理作用】主要有抗肿瘤化疗患者白细胞下降、改善免疫功能等作用。

生血宝合剂（颗粒）
《中国药典》2020 年版第一部

【药物组成】制何首乌、白芍、狗脊、黄芪各 344 g,女贞子、桑椹、墨旱莲各 430.7 g。

【制备方法】以上 7 味,加水浸泡 20 min,煎煮 2 次,第一次 2 h,第二次 1.5 h,煎液滤过,滤液减压浓缩适量,合并浓缩液,离心,滤过,加入甜菊素 2.5 g 与羟苯乙酯 1.5 g,加热至沸,制成 1 000 ml,即得。

【剂型规格】合剂：每瓶装 100 ml。颗粒剂：① 每袋装 8 g。② 每袋装 4 g。

【用法用量】合剂：口服。一次 15 ml,一日 3 次。颗粒剂：开水冲服。一次 8 g,一日 2～3 次。

【功能与主治】滋补肝肾，益气生血。用于肝肾不足、气血两虚所致的癌病，症见神疲乏力、腰膝酸软、头晕耳鸣、心悸、气短、失眠、咽干、纳差食少。

【方解】方中制何首乌滋肝肾，益精血；黄芪大补肺脾之气，补气生血，合用滋补肝肾、益气生血，故为君药。女贞子、墨旱莲、桑椹滋补肝肾阴血，共为臣药。白芍养肝血、柔肝阴、平肝阳；狗脊补肝肾，强壮骨，共为佐使药。诸药合用，共奏滋补肝肾，益气生血之功。

【类方比较】本方与生白合剂、养血饮口服液均含有黄芪，具有补气健脾之功，均可用于治疗肿瘤放、化疗后引起的白细胞减少证。本方配伍制首乌、女贞子、墨旱莲、桑椹、白芍滋补肝肾经血，狗脊补肝肾、强筋骨，适用于肝肾不足、气血两虚证。生白合剂配伍淫羊藿、补骨脂、附子补肾壮阳，温脾止泻，枸杞子、当归、麦冬滋肾养肝，润肺益胃，佐以鸡血藤、茜草、芦根补血活血、凉血止血、利尿生津，甘草调药和中，适用于脾肾阳虚、气血不足证。养血饮口服液配伍当归、大枣气血双补，又以鹿角胶、阿胶温肾益精，滋阴补血，适用于气血两亏证。

【临床应用】

（1）本品适用于肝肾不足，气血两虚证。临床应用以腰膝酸软、头晕耳鸣、心悸、食少纳呆、神疲乏力为辨证要点。

（2）用于放、化疗所致的白细胞减少、缺铁性贫血、高血压、神经性耳聋、功能性心律失常、神经衰弱等见上述证候者。

【注意事项】

（1）体实及阳虚者慎服。

（2）感冒者慎服。

（3）本品药性滋腻，凡脘腹痞满、痰多湿盛者应慎服。

【药理作用】主要有增强造血功能、抗肿瘤等作用。

益 肺 清 化 膏
（《中国药典》2020 年版第一部）

【药物组成】黄芪 250 g，党参、仙鹤草各 125 g，北沙参、拳参、苦杏仁各 100 g，麦冬、川贝母、紫菀、桔梗各 75 g，败酱草 83 g，白花蛇舌草 167 g，甘草 50 g。

【制备方法】以上 13 味，党参、败酱草、白花蛇舌草、桔梗、川贝母用乙醇回流提取 1.5 h，滤过，药渣备用，滤液回收乙醇并浓缩至相对密度为 1.35～1.40(60℃)的稠膏，其余苦杏仁等 8 味及上述药渣，加水煎煮 2 次，第一次 1.5 h，第二次 1 h，合并煎液，滤过，滤液浓缩至相对密度为 1.28～1.32(60℃)的稠膏，将上述两种稠膏合并，混匀。每 100 g 稠膏加炼蜜 20 g，加入制成总量 0.3% 的苯甲酸钠，加热，充分搅匀，即得。

【剂型规格】煎膏剂：① 每瓶装 60 g。② 每瓶装 120 g。③ 每袋装 20 g。

【用法用量】口服。一次 20 g，一日 3 次。2 个月为一个疗程，或遵医嘱。

【功能与主治】益气养阴，清热解毒，化痰止咳。用于晚期肺癌属气阴两虚的辅助治疗，症见气短，乏力，咳嗽，咯血，胸痛。

【方解】方中黄芪、党参补气益肺；沙参、麦冬滋阴润肺，四药合用气阴双补，共为君药。川贝、苦杏仁、紫菀、桔梗化痰止咳、兼能润肺；白花蛇舌草、败酱草清热解毒，消肿排脓；拳参清热凉血；仙鹤草收敛止血、兼能补虚，共为佐药。甘草调和诸药，为使药。诸药合用，共奏益气养阴、清热解毒、化痰止咳之功。

【临床应用】

（1）本品适用于气阴两虚，虚火灼津证。临床应用以气短乏力，口干咽燥，或咳嗽痰少，痰中带血或反复咳血为辨证要点。

（2）用于晚期肺癌等见上述证候者。

【注意事项】

（1）肝火犯肺咯血者慎用。

（2）出血量大者，应立即采取综合急救措施。

【药理作用】主要有抗肿瘤、增强免疫功能等作用。

【附表：常用抗肿瘤中成药】

名　称	药物组成	功　用	主　治	用法用量	注意事项
复方苦参注射液	苦参，白土苓	化瘀解毒，消肿散结，益气养血	原发性肝癌瘀毒蕴结证的辅助治疗，合并介入化疗，可改善临床症状	肌内注射，一次2～4 ml，一日2次；或静脉滴注，一次12 ml，以氯化钠注射液200 ml稀释后使用，一日1次，儿童酌减。全身用药总量200 ml为一疗程，一般可使用2～3个疗程	阴虚火旺，脾胃虚寒者慎用；本品不宜与其他药物同时滴注；若发现浑浊、沉淀、变色，漏气或瓶身细微破裂，均不得使用
艾迪注射液	斑蝥，人参，黄芪，刺五加	消瘀散结，益气解毒	瘀毒内结、正虚邪实所致的原发性肝癌，肺癌，直肠癌，恶性淋巴瘤，妇科恶性肿瘤	静脉滴注。一次50～100 ml，以0.9%氯化钠或5%～10%葡萄糖注射液400～450 ml稀释后使用，一日1次。30日为一个疗程	阴虚火旺者和有出血倾向者慎用；肝肾功能不良者慎用，用药期间注意检查肝肾功能；本品不宜与其他药物同时滴注；若发现浑浊、沉淀、变色、漏气或瓶身细微破裂，均不得使用；孕妇及过敏症禁用
复方红豆杉胶囊	红豆杉，红参，甘草	驱邪扶正，通络散结	气虚痰瘀所致的中晚期肺癌化疗的辅助治疗	口服，一次2粒，一日3次，21日为一个疗程	服药后如有口干现象，宜多饮水；对复方红豆杉胶囊过敏者禁用；用药期间偶见肌肉酸痛，加服维生素B₆可消除神经肌肉症状，不影响继续治疗；孕妇及哺乳期妇女慎用

（续表）

名　称	药物组成	功　用	主　治	用法用量	注意事项
肝复乐片	党参，醋制鳖甲，重楼，炒白术，黄芪，茯苓，薏苡仁，桃仁，䗪虫，大黄，郁金，苏木，牡蛎，半枝莲，败酱草，陈皮，制香附，沉香，木通，茵陈，柴胡	健脾理气，化瘀软坚，清热解毒	以肝郁脾虚为主证的原发性肝癌	口服。一次 10 片（糖衣片）或 6 片。（薄膜衣片），一日 3 次。Ⅱ期原发性肝癌疗程 2 个月，Ⅲ期患者疗程 1 个月，或遵医嘱	孕妇禁用
华蟾素片	干蟾皮	解毒，消肿，止痛	中、晚期肿瘤，慢性乙型病毒性肝炎	口服液：口服。一次 10～20 ml。一日 3 次；或遵医嘱。片剂：口服。一次 3～4 片，一日 3～4 次	本品有一定毒性，应遵医嘱，不可过量、久用
抗癌平丸	半枝莲，珍珠菜，香茶菜，藤梨根，肿节风，蛇莓，白花蛇舌草，石上柏，兰香草，蟾酥	清热解毒，散瘀止痛	用于热毒瘀血壅滞所致的胃癌、食管癌、贲门癌、直肠癌等消化道肿瘤	口服，一次 0.5～1 g，一日 3 次；饭后 0.5 h 服用，或遵医嘱	脾胃虚寒者慎用；本品含蟾酥有毒，不可过量、久服
鸦胆子油乳注射液	精制鸦胆子油，精制豆磷脂，甘油	清热解毒，消癥散结	热毒瘀阻所致的消化道肿瘤、肺癌、脑转移癌	注射液：静脉滴注。一次 10～30 ml。一日 1 次（本品须加灭菌生理盐水 250 ml，稀释后立即使用）；口服乳液：口服。一次 20 ml，一日 2～3 次，30 日为一个疗程	本品有毒，易损害肝肾功能，应在医生指导下使用，不可过量服用；过敏体质者慎用，服药期间出现过敏者应及时停药，并给予相应的治疗措施；脾胃虚寒者慎用；本品不宜与其他药物同时滴注；若发现浑浊，沉淀、变色、漏气或瓶身细微破裂，均不得使用
康力欣胶囊	阿魏，九香虫，丁香，木香，大黄，姜黄，冬虫夏草，诃子	扶正去邪，软坚散结	消化道恶性肿瘤，乳腺恶性肿瘤，肺恶性肿瘤见于气血瘀阻证者	口服。一次 2～3 粒，一日 3 次；或遵医嘱	应根据病情，采用综合疗法；孕妇禁用
金复康口服液	黄芪，北沙参，天冬，麦冬，酒制女贞子，山茱萸，淫羊藿，盐炒胡芦巴，绞股蓝，石上柏，石见穿，重楼	益气养阴，清热解毒	不宜手术、放疗、化疗的原发性非小细胞肺癌属气阴两虚、热毒瘀阻证	口服。一次 30 ml，一日 3 次。30 日为一个疗程，可连续使用 2 个疗程，或遵医嘱	脾肾阳虚、寒凝血瘀者慎用

（续表）

名　称	药物组成	功　用	主　治	用法用量	注意事项
养正合剂	红参,黄芪,枸杞子,酒蒸女贞子,猪苓,茯苓	益气健脾,滋养肝肾	肿瘤患者化疗后气阴两虚证,症见神疲乏力、少气懒言、五心烦热、口干咽燥及白细胞减少	口服,一次 20 ml,一日 3 次	阴虚内热者慎用

索引 ◎ 中成药药名